JN066171

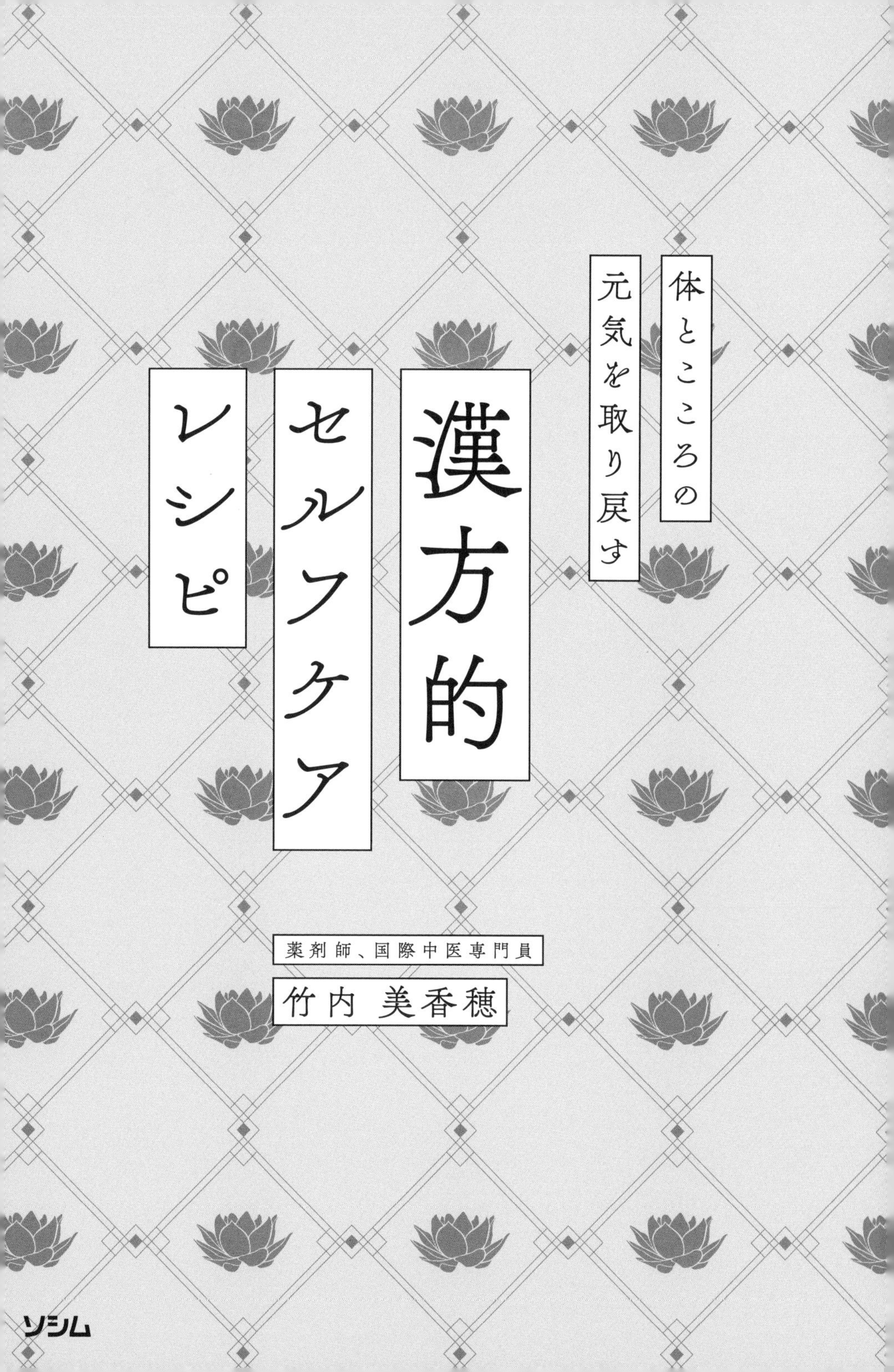

体とこころの元気を取り戻す

漢方的セルフケアレシピ

薬剤師、国際中医専門員
竹内 美香穂

ソシム

はじめに

本書を手にとってくださり、ありがとうございます。薬剤師の竹内美香穂です。私は、滋賀県長浜市にある漢方の本陣薬局（実家）にて、日々漢方相談をしています。実家は２５０年続く薬局で、漢方薬は身近な存在。両親が飲ませてくれる漢方薬のおかげで、実家にいたころは病院に行った記憶がほとんどありません。私にとってはそれが当たり前で、毎日元気なことが自慢でした。

それが当り前ではなくなったのは社会人２年目。親元を離れ、自身の体をまったく顧みずに無理をしすぎた結果、パニック障害を発症し、併せて月経も来なくなりました。症状はその後の養生と漢方薬で改善しましたが、そこではじめて、毎日元気なことは当たり前ではないこと、毎日を元気に過ごすためには、体とこころを労わる必要があることを知りました。

皆さんは、毎日元気に過ごせているでしょうか？　毎日元気に過ごせる自信のある方はどのくらいいるでしょうか？　体調に不安があり何かに挑戦できなかったり、楽しみにしていた予定が体調不良でキャンセルになったり、体調が気になって物事に集中できなかったり、そんな経験はありませんか？私も、自身の体調不良をきっかけに、体調の不安なく過ごせることがどれだけ幸せで恵まれたことかを痛感しました。

本書は、一旦は去ってしまった体とこころの元気を取り戻すこと、そして、取り戻した元気を今度は放さないこと、そのお手伝いができればという思いで書きました。まず第1部（10頁〜）では、体とこころのセルフケアをするうえで必要な中医学と漢方薬の知識をまとめました。

次の第2部（26頁〜）では、お悩みの症状別に、体質にあわせて、養生と漢方薬でセルフケアをする方法についてご説明しています。具体的な料理のレシピやツボ、運動方法、過ごし方などを図やイラストで紹介しているので、ぜひチェックしてみてください（本書では、これを「ポイント養生」と呼んでいます）。症状が違っても、体質が一緒であれば同じ養生法を行ってもよいので、体質別に取り入れられるポイント養生を巻末資料としてまとめました（288頁〜）。

毎日元気で過ごすためには、自分の体質にあわせて体とこころを労わることが大切です。どのように養生すれば自分が元気でいられるのか、もし不調になったとしても、どのように対策すれば早く脱出できるのか、それがわかっていると大きな自信につながります。「私は大丈夫」、そう信じることができます。本書が、自分の体質を知り、自分の体とこころを労わるセルフケアレシピを見つけるお手伝いができたら幸いです。

なお、本書の出版にあたりご助言をいただきました、今井太郎先生、生出拓郎先生、酒井優子先生、鈴木梢先生、田中友也先生、橋本有香先生、松本美佳先生、ロン毛メガネ先生に、心から感謝申し上げます。

2023年8月

漢方の本陣薬局　竹内美香穂

目次

第2部　不調別　セルフケアレシピ

第1部

漢方で
セルフケアを
はじめる前に

中医学の基本とは？

中医学と漢方医学の違い

「中医学（ちゅういがく）」という言葉を聞いたことはありますか？

中医学とは中国の伝統医学のことで、その中医学が日本に伝わり、独自の発展を遂げたものが「漢方医学（日本漢方）」です。

日本で「漢方」と呼ばれているものには、中医学と漢方医学が混在しています。中医学と漢方医学では、基礎とする考え方や診断の仕方、使う処方に違いがあるので、インターネットや書籍で漢方について情報収集をすると、まったく違うことが書かれていて、疑問に思うことがあるかもしれません。中医学は、症状が複雑な場合や未知のものでも理論に基づいて対応でき、漢方医学は、経験則から症状に対応した薬を選べるという特徴があります。中医学も漢方医学もそれぞれいいところがあり、正しく扱うとどちらも大きな効果を発揮します。なお、この本は中医学の考え方に基づいて記しました。

元気と病気の意味

中医学には「正気（せいき）」と「邪気（じゃき）」という概念があります。正気とは、私たちの心身の活動を正常に保つ力や、邪気に抵抗する力のことです。邪気とは、私たちの心身に悪影響を与え、弱らせるもののことです。

元気とは、正気が体内に満ちてきちんと働いており、邪気に抵抗できる状態。病気とは、正気の不足や働きの乱れがある状態や、邪気に心身を侵略されている状態です。中医学の知恵を使ってセルフケアをするのなら、正気を体内に満たしてその働きを整え、邪気に負けないようにすることが基本的な目標となります。

正気を支えるものの例とその異常

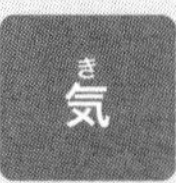

生命活動を支えるエネルギーのようなもの。体を動かしたり温めたり、防御したり、体から必要なものが漏れ出ないようにしたりする役割をもつ。

- **気虚**…気が足りない
- **気滞**…気の働きの滞り

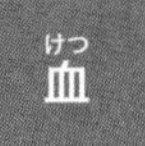

体を養ったり潤したりするもの。現代医学の「血液」よりも広い意味をもち、精神の働きを支える役割ももつ。

- **血虚**…血が足りない
- **瘀血**…血流の滞り

津液

皮膚や粘膜を潤す汗や涙、消化液などの体液のこと。血と協力して内臓を養ったり、血を作る材料になる役割をもつ。

- **津液不足**…津液が足りない
- **痰湿**…不要な水分や老廃物の滞り

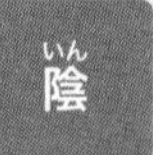

体を潤したり養ったりするものの総称。血や津液も含まれる。体が熱くなりすぎないように、適度に冷まして体温を調節する役割ももつ。

- **陰虚**…陰が足りない

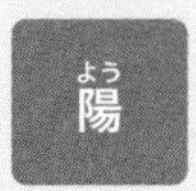

体を活動させるための機能や生命エネルギーの総称で、気も含まれる。体が冷えすぎないように、適度に温めて体温を調節する役割ももつ。

- **陽虚**…陽が足りない

あなたの今の状態は？

3つ以上チェックがついた項目があれば、それがあなたのウィークポイントです（1つとは限りません）。これらで見えてきた体質がすべてではありませんが、第2部「不調別　セルフケアレシピ」を読むときの参考にしてみてください。

【気虚(ききょ)のチェック項目】

□疲れやすい　□朝スッキリ起きられない　□日中に眠くなる　□冷えやすい
□食欲がない　□下痢や便秘をしやすい　□息切れしやすい　□カゼをひきやすい
□内臓下垂がある　□月経の出血期間が長引く

※気虚タイプに3つ以上チェックがつき、全身の冷えが強く、寒い時期に体調が悪化しやすいなら陽虚(ようきょ)と考えます。

【気滞(きたい)のチェック項目】

□イライラもしくはクヨクヨしやすい　□ストレスが多い　□ゲップやガスが多い
□のどや胸に何かつまったような感じがある　□胸やお腹が張る
□下痢と便秘を繰り返す　□側頭部がよく痛む　□月経が乱れやすい
□月経前の不調が多い　□月経前は便秘し、月経が来たら下痢をする

【血虚(けっきょ)のチェック項目】

□睡眠が浅くて途中で目が覚める　□目がかすむ、目がかわく　□顔色が白く、ツヤがない
□動悸がする　□めまいや立ちくらみがある　□肌や髪が乾燥する、髪がよく抜ける
□爪が割れやすい　□足がつりやすい　□物忘れが多い　□月経量が少ない

【瘀血(おけつ)のチェック項目】

□肩や首がこりやすい　□手足の先が冷える　□シミやくすみ、クマが気になる
□顔や唇、歯茎の色が暗い　□足の静脈瘤が目立つ　□腫瘍がある
□赤紫色のゴリゴリしたニキビができる　□子宮筋腫や子宮内膜症がある
□月経血にレバー状の塊(かたまり)が混じる　□月経痛がある

【陰虚(いんきょ)のチェック項目】

□目や口、のどなどの粘膜がかわく　□肌が乾燥する　□顔や体がほてったりのぼせたりする
□手の平、足の裏があつい　□コロコロの乾燥便が出る　□空咳が出る　□寝汗をかく
□ダイエットをしていないのにやせる　□夕方になると微熱が出る　□月経周期が短い

【痰湿(たんしつ)のチェック項目】

□朝スッキリ起きられない　□体が重だるい　□天気がわるい日は不調になる
□めまいや吐き気がある　□体重が増えやすい　□脂性肌で吹き出物ができやすい
□むくみやすい　□血中コレステロールや中性脂肪の値が高い
□オリモノの量が多い　□月経周期が乱れる

●自然界に存在する邪気(じゃき)の例

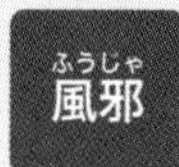

1年を通して存在する風の邪気で、特に春に多い。他の邪気を引き連れてやってくる。風邪が関わると症状の変化が早く、症状の出る場所がよく移動する特徴がある。

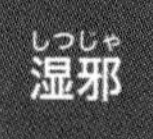

梅雨の時期に多い湿気の邪気。体に入り込むと体やふしぶしの重だるさ、頭重感(ずじゅうかん)、頭痛、軟便、食欲不振、湿疹などを引き起こす。

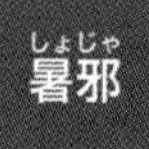

夏に多い暑さの邪気。体に入り込むとほてりや体のだるさ、多汗、イライラ、めまい、ふらつき、熱中症などを引き起こす。

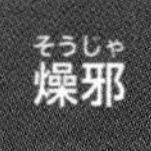

秋に多い乾燥の邪気。体に入り込むと肌や粘膜の乾燥、咳、便秘などを引き起こす。

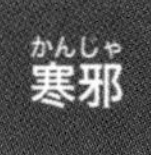

冬に多い冷えの邪気。体に入り込むと冷えや頭痛、関節痛、月経痛、肩や首のこり、下痢や軟便、胃痛などを引き起こす。

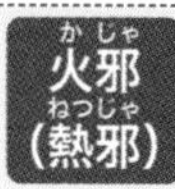

1年を通して存在する熱の邪気で、他の邪気とあわさってやってくる。体に入り込むと高熱や出血、精神活動の異常などを引き起こす。

たとえば、いわゆる「カゼ」は風邪と寒邪があわさった風寒邪(ふうかんじゃ)タイプと、風邪と熱邪があわさった風熱邪(ふうねつじゃ)タイプに大きく分けられます。暑邪は湿邪とともに梅雨の時期にやってくる場合が多く、夏バテの主な原因に。天気がわるい日の体調不良は湿邪によるものが多いです。

このほかにも、11頁で紹介した瘀血(おけつ)や痰湿(たんしつ)などの正常な働きから外れたものや、怒りすぎや悲しみすぎなどの激しい感情、暴飲暴食や過労、外傷など、心身に悪影響を及ぼすものを邪気ととらえます。

私たちの体と陰陽五行学説

5つの臓と6つの腑の働き

「五臓六腑に染みわたる」という表現を聞いたことはありませんか？　中医学では、体の機能を5つの臓（肝・心・脾・肺・腎）と6つの腑（胆・小腸・胃・大腸・膀胱・三焦）が中心となって担っていると考えます。これらの五臓六腑それぞれが元気に働き、互いにうまく協力しあうことで、正気を体内に満たして生命活動を維持することができます。そのなかでも特に重要視されるのが、肝・心・脾・肺・腎の五臓の働きと調和です。

肝の働き…気を巡らせて血を貯蔵し、感情や情緒、自律神経、月経のコントロールを行う

心の働き…血を全身に巡らせて生命活動を維持したり、精神活動をコントロールする

脾の働き…食べものを消化・吸収し、気血の材料を作る

肺の働き…呼吸をつかさどり、気や津液を全身に巡らせる

腎の働き…気血陰陽の源で、生殖や成長、老化をつかさどり、他の臓腑を養う

たとえば、肝が弱ると気が滞ってイライラしやすかったり、心が弱るとうまく血が巡らずに動悸が出たり、脾が弱ると気血がきちんと作られずに元気がなくなります。また、肺と腎は協力して呼吸をつかさどっているので、どちらかが弱ると息を深く吸えなかったり喘息が出ることもあります。

陰陽と五行のバランスを整えて健やかに過ごす

陰陽五行学説とは中国古代の哲学思想で、森羅万象を陰と陽の2つのグループに分ける「陰陽学説」と、木・火・土・金・水の5つのグループに分ける「五行学説」から成り立ちます。陰と陽のバランスと、木・火・土・金・水のバランスがそれぞれ取れて調和していることで世の中はうまく巡ると考え、中医学でもこの陰陽五行学説を基本として重視しています。

陰陽学説は、森羅万象を陰（落ちついていて静かな性質をもつもの）と陽（活動的で明るい性質をもつもの）に分け、その関係性から物事を考えます。

陰…水・冬・夜・寒・静・津液・血・肝・脾・腎・女など。体内では、体を潤したり養ったりするものを陰とする

陽…火・夏・昼・熱・動・気・心・肺・男など。体内では、体を活動させるための機能やエネルギーを陽とする

健やかに過ごすためには、陰と陽がそれぞれ適量あることと、互いの量が同程度でバランスが取れていることが大切です。陰が多すぎたり陽が少なすぎたりすると体は冷えて活動力がなくなり、陽が多すぎたり陰が少なすぎたりすると体はほてり、落ちつきがなくなります。

五行学説は、森羅万象を木（発散、成長する性質をもつもの）、火（炎上、上昇する性質をもつもの）、土（育み、受納する性質をもつもの）、金（粛清、変革する性質をもつもの）、水（潤し、下降する性質をもつもの）に分け、その関係性から物事を考えます（次頁表を参照）。

五行学説の5つのグループの間には、生み育てる相生の関係と、抑え制御する相剋の関係があり、全

五行学説

木	春・肝(かん)・目・怒・青・酸・東・李(すもも)・麦など
火	夏・心(しん)・舌・喜・赤・苦・南・杏・黍(きび)など
土	長夏(梅雨の時期)・脾(ひ)・口・思・黄・甘・中央・棗(なつめ)など
金	秋・肺(はい)・鼻・悲・白・辛・西・桃・稲など
水	冬・腎(じん)・耳・恐・黒・鹹(かん)・北・栗・豆など

体の調和を取っています。14頁でご説明した五臓(肝・心・脾・肺・腎)もこれら5つのグループに分けることができ、それぞれが相性(そうせい)と相剋(そうこく)の関係で影響しあって調和しています。逆にどこかの臓が調子を崩してこの関係が崩れると、体の機能に影響が出ます。

たとえば、木のグループに属する「肝(かん)」と土のグループに属する「脾(ひ)」は相剋の関係です。普段は肝が脾の働きを監督し、脾がきちんと節度をもって働くようにしていますが、肝が調子を崩して脾を抑えつけすぎると、下痢になったり便秘になったりします。これが、ストレスがかかると胃腸の調子がわるくなる原理です。

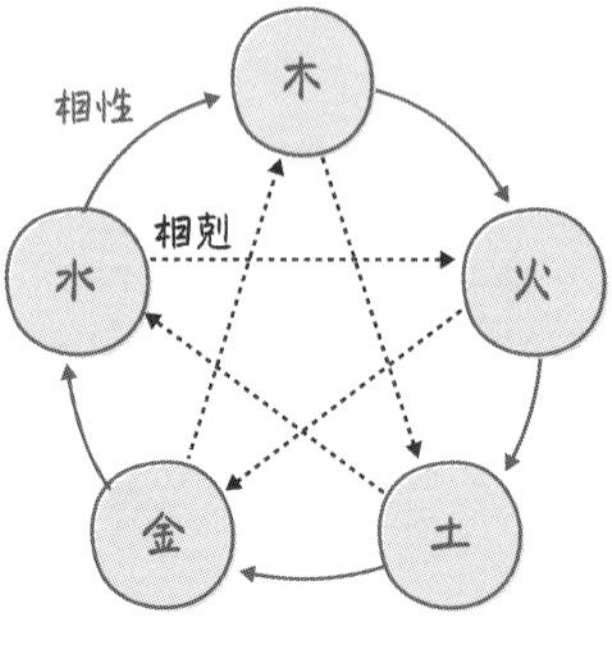

相性(そうせい)の関係は母と子の関係、相剋(そうこく)の関係は上司と部下の関係と考えるとわかりやすいですね。

column

意外と身近な五行学説

一見なじみがないように感じる五行学説ですが、日本の昔話や風習のなかには五行学説がもとになっていると考えられるお話がたくさんあります。

代表的なのは「桃太郎」のお話。みなさんはなぜ桃太郎が桃から産まれるのか、なぜキビ団子を持っていくのか、なぜお供はイヌ・サル・キジなのか不思議に思ったことはありませんか？

陰陽五行の世界で鬼のいる方角は、鬼門＝丑寅＝北東、つまり東の方角です。一方、桃太郎の桃は、五行学説で考えると金のグループとなり、木のグループである東の鬼とは相剋（抑制する）の関係となります。鬼を倒すためには「桃」太郎でないとだめだったのです。また、お供の犬・猿・キジは、干支では戌・申・酉で、桃太郎と同じ金のグループとなり、東の鬼を剋する関係です。

そして、桃太郎が渡したキビ団子。キビ（黍）は火のグループで、金のグループである戌・申・酉を剋する関係となります。桃太郎がキビ団子を与えたことで、お供３匹はきちんと桃太郎の言うことを聞き、協力して鬼退治を達成することができたのです。

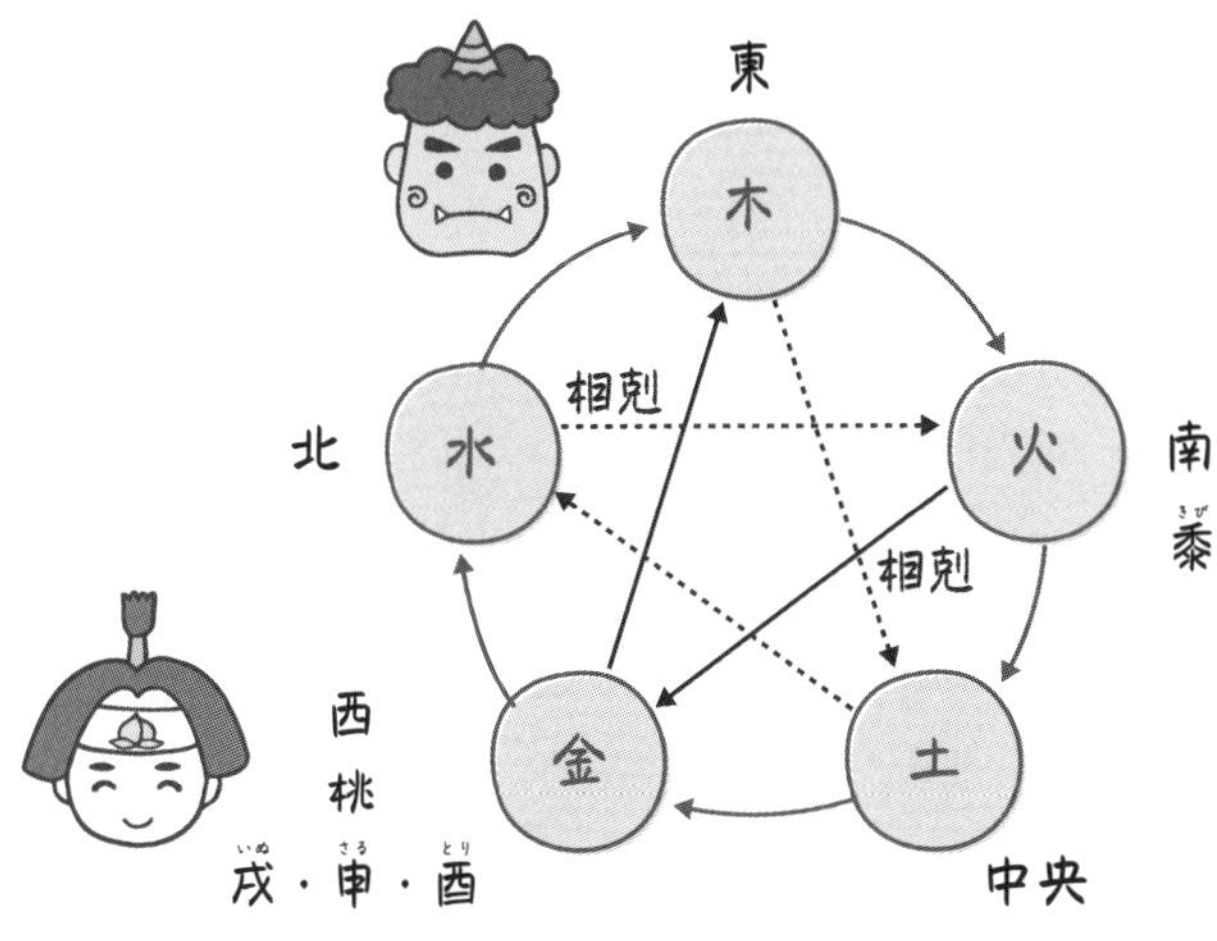

薬食同源と睡眠について

大切な考え方である「薬食同源」

今から2000年以上前の周の時代、当時の宮廷には「食医」と呼ばれる医師がいて、四階級の医師（食医、疾医［内科医］、瘍医［外科医］、獣医）のなかで最高位におかれていたそうです。食医の仕事は王の体調にあわせた料理を作ること。それほど、食は大切に考えられていました。

中医学では、食には薬と同じぐらい病気を予防したり治したりする力があると考え、これを「薬食同源」といいます。「治療三割、養生七割」という表現も有名です。漢方でセルフケアをするにあたり、必ず普段の食事と過ごし方も見直してみましょう。

基本の食養生

初級編

●よくかんで早食いせずに食べる

脾（胃腸）の負担を減らして消化・吸収しやすくすることで、気血（エネルギーと栄養）を生み出す力を高めることができます。胃腸の悩みがあるときは特にチェックしたいポイントです。

●体温以上のものを口にする

冷たいものばかり食べていると脾が弱り、体を温めたり動かしたりする力が弱くなります。冬場は常温でも冷たいので注意しましょう。冷え性の人や体のどこかに痛みがある人は特に気をつけて。

●腹8分目を意識する

いつも満腹になるまで食べていると脾はキャパシティオーバーになり、痰湿（老廃物）がたまる原因になります。もう少し食べたいと感じるくらいが適

量で、食事の後にだるくなったり眠くなったりするなら食べすぎです。

中級編

●肥甘厚味と生冷飲食に気をつける

肥（脂っこいもの）・甘（甘いもの）・厚（味の濃いもの）の食べものや、生もの、冷たいものは、痰湿がたまって体のだるさやむくみにつながったり、熱がこもって肌荒れやオリモノの異常、イライラにつながります。これらの食べものは控えめがポイントと覚えておきましょう。

●薄味で食材本来の味を楽しむ

味にもそれぞれの効果があり、食材本来の味を感じて食べることで、食材から力をもらうことができます。また、薄味は脾にもやさしく、食べすぎを防ぐこともできます。

●「煮る・蒸す・茹でる」を意識する

脾にやさしい調理法は、煮る・蒸す・茹でる方法。普段からこれらの調理法をメインにし、湿気が多くて脾が弱りやすい梅雨の時期や、体が弱っているときは特に意識してみましょう。普段よりちょっとやわらかめに調理するのもおすすめです。

上級編

●五色を揃える

五色（青［緑］・赤・黄・白・黒）は、五臓（肝・心・脾・肺・腎）をそれぞれ元気にする力があります。食卓に五色が揃うようにすると、栄養バランスもいろどりもよくなります。実はお隣の韓国でも大切にされている考え方で、私たちにもなじみ深いピビンパやキンパも、五味五色を意識して作られていることがよくわかります。

●五味を揃える

食材がもつ味には、酸味→肝、苦味→心、甘味→脾、辛味→肺、鹹味（海の幸特有の塩気がある味）→腎のように、それぞれ五臓に影響を与える力があります。五味のバランスを整えると、五臓のバランスも整えられます。現代人は甘味や辛味を多く摂りがちで、酸味や苦味、鹹味が不足しがち。肝や心、腎が弱い人が増えているようです。

●寒熱（五性）を意識する

食材には、熱性（体を強く温める）、温性（体を温める）、平性（体を温めも冷やしもしない）、涼性（体を冷ます）、寒性（体を強く冷ます）の5つの性質があります。体調にあわせてこれら五性の食材をバランスよく組み合わせることが理想ですが、まずは特に作用が強い熱性と寒性の食材をチェックし、毎日偏って食べていたり、一度に大量に食べたりしていないか確認してみましょう。

●身近な熱性の食べもの（飲みもの）……ニンニク・コショウ・山椒・唐辛子・シナモン・羊肉・ウイスキー・焼酎など
※辛いものの食べすぎにご注意を。

●身近な寒性の食べもの（飲みもの）……ズッキーニ・ナス・ゴーヤ・柿・キウイフルーツ・バナナ・メロン・タコ・カニ・馬肉・ビールなど
※寒性の食べものはよく火を通すことで性質がやわらぎます。

酸味の例

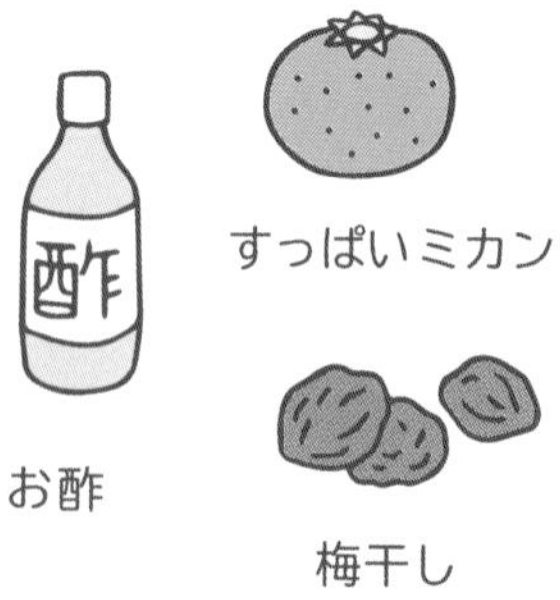

お酢

すっぱいミカン

梅干し

苦味の例

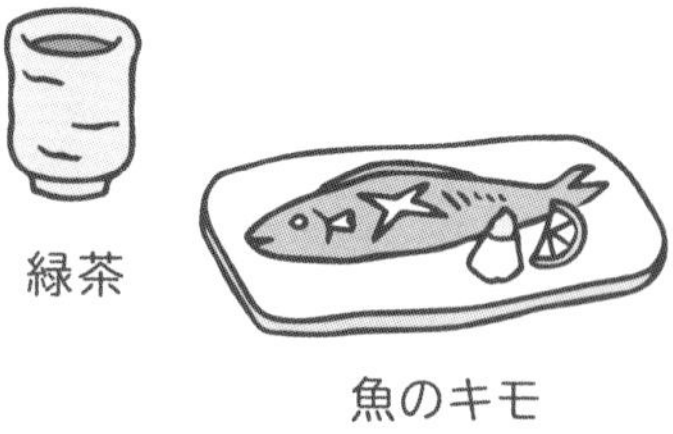

緑茶

魚のキモ

鹹味の例

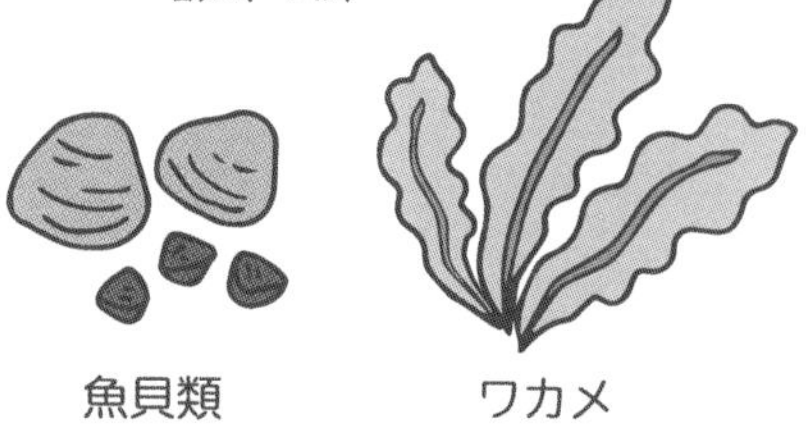

魚貝類

ワカメ

睡眠のゴールデンタイムは「午後11時〜午前3時」

理想の睡眠時間は約7時間とよくいわれますね。実際にこれくらい眠れると様々な病気のリスクが下がるようです。ここで、何時間眠るかだけでなく、何時に寝るかも大切にするのが中医学の考え方。あなたは何時に寝ていますか？　中医学的なゴールデンタイムを知っておきましょう。

●午前1時〜午前3時は「肝」の時間

中医学では、五臓六腑それぞれに気血が豊富に巡っている時間帯があり（子午流注）、その時間帯に各臓腑の動きが活発になったり、臓腑自身が回復したりすると考えます。全身の血を集めて解毒と修復をする「肝」の時間帯は午前1時〜午前3時。この間に体をしっかり休め、解毒と修復に集中できるようにすると、1日の疲れをきちんと取って明日を元気に迎えることができます。

●午後11時〜午前1時は気血陰陽の転換期

私たちの体内では、朝は気・陽が活発に働き、夜は血・陰が中心となって働いています。気・陽と、血・陰が交代しながら働くことで生体リズムが整い、健康が保たれています。子の刻（午後11時〜午前1時）はこれらがちょうど交代する時間。体を一旦リセットして生体リズムを整えるうえで最も大切な時間帯なのです。中国には、「寧舎一頓飯、不舎子時眠（子の刻の睡眠を捨てるくらいなら、一度の食事をあきらめたほうがいい）」ということわざがあるくらい重視されている時間帯です。

まとめると、中医学的なゴールデンタイムは午後11時〜午前3時。改善したい悩みがある人はもちろん、今は健康でこれからもずっと元気に過ごしたい人も、11時までにお布団に入れるといいですね。また、寝つきがわるかったり、一旦寝ついても途中で起きてしまう人は、「不眠」（262頁）の項をチェックして対策してみてください。

・子午流注…体内の気血は、24時間を2時間ずつに分けて順番に12の臓腑（肝・心・脾・肺・腎・胆・小腸・胃・大腸・膀胱・三焦・心包）を巡っており、そのリズムにあわせて効果的に養生することを目的とした考え方。

漢方薬の飲み方

自分の体質にあわせて、食事や過ごし方を見直してもなかなか悩みが改善しないときは、ぜひ漢方薬の力を借りましょう。そして、せっかくなら効果が最大限に発揮される方法で飲みたいですよね。漢方薬を飲むときにはいくつかのポイントがあります。

❶白湯(さゆ)に溶いて飲む

本来の漢方薬は生薬(しょうやく)を煎じて飲むものです。煎じ方は、600mLの水と1日分の生薬を土瓶に入れて熱し、沸騰したら弱火にして煎じ液が半量になるまで40分くらい煮ます。これを毎日続けるのですが、忙しい現代人にはなかなか難しいですね。ですから、現在市販されている漢方薬の大半が、漢方メーカーですでに煎じた液を濃縮、乾燥させて顆粒(かりゅう)状にした「エキス顆粒」です。

エキス顆粒は、なるべく本来の飲み方に近づけてコップ半杯~1杯程度の白湯(さゆ)に溶いて飲んだほうが効きがよくなります。なぜなら、漢方薬の味にも効果があり、たとえば、苦味には解毒の力があり、甘味には補う力があります。加えて、香りにも気の働きに作用する力があり、気を巡らせる漢方薬には香り高いものが多いです。漢方薬は、なるべく白湯に溶いて味と香りを感じながらお飲みください。白湯で飲むことで脾(ひ)(胃腸)にもやさしくなります。ただし処方によって異なることもあるので、詳しくは漢方薬を購入した場所で確認してみましょう。

漢方薬には錠剤のタイプもあります。こちらは溶かす必要はなく、白湯を使ってお飲みください。また、時々ドリンクタイプとして販売されているものを見かけますね。そのままグビグビと飲むよりは、一度小鍋に移して少し温めて飲むほうが効きがよくなりますよ。

❷食前や食間に飲む

漢方薬は食前（食事の30分以上前）や食間（食後2時間以降）に飲むのが基本です。吸収がいいため、漢方薬の効果も高くなります。しかし、胃もたれしやすいものを飲むときや胃が弱っている場合は、あえて食後に飲むこともあります。また、急性の症状に頓服する場合は、時間を気にせず症状があるときに飲みます。ほかにも、子午流注の考え方にあわせたり、体のどこの部位に効かせたいかにあわせる方法もありますが、忘れるくらいなら自分が飲みやすいタイミングで飲んでも構いません。漢方薬を購入する際に飲む時間も相談してみましょう。

なお、同じ処方で錠剤と顆粒剤がある場合の選び方についてもご説明します。基本的に、錠剤はジワジワ長く効く、顆粒剤は早く効くという特徴があります。味が苦手で錠剤しか飲めないなどという場合を除き、自分の症状にあわせて選ぶといいでしょう。頭痛やカゼなど早く効かせたいときは、顆粒タイプを選ぶのがおすすめです。

また、「漢方薬は必ず長く飲まないと効かない」といわれることもありますが、そうではありません。漢方薬には、今起こっている症状を改善させるものと、症状が起こる原因を改善させるものがあります。今起こっている症状をとりあえず改善するものだと、早くて15分ほどで効く場合もあり、対して症状が起こる原因そのものを改善するには、数か月から数年かかることもあります。症状が急性か慢性かどうかや、症状の複雑さでも変わってきます。いろいろな方法を選択できるのも漢方薬のいいところです。第2部「不調別　セルフケアレシピ」では、いくつかの漢方薬をあわせて書いていますので、詳しくは漢方相談の際に尋ねてみてください。

本書の使い方と注意事項

- 紹介している養生は、無理せずできる範囲で行ってください。
- 同じ体質であれば、悩みの症状が違っても同じ養生法が応用できます。ぜひ巻末の「タイプ別　ポイント養生一覧」をチェックしてみてください。
- 本書で紹介している体質以外のタイプもあるので、自分のタイプがわからなかった場合は漢方の専門家に相談してみましょう。また、相談した専門家と本書の内容が食い違った場合は、実際にあなた自身をみた専門家の意見を参考にしてください。
- 本書では、原則として原処方名（もとの処方が作られたときの名前）で漢方薬を紹介しています。対応する商品が様々な漢方メーカーから発売されているので、薬局で確認してください。また、紹介しているもの以外にもよい漢方薬があるので、ぜひ薬局で相談してみてください。
- 現在の中国では、中医学と現代医学の考え方をどちらも取り入れて対応する「中西医結合」が重視されており、本書でも現代医学の考え方を併せて取り入れました。中医学と現代医学のどちらの考え方も大切にしてください。
- 妊娠中や授乳中の場合、何か特定の疾患の治療をしている場合は、セルフケアを行う前に必ず主治医や専門の医療機関にご相談ください。
- 漢方薬を購入する際は、必ず医師や漢方の専門家に相談してから購入してください。
- 中医学の考え方に基づいて作られた薬は、本来「中薬」や「中成薬」と呼びますが、本書ではなじみのある「漢方薬」で統一しました。

第2部
不調別セルフケアレシピ

頭痛

こめかみがズキズキする、後頭部が締めつけられる、頭がガンガンして吐き気がする…。いろいろな痛みがあるのは原因も様々だから。原因にあわせて対策しましょう。

《❶寒邪タイプ》体が冷えたとき

気温や冷たいものの飲食、冷房などで体が冷え、後頭部や頭のてっぺんがガンガン痛むのが寒邪タイプの頭痛。ネギや生姜を使った料理を食べたり、お風呂でサッと汗をかくと、体にこもった冷えを発散できます。お腹を冷やした後の頭痛なら、熱めのお湯に生姜と一味唐辛子を入れて飲むのがおすすめ。

普段から冷たいものの飲食を控え、夏はストールで首元の冷房対策をしたり、冬は帽子や耳当てをしたり、髪をしっかり乾かして寝ると予防できます。漢方薬では、寒邪を発散させる葛根湯や川芎茶調散、脾（胃腸）を温める呉茱萸湯などを使います。

漢方薬

【❶寒邪タイプ】葛根湯・川芎茶調散・呉茱萸湯など
【❷熱邪タイプ】銀翹散など
【❸痰湿タイプ】五苓散・半夏白朮天麻湯・藿香正気散など
【❹瘀血タイプ】冠心II号方・血府逐瘀湯など
【❺肝火タイプ】加味逍遙散・竜胆瀉肝湯・釣藤散など
【❻気血不足タイプ】当帰四逆加呉茱萸生姜湯・帰脾湯など

寒邪　寒邪を追い出す生姜湯

唐辛子と生姜には、寒邪を発散させて追い出す力があります。やけどしない程度のお湯に溶き、ふーふーしながら飲みましょう。頭痛だけでなく、お腹を冷やした後の胃痛にも。

材料（1杯分）

お湯　約80mL（少な目でいい）
生姜　ティースプーン約1杯
一味唐辛子少々

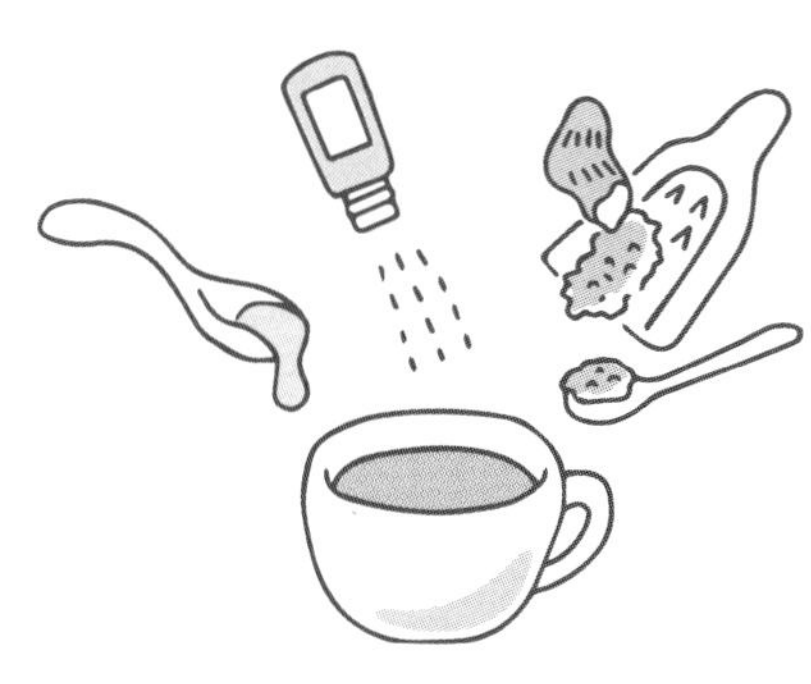

飲みにくい場合は、ハチミツをティースプーン１杯ほど溶かす。

《❷熱邪タイプ》暑い日に行動したとき

炎天下での行動など、暑さが原因となり、のぼせ感を伴って頭全体が熱をもったように痛むのが熱邪タイプの頭痛。冷やすと気持ちよく感じる人が多いです。汗をかかせて熱邪を発散させるハッカ（ミント）や菊花はお茶にしやすくおすすめ。暑さで頭がボーっとしやすい人や頭痛が起きやすい人は普段から飲んでもいいでしょう。食べものなら、トマトやゴーヤ、スイカ、メロン、マクワウリなど。反対に、辛いものや味の濃いものは体に熱をこもらせるので食べ過ぎにご注意を。炎天下で行動するときは水分摂取と休憩をこまめにし、室内では適切に冷房を使うなど基本の暑さ対策も忘れずに。漢方薬では、熱邪を発散させる銀翹散などを使います。ポイント養生は次頁をチェックしてください。

熱邪　暑い日に飲みたいミントティー

熱邪を発散させるならハッカ（ミント）がおすすめ。熱でボーッとする頭をスッキリさせてくれます。暑い時期は、頭痛があるときだけでなく普段からも飲みたいハーブティー。

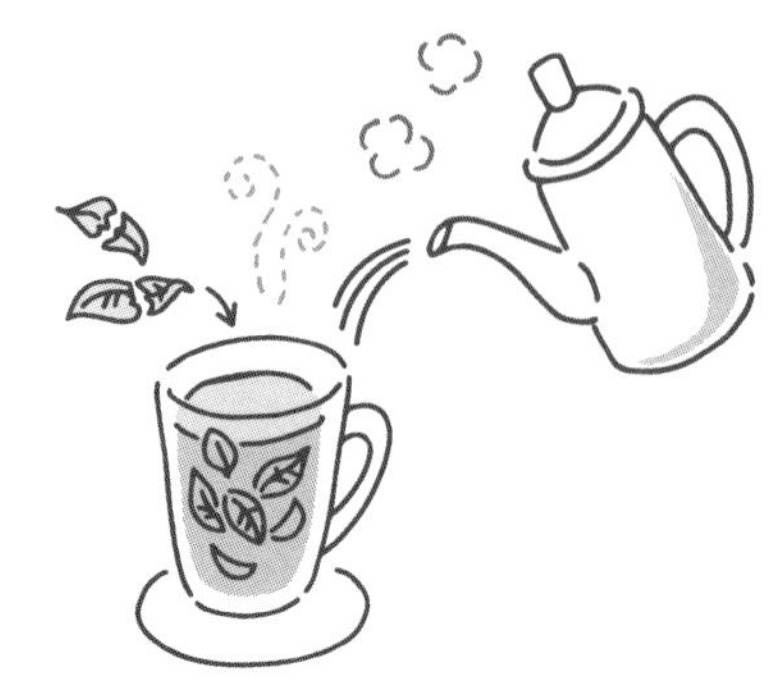

カップにミントの葉を入れ、熱湯を注ぎ２分蒸らす。少し葉をちぎると香りが出やすい。

材料（1杯分）	
熱湯	120mL
ミントの葉	10枚（お好みで）

《③痰湿タイプ》体がむくみがちなとき

頭がしめつけるように痛んだり、ズキンズキンと脈打ったり、時に食欲不振や吐き気、めまいなどを伴うのが痰湿タイプの頭痛。偏頭痛にもよくあるタイプで、天気がわるい日や梅雨の時期に起こりやすいです。舌がボテッとして両側に歯形がついていたり、コケが分厚くついていたら、体がむくんでいる証拠。普段から脾（胃腸）を労わって水はけをよくすることで頭痛が予防でき、頭痛がある日も意識して食事を摂ると症状が軽くなります。おすすめの食べものは根菜類や海藻類、キノコ類。気をつけたいものは味がこってりした料理や甘いスイーツ。また、天気がわるい日の頭痛には内関（34頁）や風池（31頁）のツボもおすすめ。痛みがあるときだけでなく、痛みが起こりそうなときにも使える心強い味方です。漢方薬では、水はけをよくする五苓散や半夏白朮天麻湯、藿香正気散などを使います。

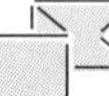

痰湿 ジメジメする時期に食べたいカンタン豚汁

材料（2人分）

水　500mL
昆布　手の平大1枚
醤油　大さじ1/2
みりん　大さじ1/2
酒　大さじ1/2
味噌　大さじ1～
（様子を見ながら調節する）
大根　3cm
にんじん　1/4
ゴボウ　10~20cm
ネギ　1/2本
玉ねぎ　1/4個
シイタケ　2個
里芋　2個
豚バラ or 豚こま　160g

ジメジメする時期は、脾（胃腸）を労ってサッパリと。温かいもの、消化しやすいもの（煮る・蒸す・茹でる）、薄味＋ピリ辛の薬味、腹7～8分目がポイント。逆に甘いものや脂っこいもの、冷たいもの、生ものは脾を弱らせます。

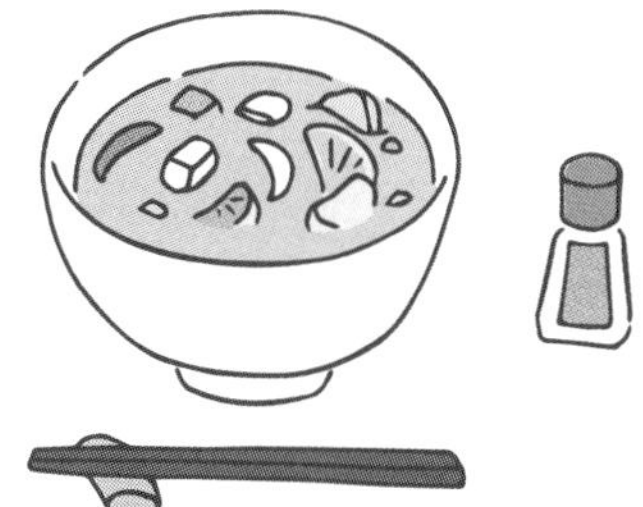

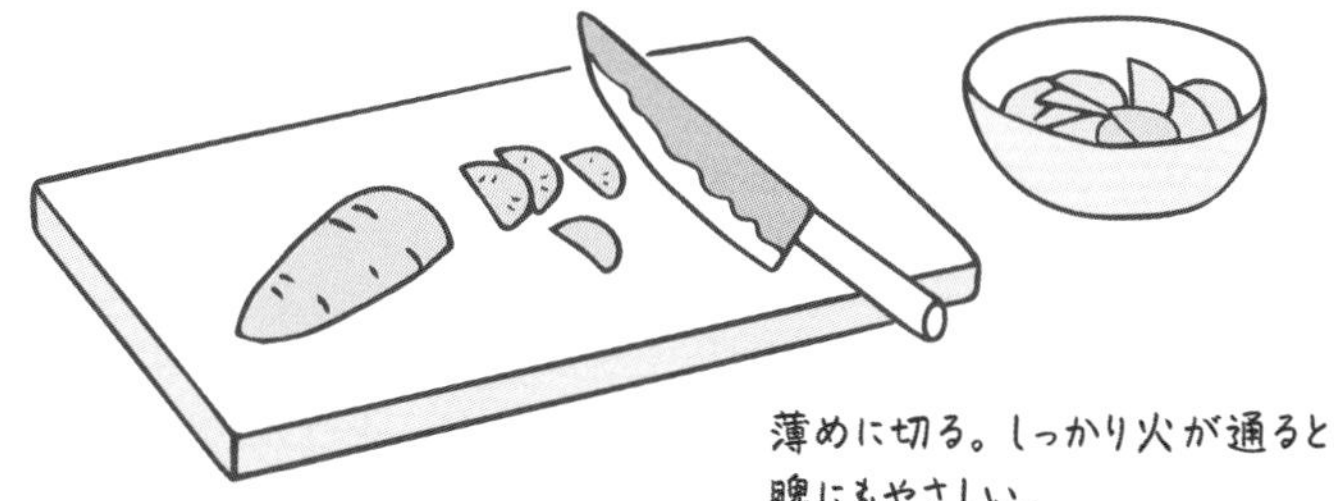

薄めに切る。しっかり火が通ると、脾にもやさしい。

【作り方】

❶野菜を切る。薄切りや斜め切りでOK。頭痛の日はお料理も工程を減らしてササッと作りたいので、火の通りをよくするために薄めに切る。豚肉はひと口大に切る。

❷すべての材料を鍋に入れ、水を入れて強火にかける。

❸沸騰したら弱火～中火にし、具がやわらかくなったら、醤油、みりん、酒を入れる。

❹最後に味噌を溶き入れて味を整え、火を止める。

❺器に盛り、七味唐辛子を振って完成。

《❹瘀血タイプ》血の巡りがわるいとき

血が滞って、主に後頭部にこわばったような感じやズキズキ刺すような痛みが起こるのが瘀血タイプの頭痛。首こりや肩こりを伴うことが多いです。肩回し（130頁）やストレッチ、入浴、首元にホットタオル、ツボ押しで血の巡りをよくしましょう。普段から運動習慣をつけること、こまめに首や肩を動かすこと、ヘアスタイルや洋服を工夫して首や肩周りを冷やさないことも大切。漢方薬では、血の巡りをよくする冠心Ⅱ号方や血府逐瘀湯などを使います。ストレスも血が滞る原因になるため、次節の「肝火タイプ」もチェックしてください。

《❺肝火タイプ》ストレスがたまっているとき

ストレスが原因となり、主にこめかみが張ったように痛むのが肝火タイプの頭痛。偏頭痛にもよくあるタイプで、月経周期や精神状態にあわせて症状が

瘀血　血の巡りをよくするホットタオル

首も肩もゴリゴリにこって頭も痛い日は、ホットタオルを持ってお風呂へ。入浴後はしっかり髪を乾かすと、翌朝への頭痛の持ち越しが防げます。

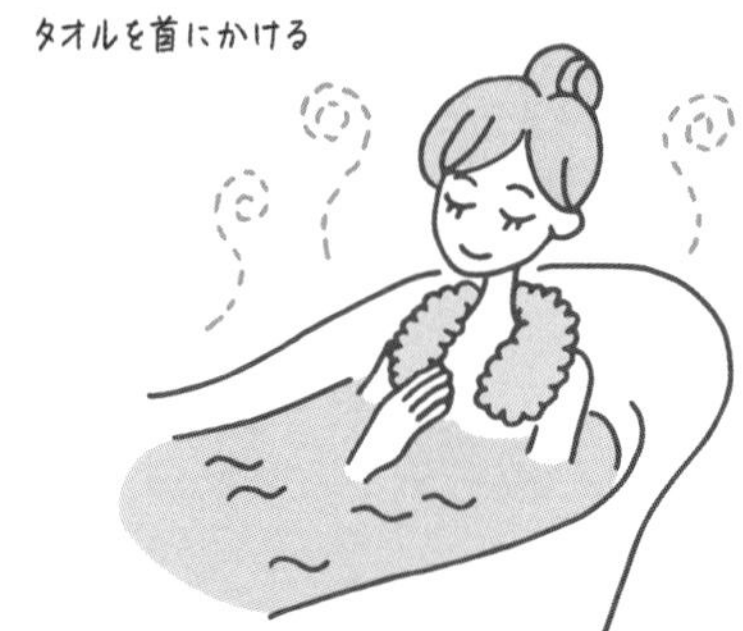

❶水に濡らしたタオルを軽く絞り、電子レンジで20~30秒（600w）温める。

❷やけどしない程度に冷まして、湯船につかりながら首にかける。温まったら首～後頭部をやさしくマッサージする。

※瘀血タイプの頭痛には太衝のツボ（264頁）もおすすめ。血の巡りをよくして痛みをラクにしてくれます。

増減することも。まずはリラックスして心と体をゆるめましょう。菊花（35頁）やケツメイシ（46頁）のお茶は肝火を冷まして頭痛をラクにしてくれます。目を使うと症状が悪化するので、頭痛があるときはスマホやパソコンは少しお休みし、部屋の明かりを落として過ごし、早めに寝ます。頭痛の予防にはストレスコントロール（279、280頁）が大切。普段からアロマや香水、ハンドクリームなど好きな香りを生活に取り入れたり、香味野菜や柑橘類を食べるのもおすすめです。漢方薬では、肝火をおろす加味逍遙散や竜胆瀉肝湯、釣藤散などを使います。

また、肝火タイプと似ている頭痛に、強いイライラや、時にめまいを伴って上に突き上げるように痛む「肝陽上亢タイプ」の頭痛があります。この場合は、「肝陽上亢タイプ」（34頁）の養生法も併せて行うのがおすすめです。ただし、セルフケアだけでは難しい頭痛なので、ひんぱんに起こる場合は専門家にご相談ください。

肝火　ストレス頭痛に押したいツボ

ストレスによる頭痛には、風池や百会のツボがおすすめ。ツボを押しながら深呼吸、頭にのぼった熱を下におろすイメージをして気持ちを整えましょう。

［風池］

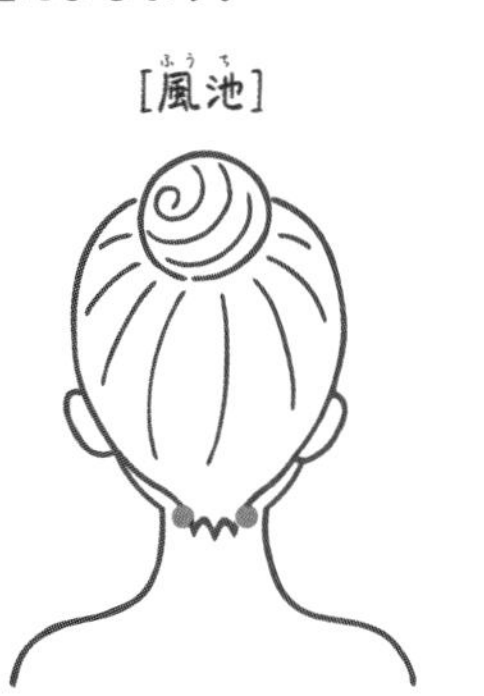

首の中心、髪の生え際の高さから指3本分ほど外側、少しくぼんだところ。風池には発散の効果があるので、寒邪や熱邪タイプの頭痛にも使える。

［百会］

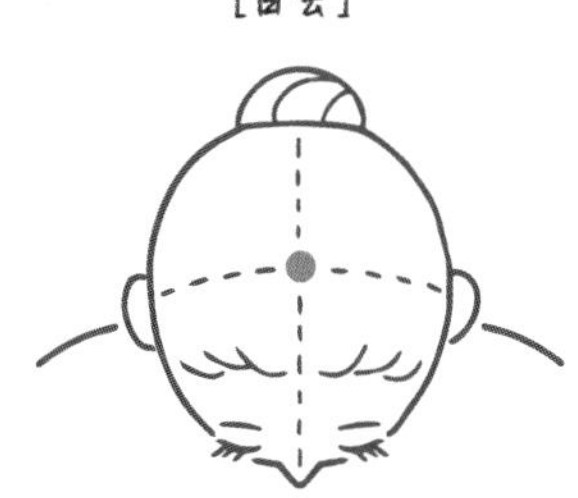

両耳の先端を結んだ線と頭の中心線が交わるところ。百会には陽気を整える効果があり、脳の疲れや気分転換にも。ストレス頭痛に百会を使うときは少し強めに押すのがポイント。

《❻気血不足タイプ》体が消耗しているとき

疲れたときや1日の後半、月経後半～月経後、睡眠不足が続いたときなど、気血を消耗して起こるのが気血不足タイプの頭痛。フラフラ感や倦怠感を伴う痛みが地味に長引きます。まずは体を休めることが先決。食べられそうなら、米、イモ、キノコ、豆、卵、ナツメ、にんじん、ほうれん草、サケ、スズキ、カツオなど、気血を補う食べものがおすすめ。今の生活は負担が大きいようなので、日々の過ごし方や睡眠時間の見直しを。女性は月経中に食事制限や運動をがんばると気血の消耗が激しくなり、頭痛につながるので無理をしないようにしましょう。また、脾（胃腸）が弱い人にも多い頭痛なので、基本の食養生（18頁）で脾を元気にし、気血をしっかり作りましょう。漢方薬では、気や血を補う当帰四逆加呉茱萸生姜湯や帰脾湯などを使います。

気血不足　お疲れ頭痛に押したいツボ

気血不足タイプの頭痛には、合谷や足三里（224頁）のツボがおすすめ。痛気持ちいいくらいの力加減でグーッと押します。ただし、ケアにはあまり時間をかけず早めに就寝しましょう。

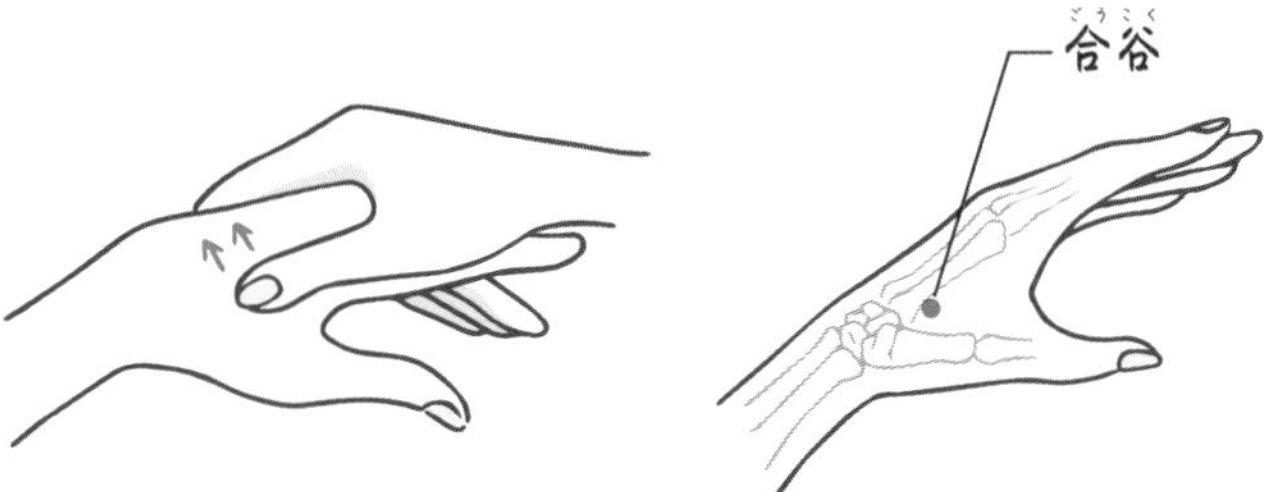

親指の骨と人差し指の骨が交わる部分の少し手前、人差し指側に向かって押す。
反対側の手で包むようにつかむと押しやすい。お灸を乗せるのも効果的。

・頭が空っぽな感じがしたり腰のだるさを伴う頭痛もあります。腎が弱っているため、腎を補う黒い食べものや、補腎の力がある漢方薬がおすすめ。

めまい

ぐるぐる、ふわふわ、意識が途切れる……。つらいめまいの症状の根っこには、必ず虚（消耗）があります。自分にあったケアで体を労わりましょう。

《❶痰湿タイプ》体がむくみがちなとき

頭が重くボーッとして、体がふわふわしたり、視界がぐるぐる回ったりするのが痰湿タイプのめまい。天気のわるい日や気圧が変化する季節の変わり目に起こりやすく、胸のつかえ感や吐き気を伴うこともあります。鏡で確認すると、舌がむくんでコケが厚くたまっているはず。体の水はけをよくしましょう。おすすめは、ハトムギやトウモロコシ、海藻類、冬瓜など、水はけをよくしてむくみを取る食べもの。反対に、脂っこいものや甘いもの、味の濃いものは体にベタベタとたまり、めまいの原因に。薄味でサッパリとした温かいもの（68、146頁）を意識して食事を摂るとめまいが予防できます。また、軽い運動で定期的にサッと汗をかくのもおすすめです。漢方薬では、水はけをよくする半夏白朮天麻湯や五苓散、苓桂朮甘湯などを使います。

漢方薬

【❶痰湿タイプ】 半夏白朮天麻湯・五苓散・苓桂朮甘湯など
【❷肝陽上亢タイプ】 釣藤散・竜胆瀉肝湯など
【❸腎虚タイプ】 杞菊地黄丸・亀鹿二仙膏など
【❹気血不足タイプ】 帰脾湯・補中益気湯・当帰芍薬散など

・中医学には「無虚無作眩＝消耗がなければめまいは起きない」という考え方があります。

痰湿 自律神経を整える内関のツボ

天気がわるい日や季節の変わり目によるめまいには、自律神経の乱れを整える内関のツボが効果的。めまいがないときも、気づいたときに押しておくことで症状の予防ができます。

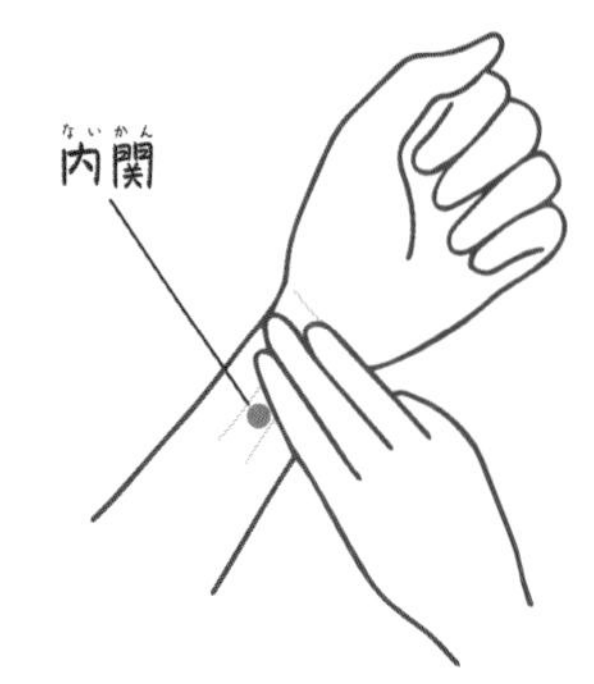

手首の一番上のシワから指３本分ひじ側、２本の筋の間に内関のツボがあります。

親指の腹で押しましょう。作用の強いツボなので、体力がなく疲れやすい人はやさしめに。

《❷肝陽上亢タイプ》イライラが多いとき

イライラや突きあげるような頭痛、耳鳴りなどを伴って起こるのが肝陽上亢タイプのめまい。ストレスがかかったときに起こりやすく、肝と関係する春に症状が増えることも。菊花茶や、セロリ、トマト、ピーマンなどの野菜には、肝を整える平肝の効果があるのでおすすめ。怒りやストレスは上手に発散してため込まないようにしましょう（279、280頁）。また、このタイプの人は根っこに肝腎陰虚（240頁）が潜んでいるため、睡眠不足、辛いものの食べすぎ、体の温めすぎに注意し、黒豆や黒ゴマ、黒米、クコの実、牡蠣、ホタテ、山芋など肝腎の陰を補うものを食べると、頭痛が起きにくくなります。次節の「腎虚タイプ」もチェックしてみてください。漢方薬では、肝を整える釣藤散や竜胆瀉肝湯などを使います。

肝陽上亢　ストレスめまいにおすすめの菊花茶

肝陽上亢タイプのめまいには、平肝の作用がある菊花がおすすめ。頭にのぼった肝の気をスーッとおろしてくれます。ストレスがたまりやすい人は普段からどうぞ。

材料（１杯分）

熱湯　120mL
菊花（乾燥したもの）　３～４個
（刻んだものならティースプーン2杯ほど）

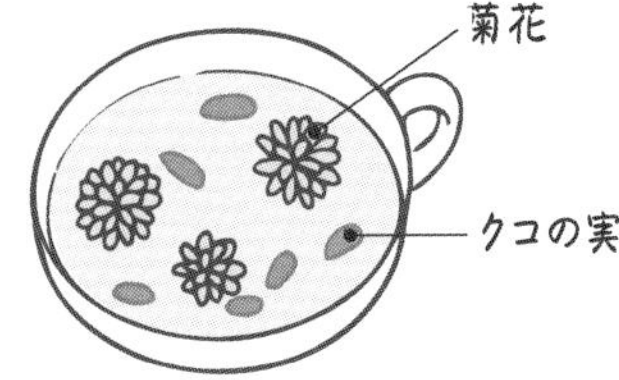

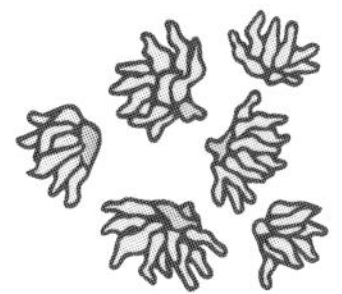

菊花は、乾燥したものが中華食材店や漢方薬局、ネットなどで販売されています。

カップに菊花を入れ、熱湯を注ぎ２分蒸らす。
クコの実を10粒ほど刻んで入れると甘みが出て飲みやすい。

《③腎虚タイプ》生命力が弱っているとき

体の衰えによって起こるのが腎虚タイプのめまい。普段から足腰のだるさや体の疲れ、意欲の低下などを感じる人に多く、症状は強くありませんが慢性的で長引きます。生命力をつかさどる腎の弱りによるもので、加齢や長期の闘病生活、重労働、性生活の不摂生などが原因に。黒豆、黒ゴマ、黒キクラゲ、栗といった黒いものや、海の幸など腎を元気にしてくれる食べものがおすすめ。反対に甘味の摂りすぎは腎を弱めます。腎を元気にする太渓（265頁）や湧泉（265頁）のツボを押したり、お灸をするのもよいでしょう。弱るのも元気になるのも時間がかかるのが腎の特徴。根気強く養生を続けて着実に改善を目指しましょう。漢方薬では、腎を補う杞菊地黄丸や亀鹿二仙膏などを使います。ポイント養生は、53頁や287頁を応用してください。

・五行論では、甘味は土のグループであり、水のグループの腎とは相剋関係（抑制する関係：16頁）にあるので、甘味を摂りすぎると腎の弱りにつながります。

《❹気血不足タイプ》体が消耗しているとき

足が浮いているような感じや体の力が抜けるような感じがするのが気血不足タイプのめまい。立ちあがったり動こうとすると悪化し、休むとマシになります。一番症状が出やすいのが、食事が足りていないとき。忙しさからついつい食事を取りそこねたり、厳しく体重コントロールをしていませんか？　食事が足りていても、月経中に無理をして、月経後半〜月経後に症状が出たり、産後ゆっくり休めずに発症することも。食事と休息、睡眠を大切にして、体を労わってあげましょう。月経の出血量が多く、貧血のようなフラフラ感が出てしまう人は、「月経痛・月経前後の不調」（168頁）をチェックして月経を整えることも大切です。また、脾（胃腸）が弱くてあまり食べられないのなら、基本の食養生（18頁）で脾を元気にしましょう。漢方薬では、気血を補う帰脾湯や補中益気湯、当帰芍薬散などを使います。

気血不足　気血を補う上手な間食

気血が不足しているときは、上手に間食を摂ることもおすすめ。脾（胃腸）に負担をかけず、気血を補う食材を選びましょう。あくまでも食べすぎず、こころが少しホッとするくらいに。

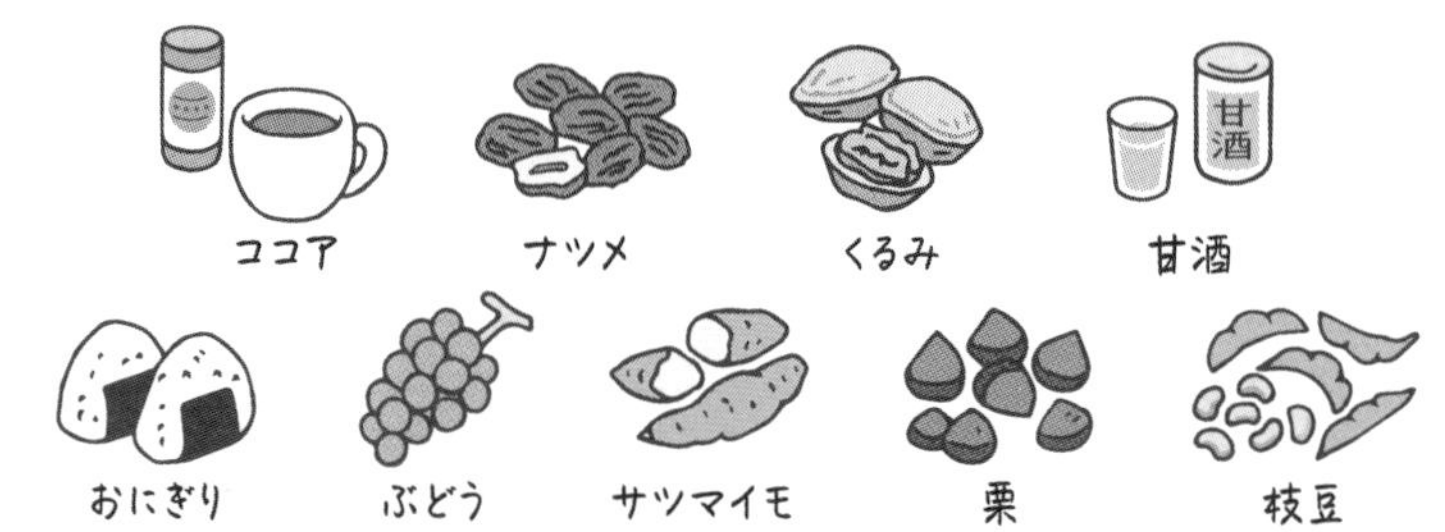

気血を補い疲労を回復させるナツメ。中国には、「一天三粒棗、青春永不老（1日3粒ナツメを食べると老いない）」ということわざがあります。疲れたときに食べるとホッとして、少し力がわいてきますよ。

・普段から肩こりや首こりが多く、顔のシミやくすみが気になる人に多い、血の巡りのわるさ（瘀血）によるめまいもあります。30頁をチェックしてください。

髪・頭皮のお悩み

髪は本来、排泄器官であるため、美しく保つのが難しく、体調不良が現われやすいところです。健康な髪を保つために、体の内側からもしっかりケアしましょう。

《①腎虚タイプ》髪を作る力が足りない

女性は35歳、男性は40歳をすぎると、生命力をつかさどる腎が少しずつ弱りはじめます。中医学では、髪と腎の関係を「髪は腎の華（腎の状態は髪に現われる）」という言葉で表わし、腎が弱ると、髪のツヤがなくなり、抜け毛や白髪、パサつきにつながります。普段から腰痛や腰の冷え、意欲や生殖能力の衰えなどを感じる人は要注意。しっかり腎を補って健康な髪を取り戻しましょう。腎を元気にするのは黒いもの。黒豆、黒ゴマ、黒キクラゲ、栗、ヒジキなどをお食事に取り入れて。また、腎兪のツボ（140頁）がある腰を冷やさないようにすると、腎の弱りを防げます。漢方薬では、腎を元気にする杞菊地黄丸や亀鹿二仙膏、二至丸などを使います。

漢方薬

【①腎虚タイプ】 杞菊地黄丸・亀鹿二仙膏・二至丸など
【②血虚タイプ】 当帰飲子・当帰養血膏など
【③瘀血タイプ】 温経湯・芎帰調血飲第一加減など
【④湿熱タイプ】 竜胆瀉肝湯・茵蔯五苓散など
【⑤気滞タイプ】 逍遙散・加味逍遙散など

《②血虚タイプ》髪を作る材料が足りない

「髪は血の余り」という言葉があります。血の不足は健康な髪を作る材料の不足といえ、血が不足すると、髪のパサつき、抜け毛、白髪、縮れ、乾燥性のフケなどすべてのお悩みにつながります。立ちくらみや貧血傾向、爪が弱い、顔色がわるく白いなどは血虚タイプの特徴。睡眠（7時間）が足りているか、目を使いすぎていないか、月経中に無理をしていないかチェックしてみましょう。そして、特に気をつけたいのが食事。肉や魚を毎食片手一盛り食べるのがおすすめです。ダイエットは、体重と一緒に髪までやせてしまう人が多いので、注意が必要です。漢方薬では、血を補う当帰飲子や当帰養血膏などを使います。血虚タイプの人は、血を補うことだけでなく巡らせることも大切。次節の「瘀血タイプ」もチェックしてください。

腎虚 血虚 ほうれん草の黒ゴマポン酢和え

いつものゴマ和えも、黒ゴマを使うことでより髪にうれしいメニューになります。白ゴマとはまた違った香ばしさが魅力。

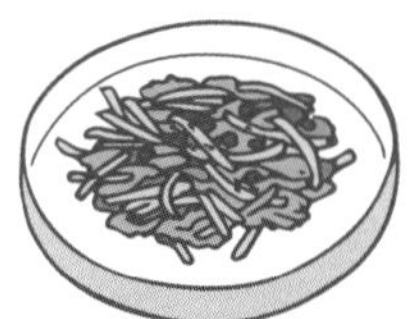

ポン酢に使われているゆずやすだちには胃腸を元気にする効果があり、お酢には血の巡りをよくする効果もあります。

材料（2人分）

ほうれん草（血を補う）　1束
黒ゴマ（腎と血を補う）　大さじ2～（たっぷりお好みで）
ポン酢醤油　小さじ2
砂糖　小さじ1/2（サッパリした味が好みならなしでも）
塩（下茹で用）　ひとつまみ

【作り方】

❶水に塩をひとつまみ加えて火にかける。沸騰したら、ほうれん草を根元から入れさっと茹でる。

❷冷水に取り、キュッと水気を絞り3cm程度の食べやすい長さに切る。

❸黒ゴマをすり、ポン酢醤油と砂糖を加えて混ぜ、❷のほうれん草と和える。

❹器に盛って完成。

腎虚　血虚　髪にも美味しい二至丸茶（にしがんちゃ）

女貞子（じょていし）と旱蓮草（かんれんそう）をあわせた「二至丸（にしがん）」という処方があります。どちらも黒くつややかな髪を生やす「烏髪（うはつ）」の作用がある生薬です。これに腎（じん）や血（けつ）を補う黒ゴマとクコの実、消化をよくする陳皮（ちんぴ）をあわせて、毎日のお茶にどうぞ。

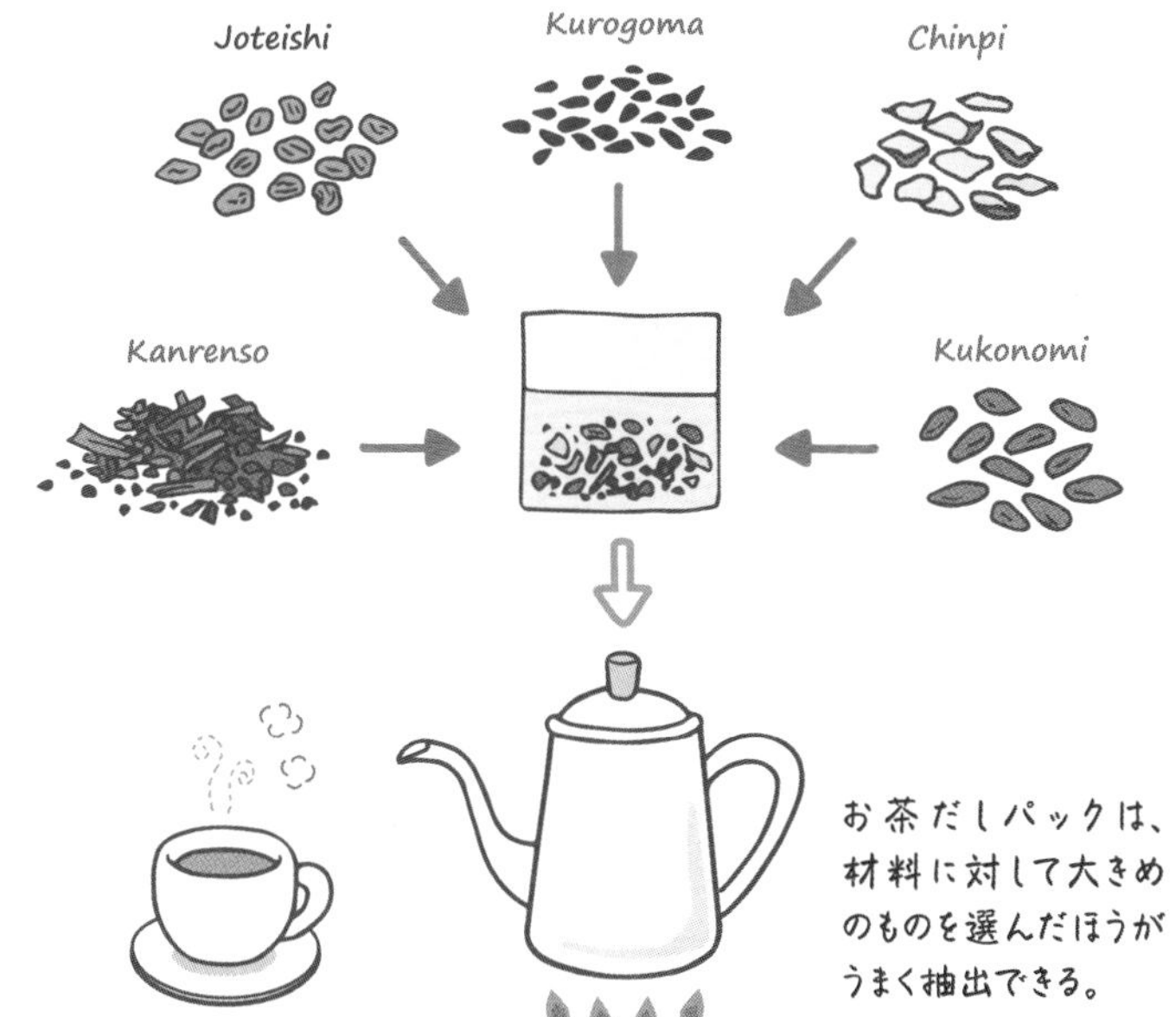

お茶だしパックは、材料に対して大きめのものを選んだほうがうまく抽出できる。

材料（水１Lに対して）
旱蓮草（かんれんそう）　３g
女貞子（じょていし）（トウネズミモチ、ネズミモチ）　４g
黒ゴマ　４g
クコの実　４g
陳皮（ちんぴ）（ミカンの皮を干したもの）　２g

【作り方】

❶お茶だしパックに材料をすべて入れ、水と一緒にやかん（鍋でも可）に入れる。ティーバッグを使わず後から濾してもOK。

❷やかん（鍋）を火にかけ、沸騰したら弱火にして５～６分煮出す。

❸お茶だしパックを取り出したら完成。

・女貞子（じょていし）や旱蓮草（かんれんそう）、陳皮（ちんぴ）、クコの実は、漢方薬局やネットなどで販売されている。
・便通がゆるい人は、黒ゴマと旱蓮草（かんれんそう）、クコの実を少し減らす。

《❸瘀血タイプ》髪に栄養が届かない

頭皮に栄養を届けるためには血の巡りが大切。血が滞ると元気な髪が作られず、髪のツヤ、パサつき、抜け毛、縮れといった悩みにつながります。肩こりや首こりが気になる、顔のシミやくすみが気になる、月経痛がひどいなどの症状は血が滞っている証拠。マッサージや軽い運動を普段の生活に取り入れて、巡りをよくしましょう。青魚、玉ねぎ、ニラ、らっきょう、お酢などは血の巡りをよくする食べもの、ぜひ食事のメニューに取り入れて。反対に、甘いスイーツや揚げものはドロドロがたまって瘀血の原因になるので控えめに。肩や首元を冷やすと頭皮の血の巡りもわるくなります。襟ぐりが開いたファッションをするときは特に気をつけて。冷えてしまったら、小豆カイロ（129頁）やホットタオル（30頁）もおすすめです。漢方薬では、血の巡りをよくする温経湯や芎帰調血飲第一加減などを使います。

瘀血 気滞 頭皮マッサージで巡りよく

瘀血タイプや気滞タイプの人は、頭皮の硬さに気をつけて。シャンプーのときに頭皮をやさしくマッサージすると、気血の巡りがよくなりだんだんやわらかくなります。

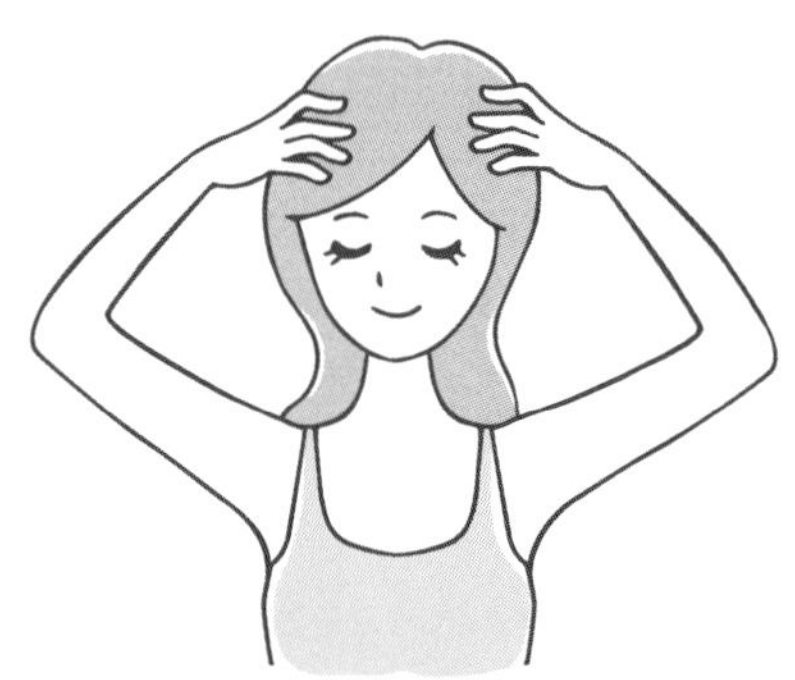

爪を立てず、指の腹で頭皮を上に引きあげるように、こすらず頭皮を動かすイメージでマッサージ。
お気に入りの香りのシャンプーを使って深呼吸をしながらやると、だんだん気持ちよくなって心もリラックスできます。

《❹湿熱タイプ》老廃物が毛穴につまっている

頭皮や髪の毛がベタつきやすく、時ににおいやベタベタしたフケが気になるのが湿熱タイプの髪のトラブル。毛穴が汚れてつまると、縮れ毛や抜け毛にもつながります。一番の原因は、食べすぎや飲みすぎで体内に湿熱（老廃物が熱をもったもの）がたまること。食事は腹8分目、お酒は休肝日を作り嗜む程度を心がけると、お悩みの改善に近づきます。軽い運動でサッと汗をかいて湿熱を発散させるのもおすすめ。汗をかいた後は、きちんと拭き取ることがポイントです。ただし、体を外から熱するサウナはお悩みを悪化させる可能性もあるのであまりおすすめできません。また、脾（胃腸）が弱い人やストレスが多い人は、湿熱がたまりやすいので基本の食養生（18頁）や次節の「気滞タイプ」もチェックしてください。漢方薬では、湿熱を排出させる竜胆瀉肝湯や茵蔯五苓散などを使います。

湿熱　ベタベタ毛穴は食事から

湿熱タイプの改善には食べものの工夫が大切です。体にベタベタたまるものは食べすぎないようにし、湿熱を追い出すものを摂りましょう。夏は、湿気と暑さで外からも湿熱がやってくるので特に気をつけて。

湿熱をためる食材

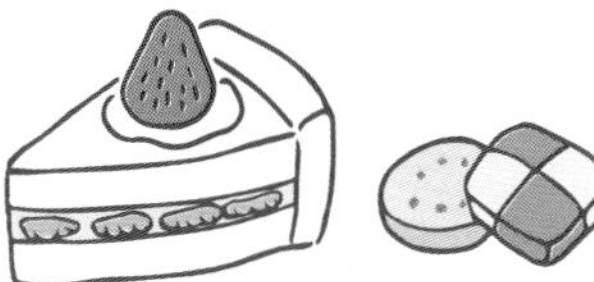

・糖分の多いスイーツ
・揚げものや脂っこいもの
・冷たいビール

湿熱を追い出す髪にいい食材

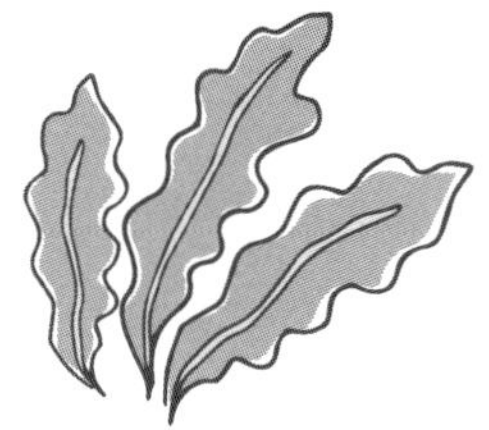

・ワカメ　・ハトムギ　・昆布

《❺気滞タイプ》ストレスが髪を弱らせている

ストレスがかかった後に髪が抜けたり、白髪が一気に増えたりするのが気滞タイプの髪のトラブル。気血の巡りと関係が深い側頭部から耳の周りに症状が出やすいようです。ストレスが多くイライラする、ゲップやガスが多い、脇腹や下腹部が張るなど、思いあたる症状はありませんか？　香りのいいアロマ、ハンドクリーム、入浴剤、食べものなら香味野菜やハーブ、柑橘類を普段の生活に取り入れて気の巡りをよくしましょう。こまめなストレス発散（279頁）や運動習慣をつけるのもおすすめ。また、このタイプは「血虚タイプ」や「瘀血タイプ」を兼ねやすいので、各節も併せてチェックしてください。漢方薬では、気の巡りをよくする逍遙散や加味逍遙散などを使います。

気滞　髪を労わるとこころが落ちつく

ストレスが続いたり神経を使ったときに頭が熱くなっているように感じるのは、気がのぼっているから。髪をクシでとくと、頭にのぼった気をおろすことができ、気の巡りがよくなってこころが落ちつきます。

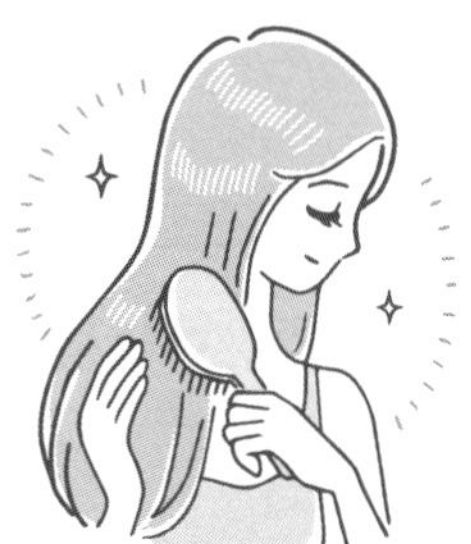

からまらないように粗めのクシを使い、頭のてっぺんから下までやさしくクシを通す。頭にのぼった気をおろすイメージをしながらするとより効果的。

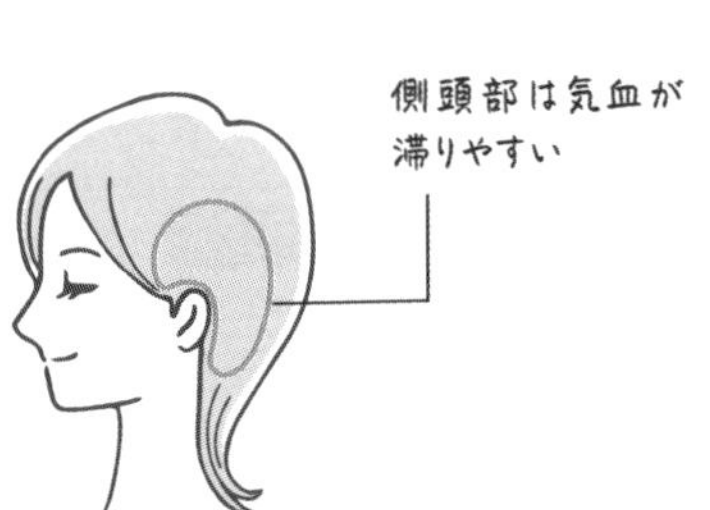

側頭部は経絡（気血の通り道）が何度も往復しているので、気血の巡りがわるくなりやすい部分。頭皮用のブラシでやさしくマッサージするとGood！

・頭皮に赤みがあり、乾燥性のフケやかゆみ、赤い湿疹があるなど、熱がこもって頭皮が乾燥する「血熱タイプ」もあります。判断が難しいので専門家にご相談ください。

column

中医学の知恵で楽しくお出かけ

せっかくのお出かけだから思いっきり楽しみたいけど、体調に不安が…。そういうお話をよく聞きます。お出かけ中のよくあるトラブルと使える漢方薬についてご紹介します。

●胃の不調

普段と違うものを食べたり、ついつい食べ過ぎたりする外出中は、胃腸のトラブルが一番多いとされています。お出かけの前は、基本の食養生（18 頁）で脾（胃腸）を整えておくと不調が出にくくなり、疲れにくくなって最後まで楽しめます。食べすぎてしまう場合は、消化を助ける山査子が入った健康食品もおすすめ。漢方薬局で売られているので探してみてください。

●下痢・便秘

普段と違う食事や、お出かけの際の緊張からお通じのトラブルが出ることも多いようです。脂っこいものや味の濃いものが増えて下痢をする場合は五行草、冷たいものを食べてお腹が冷えたり、水があわずに下痢をする場合は藿香正気散、緊張でお腹が痛くなる場合は柴苓湯などを使います。外食で胃腸の働きがわるくなって便秘になる場合は、上述の山査子もおすすめです。

●乗り物酔い

乗り物酔いは、脾（胃腸）が弱く水分代謝がわるい人に多いトラブルです。乗り物に乗る前は脂っこいものや甘いものを控え、海藻類や雑穀米、ハトムギなど水はけをよくするものを食べ、腹は 6 ～ 7 分目の少な目にしておくと酔いにくくなります。必ず乗り物酔いをする人は、出かける 30 分ほど前に藿香正気散や五苓散など水はけをよくする漢方薬を飲んでおくと酔いにくくなります。

●不安感

閉所恐怖症、トンネル恐怖症など、宿泊先やお出かけ中に不安でつらくなったことはありませんか？　血を補うと心神が安定するので、卵やレバー、イワシ、牡蠣などを食べたり、お出かけ前に帰脾湯や加味帰脾湯を飲んでおくとこころが落ちつきやすくなります。いよいよソワソワしてきたら、牛黄が入った漢方薬を頓服で飲むのもおすすめです。

眼精疲労・ドライアイなど

目は肝とのつながりが深く、これを「肝は目に開竅する」といいます。目を使いすぎると肝を痛め、肝が弱ると目に症状が現われます。肝を整えて目を元気にしましょう。

《❶肝血虚タイプ》目を使いすぎたとき

スマホやデスクワークで目や神経を使いすぎたり、睡眠不足が続いたときに眼精疲労やかすみ目、ドライアイ、まぶたの痙攣などが気になるのは肝血虚タイプのお悩み。ほかに、足がつりやすい、爪が弱い、睡眠が浅い、まぶたの裏側が白っぽいのも肝血虚タイプの特徴。おすすめはクコの実。血を補うだけでなく明目（ものがはっきり見える）の作用があるため、肝血虚タイプの人にピッタリです。レバー、ほうれん草、ナツメ、イワシ、サバ、ひじき、マグロ、アナゴも肝血を補う食べもの。ぜひ食事に取り入れて。肝血を消耗させないことも大切なので、夜ふかしやダイエット、怒りすぎに注意し、「20－20－20ルール」（47頁）を生活に取り入れましょう。漢方薬では、肝血を補う杞菊地黄丸などを使います。

漢方薬

「❶肝血虚タイプ」杞菊地黄丸など
「❷肝腎陰虚タイプ」杞菊地黄丸など
「❸気滞血瘀タイプ」冠心Ⅱ号方・加味逍遙散など
「❹痰湿タイプ」温胆湯・香砂六君子湯など

・肝と目の関係を表した言葉には、「肝受血而能視（肝は血を受けて視ることができる）」などもあります。

肝血虚　肝腎陰虚　にんじんとクコの実のラペ

クコの実とにんじんは補血（ほけつ）と明目（めいもく）の効果があるうれしい食材。お酢の酸味も肝（かん）を元気にしてくれます。

材料（2〜3人分）

にんじん　1本（約150ｇ）
クコの実　15ｇ
オリーブオイル　大さじ1
酢　大さじ2
塩　小さじ1/2
コショウ　少々

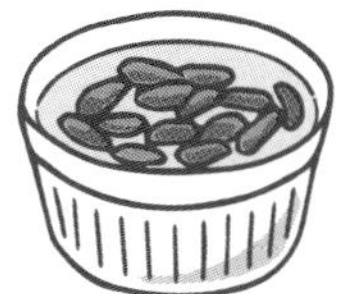

【作り方】

❶クコの実を大さじ1.5の水につける。

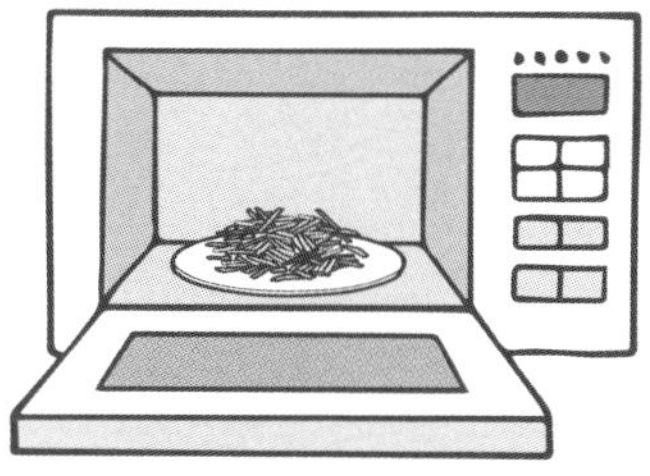

❷にんじんを千切りにし、電子レンジ（600wで40秒ほど）にかける。

❸オリーブオイル、酢、塩、コショウを入れてよく混ぜあわせる。

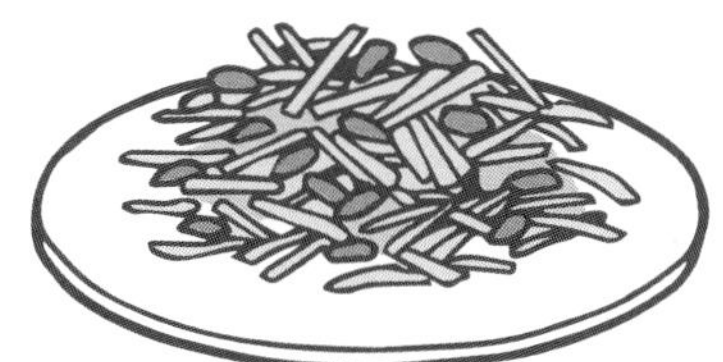

❹❸に、にんじんとクコの実（ふやかした汁ごと）を加えて混ぜ、15分ほど置く。

※肝血（かんけつ）を補うなら、クコの実を1日大さじ1くらい食べるのがおすすめ。便がゆるくなるようなら少し減らしてください。

《❷肝腎陰虚タイプ》目が衰えてきたとき

主に加齢によって起こるのが肝腎陰虚タイプのお悩み。視力低下やかすみ目、目の疲れ、ドライアイ以外にも、まぶしく感じたり、慢性的な目の鈍痛に悩まされる人もいます。そのほかの症状として、腰のだるさや腰痛、口やのどの乾燥感、ほてり、不眠といった症状があれば肝腎陰虚タイプの証拠。肝腎を補い、スローエイジングを意識しましょう。黒豆、黒ゴマ、イカ、青魚、卵、ブルーベリー、ウナギは肝腎を補う食べもの。中医学では、「目は精が集まってできたもの」と考えることから、精を補うウナギや牡蠣もおすすめです。また、湧泉（265頁）は生命力が涌き出るツボなので、気づいたときに押しておくと目も体も元気になります。漢方薬では、肝と腎を元気にする杞菊地黄丸などを使います。

肝腎陰虚　がんばって疲れた目にクコの実ハブ茶

ハブ茶の原材料であるケツメイシは、明目（ものがはっきり見える、目をスッキリさせる）の作用がある生薬として、視力低下や目の充血によく使われます。肝腎陰虚タイプは、クコの実とあわせるとより効果的。

ハブ茶
1パック
クコの実
大さじ1
ハブ茶を煮だす際
一緒にクコの実も
入れる

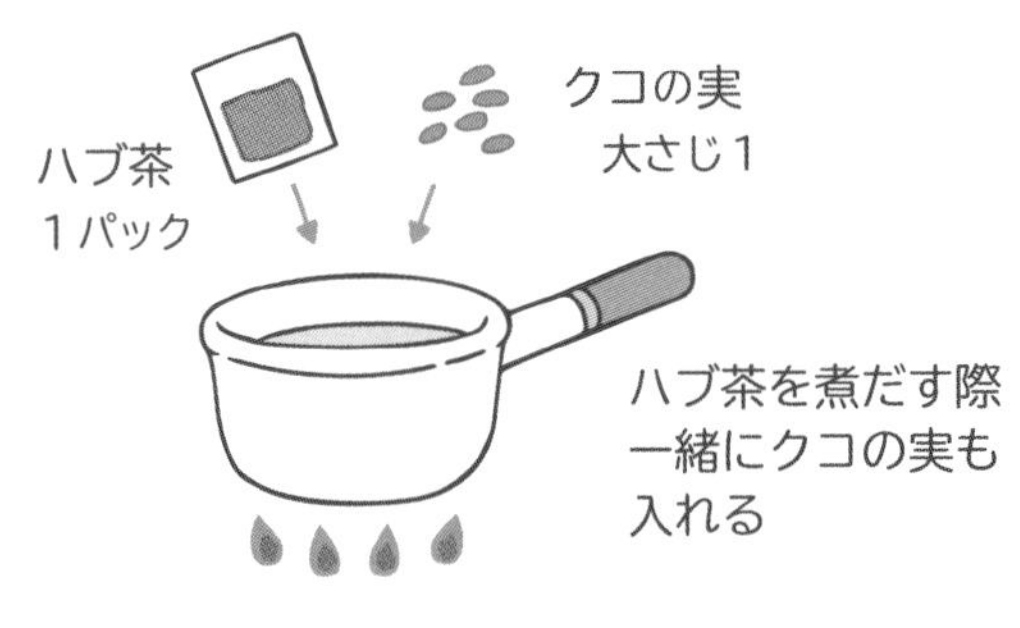

※ケツメイシやクコの実には、腸を潤して便通をよくする効果もあります。便がゆるくならないようなら常用しても大丈夫。胃腸が弱く便がゆるくなりやすい人は、症状が気になるときだけにしてください。ハブ茶の代わりに菊花茶（35頁）もおすすめです。

《❸気滞血瘀タイプ》目がこっているとき

肩や首がこるように、目がこってしまったのが気滞血瘀タイプ。目が張ったように痛んだり、目の充血、かすみ目、まぶたの痙攣が気になります。イライラや、首や肩のこり、目のクマなどが気になるのも気滞血瘀タイプの特徴。気血の巡りをよくすると目のこりがほぐれます。抜群に効くのがホットアイマスク。小豆カイロ（129頁）でも代用できます。手の平をこすりあわせて温め、目の上に置くのも効果的。首や肩のこりがひどいときは、バスタイムに首元と併せて目元にもホットタオル（30頁）を置くと心身ともにリラックスできます。気滞血瘀タイプの人は、ついつい目に力が入り、眉間にシワが寄っていたり、長時間休憩せずにパソコンやスマホとにらめっこしていることも。目をつぶって眉間を意識して深呼吸するだけでも力が抜けて目がスッキリするので、こまめにやりましょう。目のマッサージ（49頁）もおすすめです。漢方薬では、気血の巡りをよくする冠心II号方や加味逍遙散などを使います。

全タイプ　目を労わる20-20-20ルール

アメリカの眼科学会も提唱するドライアイや眼精疲労を予防する方法に、「The 20-20-20 Rule」があります。併せて「目のマッサージ」（49頁）もおすすめです。

スマホやパソコン、本を20分読んだら　20フィート（約6m）先を20秒間見る。

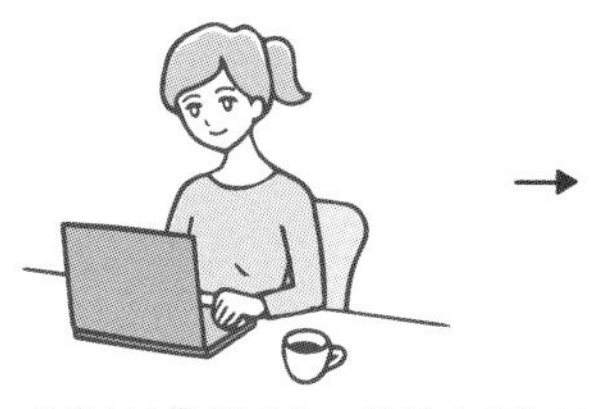

パソコンなどを見るときは、部屋を明るくして、画面から片腕の長さぐらい目を離す。文字が読めないなら文字を大きくする。冬は加湿器で適度に加湿するとGood。

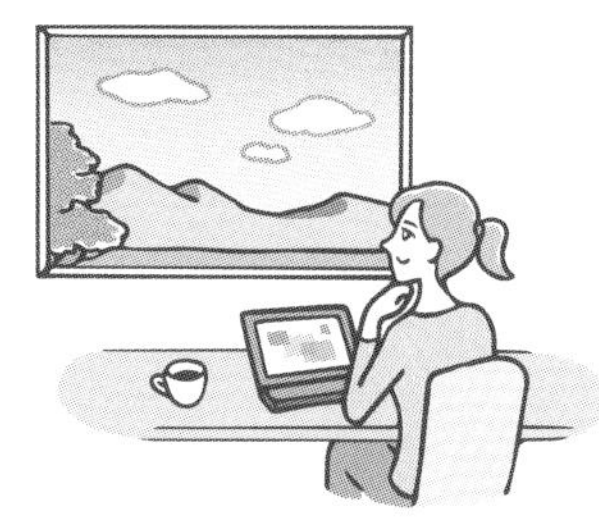

目がリラックスするまで20秒かかる。

《❹痰湿タイプ》目がむくみがちなとき

目が重だるく疲れたように感じるのが、痰湿タイプのお悩み。目がショボショボする、まぶたがむくむ、寝ているときに目が半開きになるなどの症状があり、舌にコケが厚くたまるのが特徴です。脾（胃腸）が弱って老廃物がたまっているので、脾を整えると目が疲れにくくなります。大切なのは食養生。味の濃いものや脂っこいものを控えめにし、出汁を効かせて薄味に仕上げた煮ものや蒸しもの、茹でものを多めにすると脾にやさしく負担になりません。おすすめの食べものはトウモロコシやカボチャ、シシトウ、黒米、にんじんなど、脾にも目にもいいもの。早食いは脾が弱るので、よくかんでゆっくり食事すると脾を労われてドカ食いも防げます。漢方薬では、脾を元気にして水はけをよくする温胆湯や香砂六君子湯などを使います。

夜盲症

暗いところや夜間に視力が低下する夜盲症。肝血虚タイプ（44頁）に多い症状なので、そちらをチェックしてください。睛明のツボ（49頁）もおすすめです。

視力低下

加齢に伴って視力が低下するのは肝腎陰虚タイプ（46頁）。目の使いすぎによるものなら肝血虚タイプ（44頁）が多いです。両方を兼ねる場合もあるので、併せて養生しましょう。

目が充血しやすい

慢性的になんとなく充血しているなら肝腎陰虚タイプ（46頁）。怒ったときやストレスが多いときに充血するなら気滞血瘀タイプ（47頁）です。どちらもハブ茶（46頁）や菊花茶（35頁）がおすすめ。

全タイプ　目の疲れを取るマッサージ

中国では、学校で指導されるくらいポピュラーな目のマッサージ。やり方はいくつかあるので、本書ではその中のひとつをご紹介します。

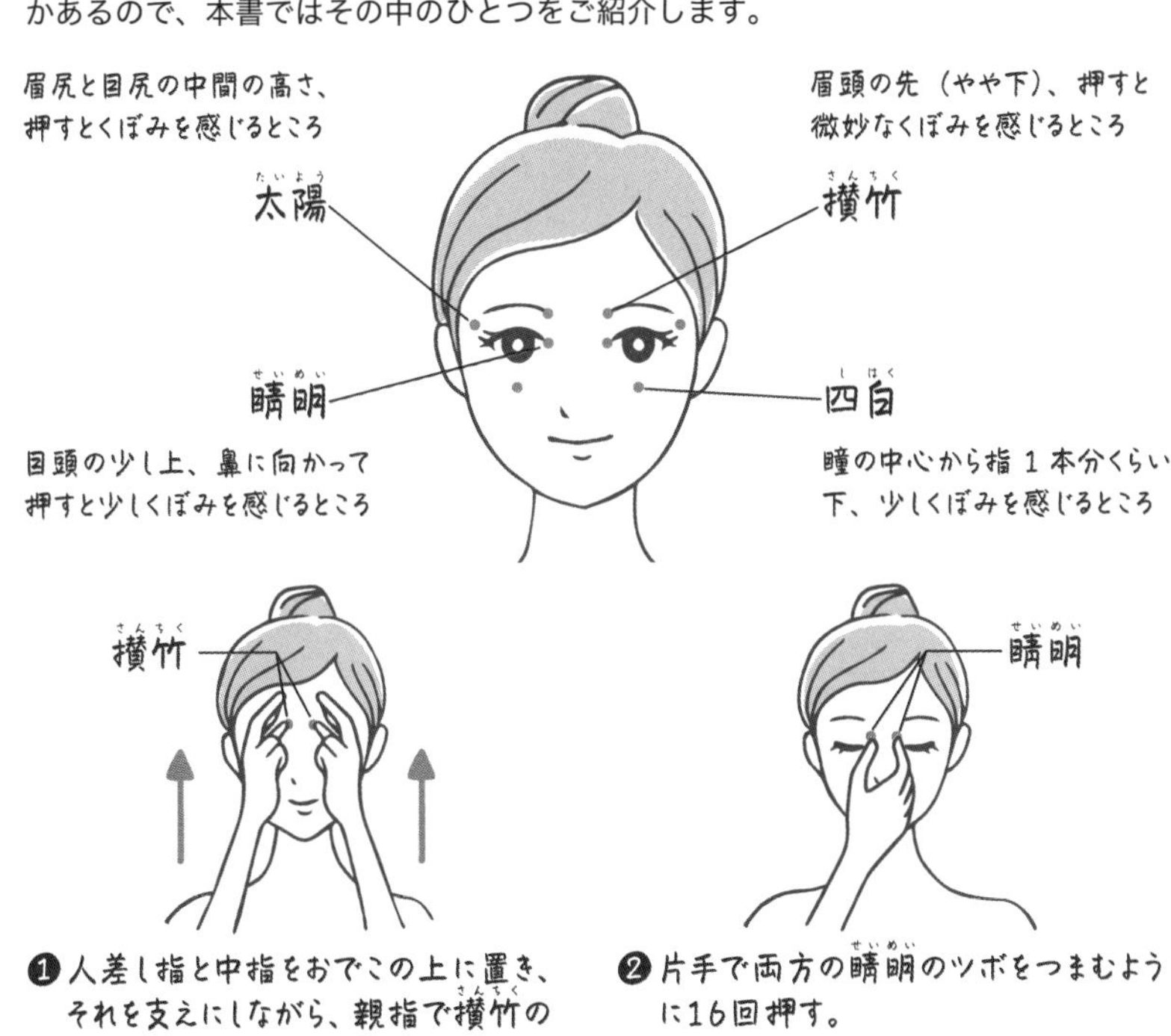

❶人差し指と中指をおでこの上に置き、それを支えにしながら、親指で攢竹のツボを16回押す。

❷片手で両方の睛明のツボをつまむように16回押す。

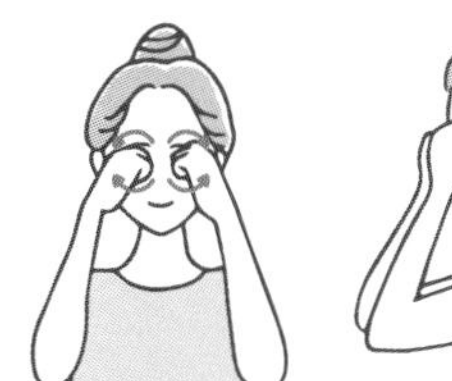

❸親指をあごの下に置いて顔を支え、人差し指もしくは中指で四白のツボを16回押す。

❹親指で太陽のツボを押したまま人差し指を曲げ、眉の上を眉頭から眉尻に向かってなでるようにマッサージ。目の下も同じように行う。これを16回行う。

・中国の学校では、休み時間になると校内に音楽がかかり、クラスの委員長が前に出て号令をかけながら、皆で目のマッサージをするそうです。

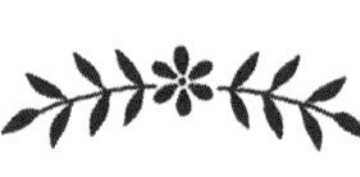

耳鳴り・聴力低下

耳は腎（成長や老化をつかさどる）とつながりがあるため、年齢を重ねるにつれ、耳のトラブルが現われやすくなります。体質にあった養生で耳を守りましょう。

《❶熱邪タイプ》急に症状がはじまったとき

発熱を伴い、短期間で急に耳鳴りや聴力の低下、耳の痛みを感じるのが熱邪タイプの症状。よくあるのはカゼをひいたときや中耳炎のときです。中耳炎などの耳の炎症の場合、セルフケアで対処するのは難しいので、突然はじまった耳鳴りや聴力の低下が続くときは、早めに病院を受診するようにしましょう。熱邪タイプではありませんが、長時間大きな音を聞いた後に音が聞こえにくくなったり、耳鳴りがする「騒音性難聴」も早期治療が大切です。まずは病院を受診しましょう。熱邪タイプのカゼの養生は233頁をチェックしてください。漢方薬では、熱邪を発散させる銀翹散や荊芥連翹湯などを使います。

漢方薬

【**❶熱邪タイプ**】銀翹散・荊芥連翹湯など
【**❷肝火タイプ**】加味逍遙散・竜胆瀉肝湯・釣藤散など
【**❸痰湿タイプ**】半夏白朮天麻湯・温胆湯・苓桂朮甘湯など
【**❹腎虚タイプ**】滋腎通耳湯・耳鳴丸など
【**❺心神不安タイプ**】加味帰脾湯・酸棗仁湯など

《❷肝火タイプ》ストレスが多いとき

ストレスが原因となり、キーンやザーッなど、強く大きい耳鳴りがしたり、聞こえづらくなったりするのが肝火タイプの症状。怒ったときや強いストレスを感じると一時的に症状が出たり、その状態が慢性化することも。まずは気分転換して、気の巡りをよくしましょう。その場から離れてトイレに行くと、頭にのぼった肝火がおりて症状が改善しやすくなります。菊花茶（35頁）や苦めに入れた緑茶でひと息ついたり、行間（264頁）や太衝（264頁）のツボもおすすめ。また、普段からこまめにストレスを発散して、気の巡りをよくしておくと症状を予防することができます。漢方薬では、肝火をおろす加味逍遙散や竜胆瀉肝湯、釣藤散などを使います。

耳鳴りが慢性的で、ストレスや不安を感じたときにひどくなる場合は、後述の「心神不安タイプ」（54頁）もチェックしてください。

肝火　痰湿　腎虚　巡りをよくする耳のマッサージ

耳の周りは、いくつかの経絡が往復していて気血が滞りやすいところ。マッサージで気血の巡りをよくすると症状がやわらぎ、気分もリフレッシュできます。

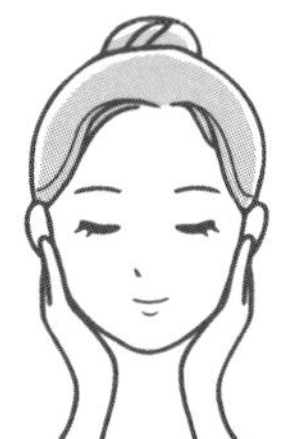

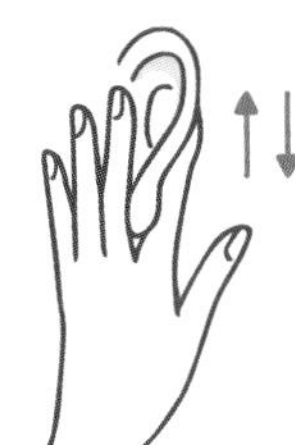

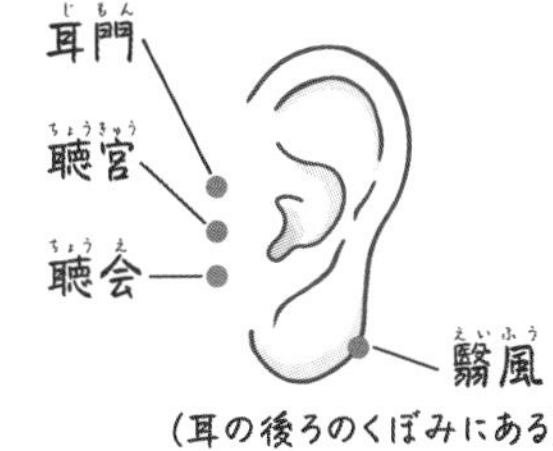

❶両手の人差し指と中指の腹をこすりあわせて温める。

❷人差し指と中指の間で耳の下半分を挟み、指の腹で耳の前後を上下に動かす（少し力を入れて押す感じ。早くやりすぎるとかゆくなるのでご注意を）。

※回数は30回ほどで、かなりスッキリします。耳鳴りが起こりやすい人や慢性的な人は、1セット20～30回を1日に2～3回やりましょう。

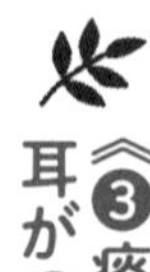

《❸痰湿タイプ》耳がつまる、閉塞感があるとき

普段からむくみがちで耳づまりや耳の閉塞感があり、時に耳鳴りや聞こえづらさも感じるのが痰湿タイプの症状。ほかにもむくみやすい、天気がわるい日に体調を崩しやすい、舌のコケが厚くなるといった特徴があります。耳の周りにいらない水がたまっているので、ハトムギやトウモロコシ、白菜、緑豆、黒豆、スズキ、タイ、ハマグリなど水はけをよくするものを食べましょう。陽気を通すネギもおすすめです。反対に、冷たいものや甘いもの、脂っこいものは余分な水がたまりやすくなるのでご注意を。また、運動習慣をつけて定期的に汗をかくとたまった水を追い出せます。痰湿タイプは気の不足を併せもつ場合もあるので、無理せず気持ちいい程度にするのがポイントです。漢方薬では、水はけをよくする半夏白朮天麻湯や温胆湯、苓桂朮甘湯などを使います。

痰湿 耳づまりにおすすめハトムギ茶

耳がつまりやすい人には、水の巡りをよくするハトムギ茶がおすすめ。むくみを取って耳をスッキリさせてくれます。

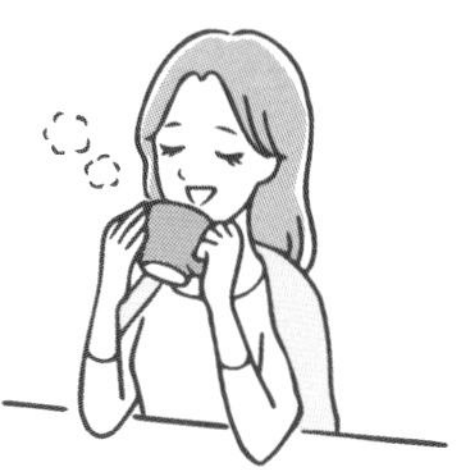

温かくして飲むのがポイント。熱を冷ます作用もあるため、胃腸が冷えやすい人は飲みすぎないようにしましょう。

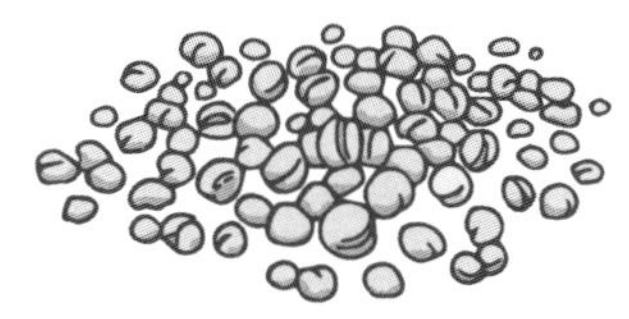

ハトムギの種皮を取り除いたものが生薬のヨクイニン。ヨクイニンを使ったお粥（161頁）もおすすめです。

・ハトムギはもともと茶色い種皮に覆われていますが、その種皮を取り除いた白い種子も「ハトムギ」として市販されていることがあります。ヨクイニンと同じものなので同様に使えます。

《❹腎虚タイプ》耳が衰えてきたとき

特別な原因は思いあたらないけれど、年齢を重ねるごとに、セミの声のようなジーという低音性の耳鳴りや聞こえづらさを感じるようになるのが、腎虚タイプの特徴。症状はひどくはありませんが、慢性的で長く続きます。「腎は耳に開竅する（腎の状態は耳に現われる）」という言葉に表わされるように、耳の弱りは腎の弱り。生命力をつかさどる腎を元気にして、老化にストップをかけましょう。黒豆、黒ゴマ、黒キクラゲ、栗、プルーン、くるみなどの黒い食べものには腎を補う力があります。腎を元気にする腎兪（140頁）や太渓（265頁）のツボもおすすめです。また、イヤホンやヘッドホンの使用を控えて耳を労わると、耳だけでなく腎の弱りも防ぐことができて体が元気になります。漢方薬では、腎を補う滋腎通耳湯や耳鳴丸などを使います。

腎虚　肝火　耳のアンチエイジング「鳴天鼓」

鳴天鼓は中国では有名な養生法のひとつ。腎を補い元気にするため、耳の症状だけでなく、物忘れやめまいなどにも使われます。

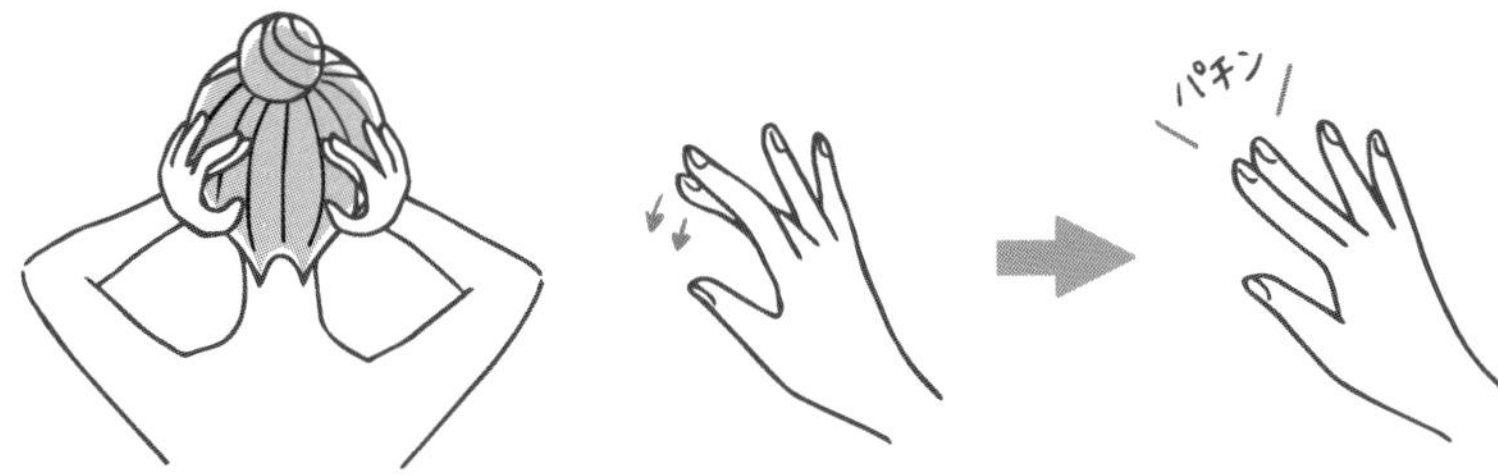

❶両耳を両手でしっかりとふさぎ、後頭部で中指の上に人差し指を重ねる。

❷中指から人差し指を滑り下ろすような感じではじく。ポンッという音が耳の中に響けば正解。

❸ポンポンとリズミカルに毎日20～30回行う。

《❺心神不安タイプ》心が落ちつかないとき

慢性的な耳鳴りがあり、ストレスを感じたときや不安感があるとき、緊張したときなどにひどくなるのが心神不安タイプ。現代人に多いタイプで、耳鳴りが気になって夜眠れなかったり、耳鳴りがしたらどうしようという不安感に襲われることもあります。このタイプの人は、耳鳴りを気にしないようにすることが一番の改善法。耳鳴りが気になるときはほかのものに注意をそらすようにしましょう。絵を描いたり、アロマの香りを楽しんだり、誰かと会話をしたり、ボードゲームをしたり、耳以外の器官を使ってみるのもおすすめ。外出すると意外と気にならなくなることもあるので、気分転換に散歩に行くのもよいでしょう。心神を落ちつかせるアーモンドやナツメ、アサリ、イワシ、牡蠣などを普段のお食事に取り入れて。漢方薬では、心神を安定させる加味帰脾湯や酸棗仁湯などを使います。

全タイプ　耳鳴りが気になって眠れないなら…

布団に入っていざ寝ようとすると、耳鳴りが気になって眠れない……。そんなときは小川のせせらぎの音や森林の音を聞いてみて。気になる耳鳴りを覆ってくれて寝つきやすくしてくれます。人によってあう音源は様々、自分の耳鳴りに効果的なものを探してみて。

ポイント

- 音源はなるべく離して足元側に
- 音の変化が少ないものを選ぶ
- 鳥や虫の鳴き声が入っている音源はあわない人も多い
- 耳鳴りが少し残るくらいに音量を調節
- 気に入った1曲をリピート再生する

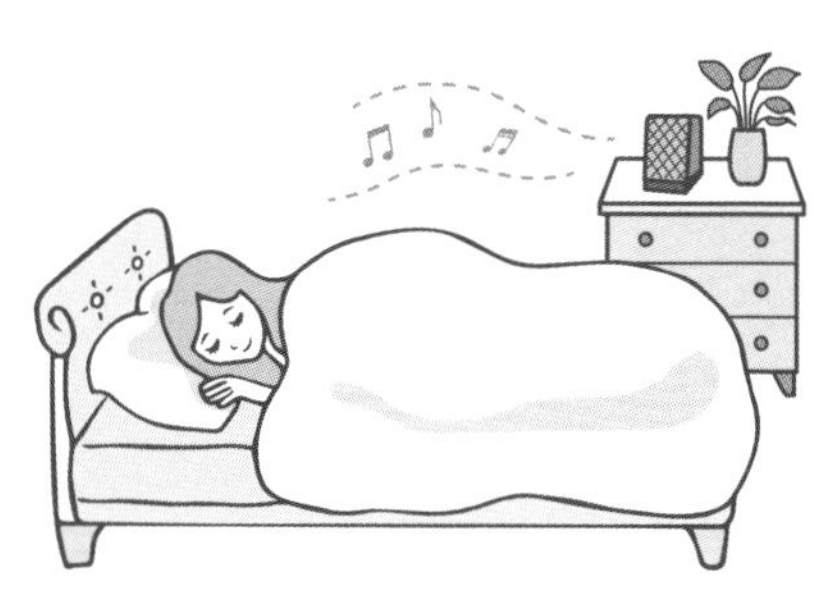

耳鳴りの改善には血流も大切

耳の周囲は経絡（気血の通り道）が何度も往復するように通るので、巡りが滞りやすい部分といえます。耳の血の巡りがわるいと、養生をしてもなかなか効果が表われなかったり、それ自体が耳鳴りや耳づまりの原因になっていることも。症状が長引いている方は、各タイプの養生にあわせて瘀血（血が滞ったもの）の対策を行いましょう（30頁や130頁をチェック）。寒い冬は耳が冷えて血の巡りがわるくなりやすいので、耳を出さないヘアスタイルや帽子、耳当てで冷えから耳を守ってみて。リラックスタイムに小豆カイロ（129頁）で耳を温めるのもおすすめ。耳を温めると副交感神経の働きがよくなるので、心神が安定しやすくなり、耳鳴りも気になりにくくなります。耳は全身の経絡につながるともいわれます。耳を労わって体全体を整えましょう。

column

四川麻婆豆腐が辛いワケ

夏になると激辛を食べたくなるという話をよく聞きます。四川麻婆豆腐もその１つ。本場の四川麻婆豆腐は、味が濃いというよりは、香辛料が効いているという表現があっています。盆地である四川省は湿度が高いので、香辛料をしっかり効かせた辛い料理で汗をかき、体にこもる湿気を発散させるためです。

食べものを工夫して健康を保つ考え方は日本にもあります。お刺身にあわせるワサビやシソには解魚蟹毒（魚介類の毒を消す）の効果や胃腸を温める力があり、ツマとして添えられる大根やにんじんには消食（消化を助ける）の効果があります。胃腸に負担をかけやすい生ものを、安全に食べられるように工夫していたのでしょう。私たちが忘れてしまっているだけで、意外と身近なところに食養生の考え方が活きているのかもしれません。

鼻水・鼻づまり・鼻炎

1日の呼吸回数は約2万〜3万回。だから鼻の悩みは1日中気になります。鼻水の色や性質から体質をチェックし、養生しましょう。

《❶寒邪タイプ》透明な鼻水が出るとき

透明な水っぽい鼻水がズルズルと出る、鼻がグズグズしてつまる、くしゃみが出て寒気もするというのが寒邪による症状。花粉症やアレルギー性鼻炎、カゼの初期に多いタイプです。ネギや生姜といった発散性のあるものを食べたり、湯船で体を温めてサッと汗をかくと、汗とともに寒邪を追い出せます。

体を冷やすと余計に悪化するので、生ものや冷たいもの、冷えたビールは控え、首元や肩周りが出ない衣服を選ぶのもポイント。普段から養生して症状を軽くしましょう。漢方薬では、寒邪を発散させる小青竜湯や葛根湯加川芎辛夷、麻黄附子細辛湯などを使います。ひんぱんにカゼをひく人やアレルギーが多い人、毎年ひどい花粉症に悩まされる人は、体の抵抗力である「衛気」が弱っているので、次節の「脾肺両虚タイプ」もチェックしてください。

漢方薬

【❶寒邪タイプ】小青竜湯・葛根湯加川芎辛夷・麻黄附子細辛湯など
【❷脾肺両虚タイプ】参苓白朮散・玉屏風散など
【❸熱邪タイプ】辛夷清肺湯・銀翹散など
【❹湿熱タイプ】茵蔯五苓散・温胆湯など
【❺鬱熱タイプ】荊芥連翹湯・排膿散及湯など

全タイプ　鼻の通りをよくするマッサージ

鼻の通りをよくする3つのツボ、迎香、鼻通、睛明をマッサージすると、鼻がスーッと通るのが感じられるはず。花粉症の季節は、1日何回かやると症状が緩和できます。即効性もあるので、鼻づまりに悩んだら一度試してみて。

迎香
小鼻の両脇の押すとくぼみを感じるところ
睛明
両目頭の少し上、鼻に向かって押すとくぼみを感じるところ
鼻通
小鼻の上、鼻の穴の斜め上にあり、押すとくぼみを感じるところ

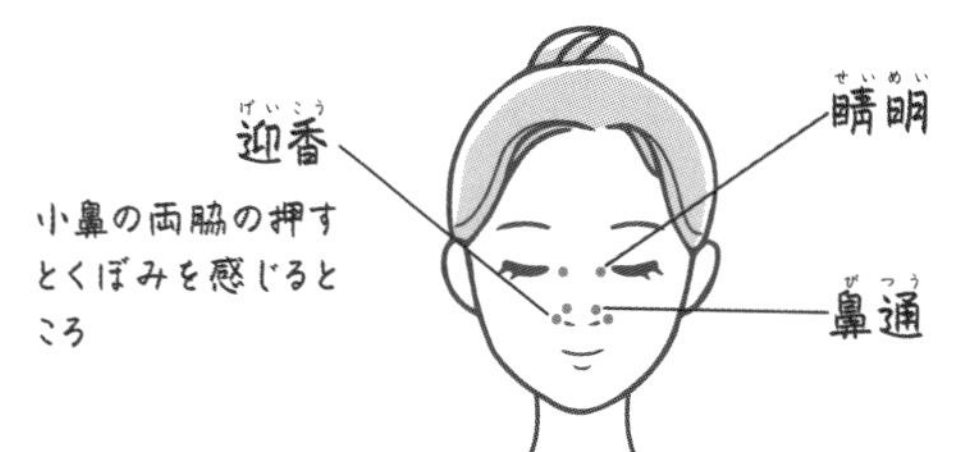

指の腹にクリームを塗り、睛明のツボのあたりから迎香のツボまでを上から下に、下から上に何度かマッサージし、その後やさしく鼻をかむ。マッサージすると鼻粘膜のヒダに埋まった花粉などを浮かして出すことができるので、花粉症にもおすすめ。

《❷脾肺両虚タイプ》鼻の症状を繰り返すとき

透明の鼻水がズルズル出る花粉症や鼻炎を繰り返す人、鼻の症状が長引く人に多いのが脾肺両虚タイプ。ほかの症状に、息切れしやすい、疲れやすい、倦怠感、軟便などがあります。原因は水分代謝を担う脾と肺の弱り。特に、脾肺が冷えている人が多いので、冷たいものばかり飲食していないか、生の野菜や果物を食べすぎていないかチェックしてみましょう。思いあたることがあれば、基本の食養生(18頁)を参考に脾肺を労わって。脾肺が元気になると、ウイルスや花粉などから体を守る「衛気」(86頁)がしっかり作られ、カゼをひきにくくなり、アレルギー症状も出にくくなるので、コツコツ養生を続けましょう。今、つまっている鼻をなんとかしたいなら蒸しタオルで鼻の頭を温めるとラクになります。

漢方薬では、脾を元気にする参苓白朮散や衛気を補う玉屏風散などを使います。

・迎香は「香りを迎える」と書くように、嗅覚障害などにも使われます。

column

中医学で花粉症対策

花粉症対策も中医学の得意分野です。症状がひどいときは、透明な鼻水やくしゃみがメインの「寒邪（風寒邪）タイプ」（56 頁）と、のどのイガイガや目の充血、熱っぽさがメインの「熱邪（風熱邪）タイプ」（59 頁）に分けられ、タイプにあわせて対応することで症状がラクになります。そして、症状が落ちついているときには、胃腸をつかさどる脾や、呼吸器と免疫をつかさどる肺を労わり（57 頁）、肌や粘膜を防御している衛気の働きを整えておくことで、症状がひどくなるのを防ぐこともできます。

かくいう私も、幼少期はひどい花粉症もちで、学校にティッシュ箱を持参していたくらいでした。それが現在は、「そういえば少し目がかゆいな…」程度で治まっているのですから、中医学の知恵はすごいものです。

脾肺両虚　アスパラガスのからし酢味噌和え

脾と肺を元気にするアスパラガスのからし酢味噌和え。アスパラガスには脾と肺の気を補う作用があり、からしには、冷えを取り鼻の通りをよくする効果があります。

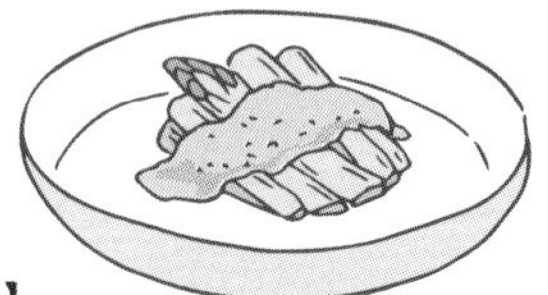

材料（2 人分）

アスパラガス　1束
味噌（合わせ）　大さじ 1
砂糖　大さじ1/2
酢　大さじ1/2
練りからし　大さじ1/2
塩　小さじ1
（アスパラガスを茹でるとき用）

【作り方】

❶ アスパラガスの根元を切り、下から3 ～ 4cmくらい皮をむく。

❷ フライパンにアスパラガスがかぶるくらいの水を沸騰させ、塩小さじ1を入れ、アスパラガスを1分～ 1分半ほど茹でる。

❸ 茹でたアスパラガスをざるにあけ、粗熱を取り、3cmくらいの長さに切る。

❹ 味噌、砂糖、酢、練りからしをよく混ぜ、切ったアスパラガスと和えてできあがり。

・アスパラガスには花粉症などのアレルギーを抑制する効果があることも研究でわかっています。

《❸熱邪タイプ》黄色い鼻水が出るとき

鼻がつまり、鼻をかむと黄色く少し粘り気のある鼻水が出るのが熱邪タイプの症状。目のかゆみや充血を伴ったり、頭がボーッとすることも。アレルギー性鼻炎やカゼの中期、急性副鼻腔炎などに多いタイプです。ジャーマンカモミールを使ったカモミールティーは、熱邪タイプにおすすめ。蒸気にも効果があるので、やけどしないように香りも楽しんで。鼻の通りをよくするマッサージ（57頁）もよいでしょう。熱による症状ですが、体を無理やり冷やすのは抵抗力が落ちてしまい逆効果のため、冷たいものの飲食は控えます。反対に、温めすぎもよくないので、辛い食べものや香辛料、薬味も控えめが大切。上手に養生しましょう。漢方薬では、熱邪を発散させる辛夷清肺湯や銀翹散などを使います。長期にわたって慢性的に黄色い鼻水が出る場合は、次節の「湿熱タイプ」や「鬱熱タイプ」をチェックしてください。

熱邪　熱邪を追い出すミントグリーンティー

熱邪を発散させるハッカ（ミント）といらない熱を取る緑茶をあわせるハーブティー。こもった熱を追い出し、鼻の通りをよくしてくれます。夏は40℃以上にもなるモロッコでもよく飲まれるそうです。

材料（1杯分）	
熱湯	150mL
緑茶	3g
ミントの葉	3g（お好みで）

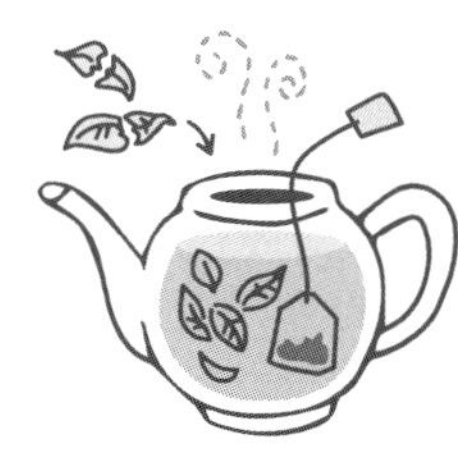

【作り方】

❶ポットにミントを入れて熱湯を注ぎ、フタをして蒸らす（少し葉をちぎると香りが出やすい）。

❷2～3分経ったら茶葉を入れ、フタをして1分半蒸らしたらできあがり。

《④湿熱タイプ》ドロドロした黄色い鼻水がたくさん出るとき

粘り気の強い黄色い鼻水がドロドロ出たり、粘膜がむくんで鼻がつまったり、嫌なにおいを感じるのが湿熱(しつねつ)タイプの鼻の悩み。慢性副鼻腔炎(びくうえん)（蓄膿症(ちくのう)）などに多いタイプで、頭や体の重だるさを伴うことも。食事の不摂生によって老廃物である湿熱がたまっている場合が多いので、スイーツや揚げもの、外食、お酒の飲みすぎなど、思いあたることがあれば、量と頻度を控えるとお悩みの改善に近づきます。おすすめの食べものは、こんにゃく、ハトムギ、ゴーヤ、冬瓜、モロヘイヤ、サニーレタス、海藻類など。普段の食事は野菜を多めにし、ご飯に雑穀を混ぜて食物繊維をしっかり摂ると、湿熱の排出力がアップ。また、いつもお腹いっぱい食べている場合は、腹8分目におさえると湿熱がたまりにくくなりますよ。漢方薬では、湿熱を排出させる茵蔯五苓散(いんちんごれいさん)や温胆湯(うんたんとう)などを使います。

湿熱 鬱熱 黄色い鼻水におすすめのドクダミ茶

ドクダミには十の作用があるといわれ、「十薬(じゅうやく)」とも呼ばれます。いらない熱を取って解毒する力が強いため、炎症や化膿性の症状によく使われます。

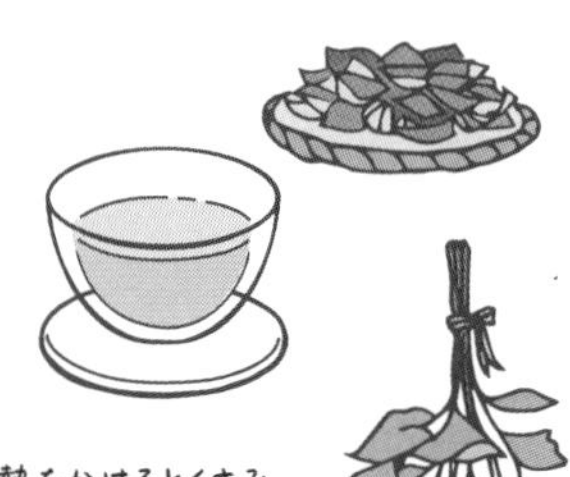

熱をかけるとくさみは減りますが、ほうじ茶やハトムギ茶と１：１で混ぜるとより飲みやすくなります。

材料
水　1L
乾燥したドクダミの葉　10～20g

【作り方】水１Lに対し、乾燥したドクダミの葉10～20g入れお茶を煮出す要領で作る。

【手づくりドクダミ茶】
ドクダミ茶は手作りすることもできます。ドクダミの花が咲く５～６月に採集し、軽く水で洗ってゴミを落とし、茎を縛って吊り下げて干す方法が簡単です。パリパリになるまで乾燥させてください。

《⑤鬱熱タイプ》粘り気の強い黄色い鼻水が出るとき

粘り気がある黄色い鼻水や鼻づまりが気になるのは湿熱タイプと似ていますが、鼻水の量がそれほど多くないのが鬱熱タイプ。慢性副鼻腔炎（蓄膿症）などにも多いタイプです。熱による症状なので、おすすめの食べものはセリやセロリ、豆苗、クレソン、アサリ、ひじきなどいらない熱を取るもの。菊花茶（35頁）やハトムギ茶、鼻づまりが強いときはドクダミ茶（60頁）も効果的です。反対に、らっきょう、ネギ、生姜、にんにく、唐辛子など温める力が強いものは食べすぎないようにしましょう。鬱熱タイプの原因の多くがストレスのため、普段から気の巡りをよくしストレスをためないようにすると、症状がやわらぎ慢性化も防げます。ぜひ気滞タイプの養生（277頁）もチェックしてください。漢方薬では、こもった熱を取りのぞく荊芥連翹湯や排膿散及湯などを使います。

全タイプ　鼻がつまってイライラするときのツボ

鼻がつまるしイライラする…。そんなときは、精神状態を落ちつける作用と鼻を通す作用がある印堂のツボがおすすめ。鼻づまりが気になって眠れないときにも使えます。

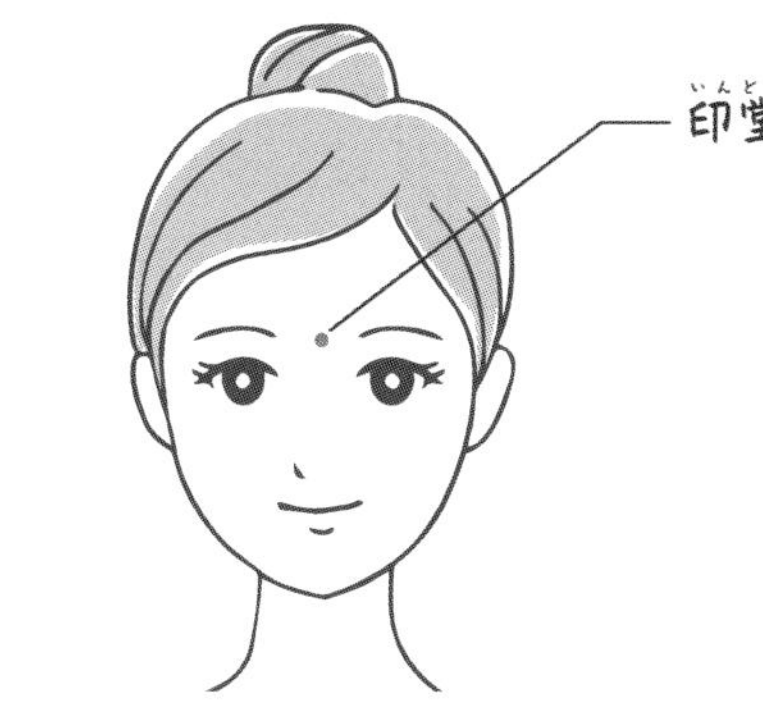

両眉の間、おでこのほうから少し力を入れて指を押し下げ、指が自然と止まるところ（微妙なくぼみを感じるところ）が印堂のツボ。
指先を使って痛気持ちいいくらいの力加減で５～10秒ほど、ゆっくりと何度か押す。

唇の乾燥

1日に何度もリップクリームを塗り直す……。こまめにリップクリームを塗っていても乾燥が気になるなら、内側からもしっかり潤して、荒れにくい唇を目指しましょう。

《❶血虚タイプ》唇の栄養が足りない

唇に栄養を運ぶ血が不足して乾燥するのが、血虚タイプの症状。顔色や唇の色が白っぽくて血色がわるく見える、爪が割れやすい、髪がパサつくといった症状を伴うこともあります。血を補う食べものはカツオ、サケ、マグロ、タコ、赤身のお肉、レバー、クコの実、ナツメなど赤いもの。ひじきや黒豆、黒ゴマ、プルーンなどの黒いもの、ほうれん草、小松菜などもおすすめです。女性は毎月月経で出血するので、ともすると血が不足しがち。月経中は激しい運動や過労を控えて無理せず過ごすと、余分な出血を避けられます。栄養不足も原因のひとつ。朝ご飯を食べない人にも血虚タイプが多いので、しっかり食べて唇に栄養を届けましょう。漢方薬では、血を補う温経湯や当帰飲子、当帰養血膏などを使います。

漢方薬

【❶血虚タイプ】 温経湯・当帰飲子・当帰養血膏など

【❷陰虚タイプ】 八仙長寿丸・杞菊地黄丸・参苓白朮散など

【❸瘀血タイプ】 血府逐瘀湯・冠心Ⅱ号方・温経湯など

《②陰虚タイプ》唇の潤いが足りない

体の陰（潤い）が不足して、体も唇も乾燥するのが陰虚タイプの症状。顔や体がほてる、口やのどもかわく、硬くコロコロした便が出る、不眠、舌にひびが入るなどの症状を伴うことが多いです。おすすめの食べものは、黒ゴマや黒豆、山芋、エリンギ、白キクラゲ、にんじん、卵、梨など陰を補うもの。反対に、辛いスパイスやネギ、生姜など発散させる性質があるものを食べすぎると陰を消耗します。汗のかきすぎも乾燥につながるので、長風呂やサウナにご注意を。また、唇は脾（胃腸）とつながりが深く、脾が弱い人は唇の乾燥や口の端が切れるといった症状が起こりやすいです。唇の食養生（64頁）で脾を労わって美しい唇を取り戻しましょう。漢方薬では、陰を補う八仙長寿丸や杞菊地黄丸、脾を元気にする参苓白朮散などを使います。

《③瘀血タイプ》唇に栄養と潤いが届かない

血の巡りがわるく、唇に栄養と潤いが届かないのが瘀血タイプの乾燥。ほかにも、唇の色が暗い、唇の両端が黒くなる、顔のくすみ、肩こり、月経痛などの症状を伴うことが多いです。気をつけてほしいのは飲食物。冷たいものは唇を冷やし、血の巡りをわるくします。甘いものや脂っこいものも、血管にベタベタたまって滞りの原因に。これらを控えて、青魚や黒豆、味噌やお酢を使った料理など血の巡りをよくするものを食べましょう。また、血の巡りをよくするには筋肉を使うことも大切。よくかんで食事をしたり、歌を歌ったり、誰かと会話したりして口や唇をよく動かすのもおすすめです（摩擦はよくないのでリップクリームをしっかり塗っておきます）。漢方薬では、血の巡りをよくする血府逐瘀湯や冠心Ⅱ号方、温経湯などを使います。

全タイプ 美しい唇を作る食養生

「脾(ひ)の華(はな)は唇にある」という言葉があります。脾の状態が唇に現われるという意味で、言葉通り、脾が弱い人は唇のトラブルも起きやすい傾向があります。脾を整えて美しい唇を作りましょう。

おすすめの食べもの

山芋・黒ゴマ・黒豆・アスパラガス・エリンギ・豚肉・卵など

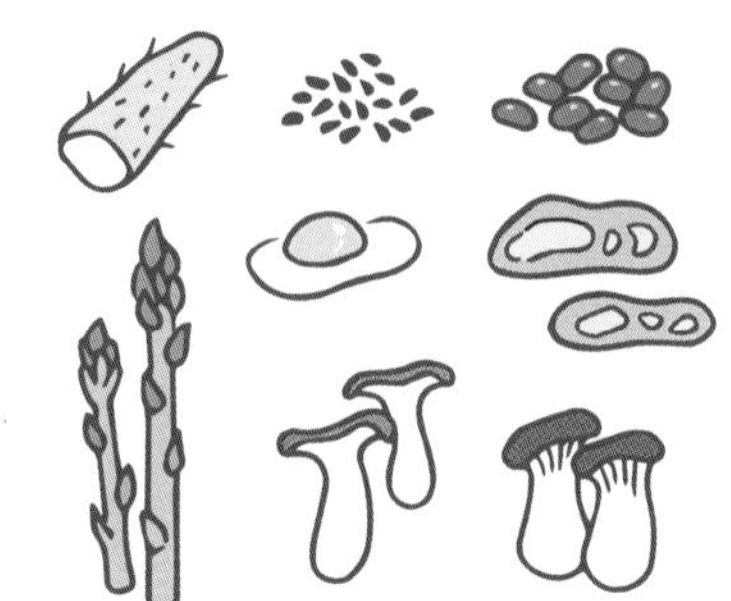

特に、脾の気と陰を補う山芋はとてもおすすめ（160頁）。乾燥が気になる秋冬にかけて旬を迎え、貯蔵品は一年中出回るため手に入りやすいのも嬉しい。

温かく調理したものをよくかんで食べる。食べすぎは脾の負担になるので、腹８分目がポイント。

控え目にしたい食べもの

- 唐辛子などの辛い香辛料
- ネギや生姜などの発散性のあるもの
- 冷たいもの
- 脂っこいもの
- 味の濃いもの

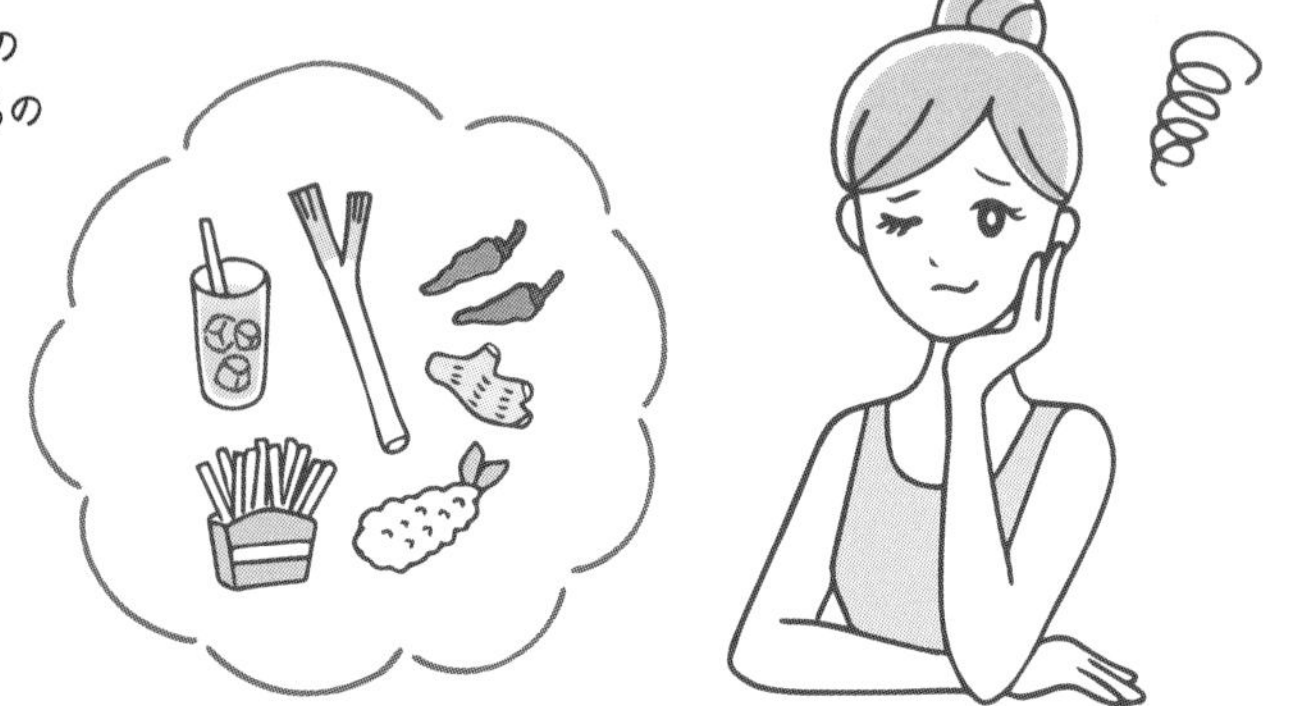

思い悩むと脾が弱るので、適度にリフレッシュしてクヨクヨ悩みすぎないことも大切。

全タイプ　荒れた唇を整える紫雲膏（しうんこう）

有名な漢方の軟膏に紫雲膏（しうんこう）があります。炎症を抑える、傷を治す、肌の再生を助ける、肌を潤すといった効果があり、唇の荒れだけでなく、すり傷、あかぎれ、しもやけ、やけどなど、幅広い皮膚トラブルに使えます。お家にひとつは持っておきたい軟膏です。

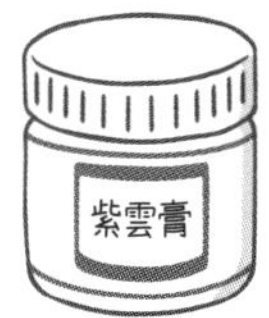

紫雲膏の成分である紫根（しこん）のエキスが入ったリップクリームもおすすめ

紫雲膏を使ったパック

唇をホットタオルで温めたら、オリーブオイルを混ぜた紫雲膏で唇を潤します。スキンケア用のオリーブオイルを使用してください。

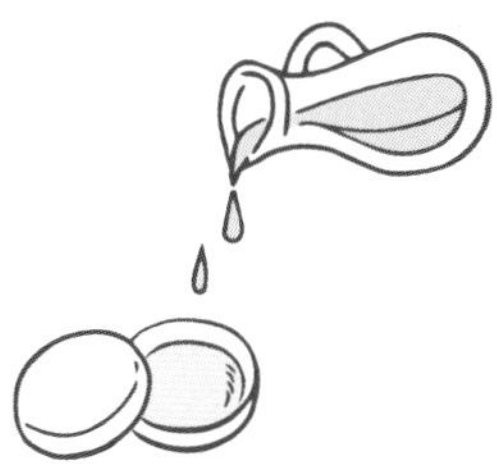

❶指先大の量の紫雲膏にオリーブオイルを1 ～ 2滴混ぜる。

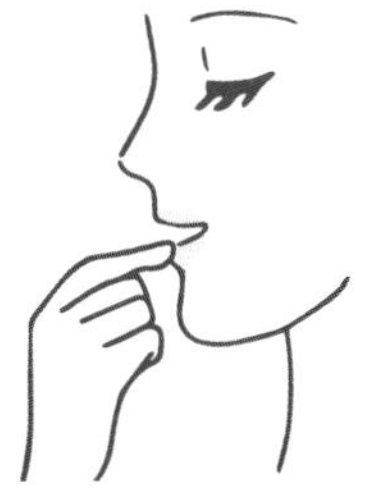

❷ ❶を唇にたっぷり塗る。

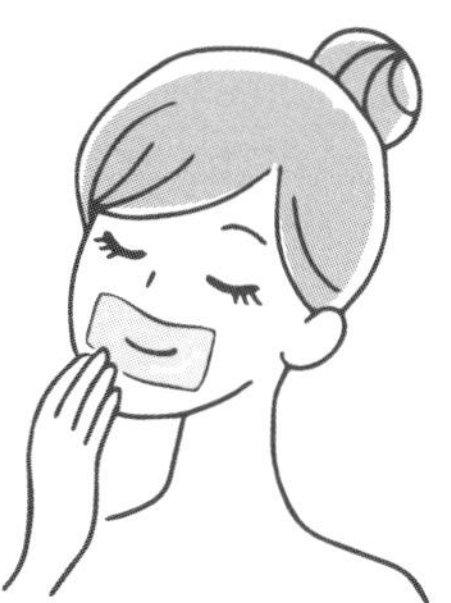

❸ラップをかぶせて5~10分パックする。

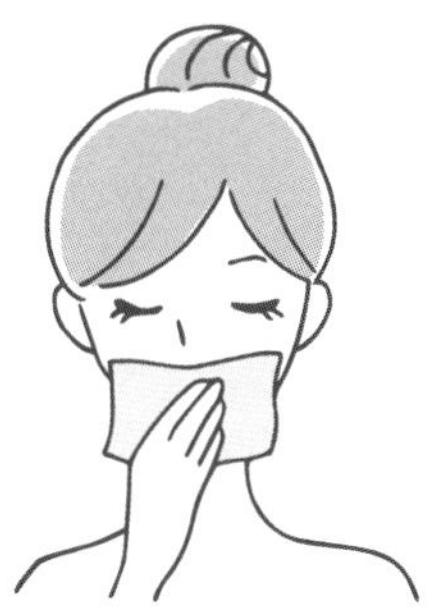

❹余分な量を軽くティッシュオフする。

口がかわく

きちんと水分は摂っているのに口がかわいて気になる、口がネバつく……。口のかわきは、水分が不足しているときも余っているときも起こります。必要なところに必要な量を届けましょう。

《❶陰虚タイプ》全身が乾燥気味なとき

体の陰（潤い）が不足し、全身がかわくのが陰虚タイプの口のかわき。ほかにも、肌や目の乾燥、ほてり、不眠、舌にひびが入るといった症状を伴います。「ドライシンドローム」と呼ばれる状態の人にも多いタイプ。大切なことは陰を補い消耗を防ぐことです。おすすめの食べものは豆乳や豆腐、黒豆、ユリ根、アスパラガス、白キクラゲ、ホタテ、梨、チーズ、山芋やオクラなどのネバネしたもの。反対に、辛い食べものや、生姜やネギなど発散性のあるものは陰を消耗させるので食べすぎに注意しましょう。また陰虚タイプの人は、陰の時間帯である夜の過ごし方がとても大切。部屋の明かりを落としてゆったり過ごし、スマホやテレビを控えて早めに就寝すると、陰をしっかり養うことができます。漢方薬では、陰を補う知柏地黄丸や杞菊地黄丸などを使います。

漢方薬

［❶陰虚タイプ］ 知柏地黄丸・杞菊地黄丸など
［❷胃熱タイプ］ 黄連解毒湯・竹葉石膏湯など
［❸痰湿タイプ］ 五苓散など
［❹湿熱タイプ］ 茵陳五苓散など

《❷胃熱タイプ》口のかわきに空腹感を伴うとき

口がかわいて冷たい水を飲みたくなり、食欲も旺盛で、食べても食べてもお腹がすくのが胃熱タイプの特徴。胃にこもった熱で潤いが消耗し、口がかわきます。主な原因はストレスと食事の乱れ。ストレスが多い人は、こまめに発散してため込まないようにしたり（279頁）、口のかわきを潤し精神を落ちつける効果もある緑茶でホッとひと息つくのもおすすめです。きゅうりやトマト、豆腐、豆乳、白菜、柿、キウイなどは胃のいらない熱を取る食べもの。反対に、辛いものや脂っこいもの、食べすぎ・飲みすぎには注意しましょう。胃熱があるとついつい冷たい水をガブ飲みしたくなりますが、少しがまん。体温より温かいものを摂ることで、体が冷えて症状が複雑になるのを防ぎます。漢方薬では、胃熱を冷ます黄連解毒湯や竹葉石膏湯などを使います。

全タイプ　口のかわきを今すぐなんとかしたいときの舌回し体操

小顔体操でも有名な「舌回し」。唾液腺を刺激して唾液の分泌を促すこともできます。少しやるだけでも唾液がじわじわ出てきて潤うのがわかるはず。

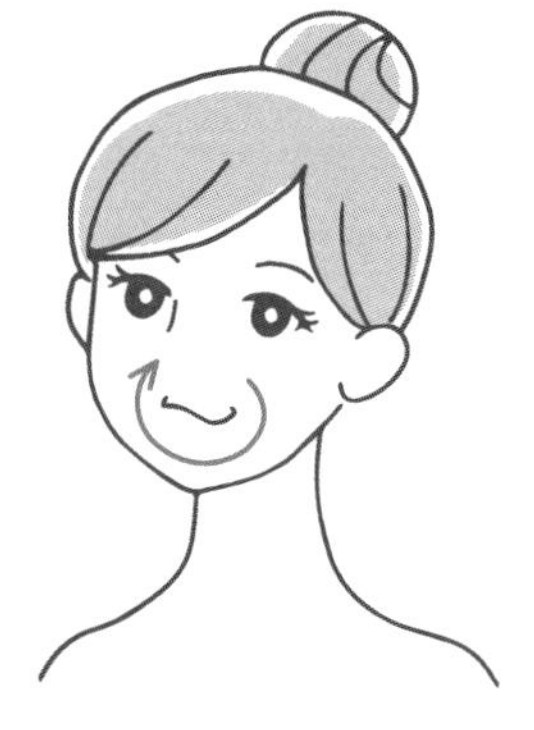

口を閉じ、上の歯ぐきと下の歯ぐきをなぞるように舌をぐるぐる動かす。時計回りに5～10周回した後、反時計回りに5～10周回す。

全タイプ 口のかわきが気になるときは薄味の料理を

すべてのタイプの人におすすめなのが薄味の食事を摂ること。塩分が多いと口がかわくのは知っている人も多いと思いますが、中医学的にも味の濃い食事は脾（胃腸）を弱らせるので避けるべきとされています。

薄味の食事を摂るコツ

❶ 外食を減らす

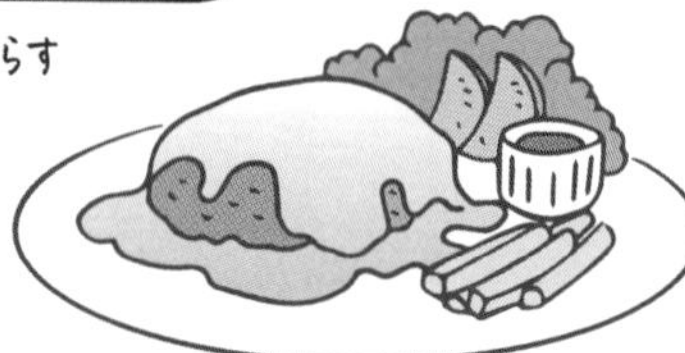

特にソースやタレがたっぷりとかかったものにご注意を。

❷ 蒸し料理に挑戦する

❸ 旬の食材を用意し、調味料はレシピの7 ～ 8割の量で調理する

旬の食材は旨みが強いので、薄味に挑戦しやすい

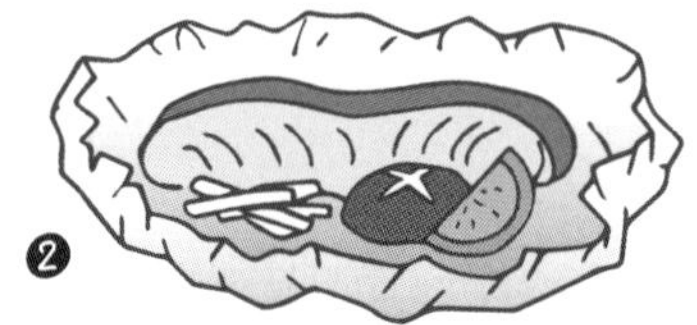

ホイル焼（99、144頁）

❹ 煮物や汁物は出汁をしっかり効かせる

昆布、カツオ節、だしパック、いりこ（にぼし）、干しシイタケなど

❺ ハーブを効かせる

ハーブ初心者におすすめのローズマリー。お肉やお魚と一緒に焼くだけでいい香りがつき、見た目も華やかでGood！

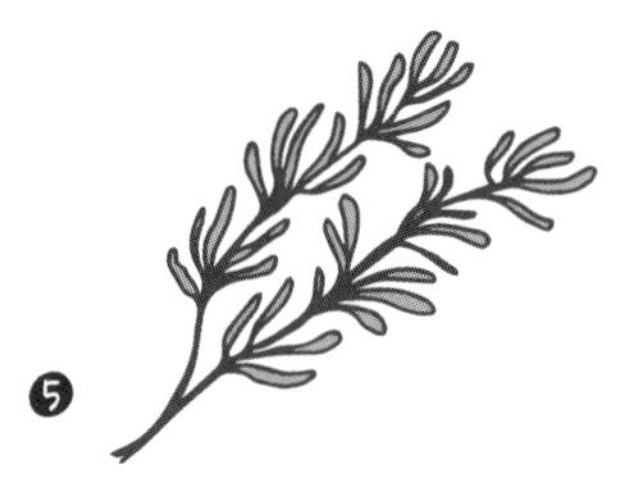

❻ ドレッシングはオリーブオイルに塩コショウと酢を混ぜたもので代用する

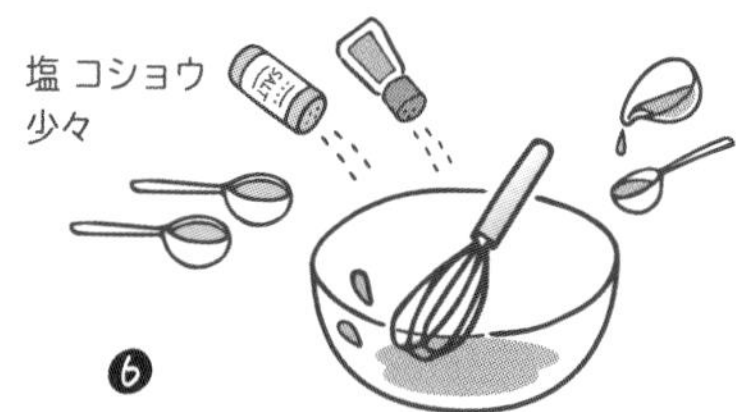

《③痰湿タイプ》口のかわきとむくみが両方あるとき

口はかわいてネバつくのに、体には水が余っているようにむくんだり、胃がポチャポチャするのが痰湿タイプ。舌にコケが厚くたまっていたら、いらない水である痰湿がじゃまをして、必要なところに潤いが届いていない証拠。水はけをよくして痰湿を取り除きましょう。おすすめの食べものは、冬瓜やトウモロコシ、インゲン豆、枝豆、モロヘイヤ、根菜類、キノコ類など。反対に、甘いものや脂っこいものは体にたまって水の巡りをじゃまします。脾（胃腸）が弱いと痰湿がたまりやすいので、基本の食養生（18頁）も忘れずに。また、食事中にずっと水を飲んだりして、必要以上に水分を摂っていないかチェックしてみて。漢方薬では、水はけをよくする五苓散などを使います。暴飲暴食をした後に口のかわきとむくみがあり、舌に黄色いコケがたまっているときは次節の「湿熱タイプ」をチェックしてください。

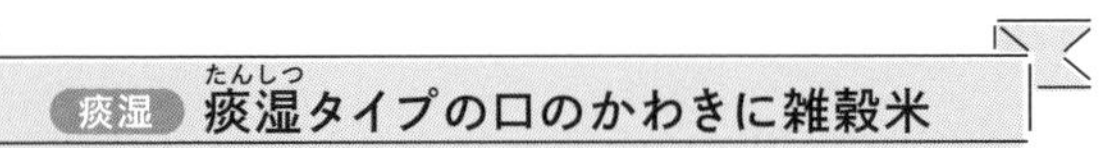

私たちが普段食べているうるち米。実は潤す効果があり、口のかわきにいい食べもの。食物繊維が豊富な雑穀を混ぜて炊くと水はけもよくなり、痰湿タイプにピッタリ。

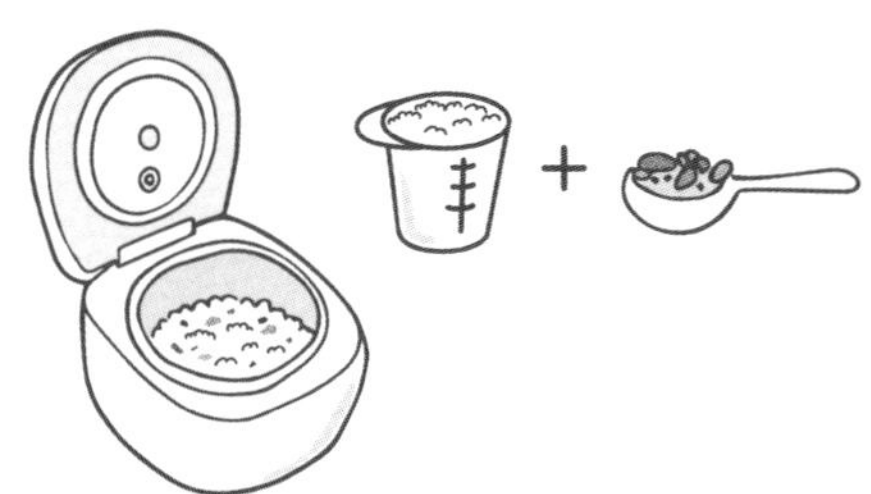

普段通りに炊くだけでかんたんに美味しい雑穀米ができます。

材料（2人分）

米　1合
雑穀　大さじ1
水　通常量

雑穀の種類は市販でブレンドされて売っているものでも、自分でブレンドしてもOK。
あわ、ひえ、黒米、オオムギ、ハトムギ、小豆などが入っていると、より痰湿タイプの口のかわきにいい。

《❹湿熱(しつねつ)タイプ》食事や飲酒の乱れがあるとき

暴飲暴食が続いているときやお酒を飲みすぎた日の翌日などに、体がむくんで口もかわくのが湿熱(しつねつ)タイプの症状。口臭、胃のむかつき、便の粘つき、舌のコケが厚く黄色いといった症状を伴います。湿熱タイプは、食事と運動習慣の見直しが症状改善への近道。普段の食事は、脂っこくない薄味のものを意識し、あわ、小豆、緑豆、緑豆もやし、ワカメ、こんにゃくなどを取り入れて。汗をかくのも湿熱を追い出す方法のひとつ。ただし、サウナや長風呂は体に余計に熱をこもらせるため、運動で自然に汗をかくのがおすすめ。ウォーキングやジョギング、ヨガ、好きなスポーツなど、無理せず続けられるものを探してみて。時間は短くても毎日続けるほうが効果的です。漢方薬では、湿熱を取り除く茵蔯五苓散(いんちんごれいさん)などを使います。

湿熱 湿熱(しつねつ)を追い出す小豆の煮汁

湿熱(しつねつ)タイプには小豆がピッタリ。小豆には、水はけをよくして熱を取る効果があるので、たまった湿熱を追い出して体を軽くしてくれます。簡単に作れて二日酔いにもGood！

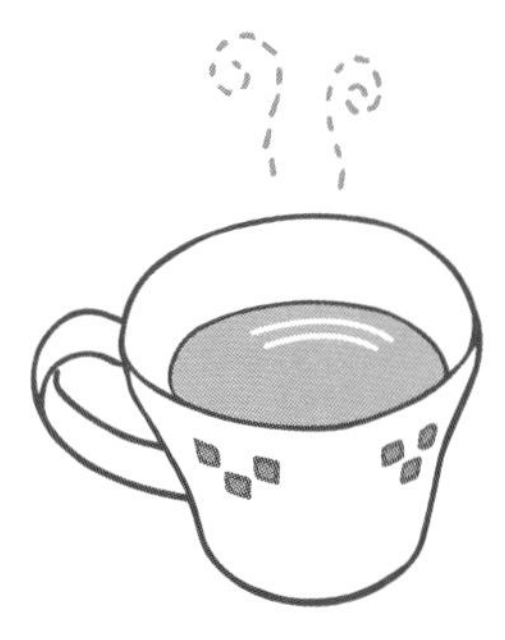

小豆の風味のお茶で、スッキリしていて飲みやすい。煮汁をこした後の小豆はお米と一緒に炊いて食べても美味しいですよ。

材料（2杯分）
水　500mL
小豆　30g

【作り方】
❶水と水洗いした小豆を鍋に入れ、火にかける。
❷沸騰したら弱火（最小）にし、30分ほど煮つめる。
❸小豆をこす。

・抗アレルギー薬や睡眠薬、抗不安薬などのなかには、副作用として口のかわきを引き起こすものがあります。これらの薬を飲んでいる場合には主治医にも相談してみてください。

口内炎

気づいたらできていたり、治ったと思ったらまた繰り返す口内炎。口内炎は体内の火（熱）がのぼって炎症を起こしたものと考えられます。火（熱）の原因にあわせて対処しましょう。

《❶熱邪タイプ》カゼをひいたとき

主にカゼをひいたときやカゼをひいた後にできるのが、熱邪タイプの口内炎。発症は急で、カゼがよくなると同時に自然と治ります。早く治したいときは、熱邪を発散させるハッカ（ミント）のお茶（28頁）や、熱を取り炎症を抑えるカモミールティーをうがいしながら飲むのもおすすめ。また、カゼをひいた後に口内炎がなかなか治らないのは、まだ余邪（邪気の残り）があるから。カゼの症状をぶり返す可能性もあるので、無理せず過ごしましょう。脾（胃腸）を労わると口内炎の治りもカゼの治りもよくなります。口内炎があるうちは脂っこいものを避け、よくかんで、腹８分目におさえるのが得策です。漢方薬では、熱邪を発散させる銀翹散などを使います。

漢方薬

【❶熱邪タイプ】銀翹散など
【❷心火タイプ】三黄瀉心湯・黄連解毒湯・清心蓮子飲など
【❸湿熱タイプ】茵蔯五苓散など
【❹陰虚タイプ】甘露飲・天王補心丹・知柏地黄丸など

《❷心火タイプ》ストレスが多いとき

ストレスがかかったときやクヨクヨ・イライラが多いときにできるのが、心火タイプの口内炎。赤みと痛みが強く、心と経絡でつながる舌の先にできることもあります。おすすめは柿やスイカ、メロンといったいらない熱を取るもの。粘膜の修復を助けるビタミンB群も豊富です。飲みものなら、心火を冷ましてイライラを鎮めるミントグリーンティー(59頁)がピッタリ。少し苦めに入れると効果的です。このタイプの人は、根底にストレスの蓄積があります。特に、イライラしたりカッと怒ったりすると炎症の原因になるので、こまめにストレスを発散して気の巡りをよくしたり(279頁)、がんばりすぎず自分を大切にしてこころに余裕をもちましょう。漢方薬では、心火をおろす三黄瀉心湯や黄連解毒湯、清心蓮子飲などを使います。

《❸湿熱タイプ》食事が乱れているとき

食べすぎや飲みすぎがあるときにできるのが、湿熱タイプの口内炎。腫れも痛みも強い特徴があります。舌のコケが厚くべったりとついていたら湿熱がたまっている証拠。湿熱の原因になる揚げものやスイーツ、お酒は、代謝するときにたくさんのビタミンを消費してしまい、口内炎の治りがわるくなるので口内炎が治るまでは少しおやすみ。おすすめは、湿熱を排出させるアオサやトウモロコシ、もやし、海藻類、レタス。また、ご飯に雑穀を混ぜて炊くと、湿熱を排出させ、ビタミンも摂取できます。辛いものは炎症につながるので控えましょう。普段から食べすぎている人に多いので、毎回お腹いっぱい食べていないかチェックしてみて。漢方薬では、湿熱を取り除く茵蔯五苓散などを使います。

《④陰虚（いんきょ）タイプ》体の乾燥が気になるとき

体全体が乾燥して熱をもちやすいときにできるのが陰虚（いんきょ）タイプの口内炎。口やのどのかわき、肌の乾燥、不眠、ほてり、乾燥便、舌にひびが入るといった症状を伴います。陰（いん）（潤い）を補って炎症を鎮（しず）めましょう。おすすめは、オクラや山芋、モロヘイヤ、納豆といったネバネバ・トロトロの食べもの。口内炎にもやさしく食べやすいです。豆乳、豆腐、イカ、ホタテ、卵も陰を補います。また、陰は寝ている間に養われるので、睡眠時間を大切にすると口内炎が早く治ります。特に、23時～3時の睡眠を大切にしましょう。一度治っても再発しやすいのが陰虚タイプの口内炎の特徴。少し時間はかかりますが、体の中からしっかり潤すと徐々に口内炎ができなくなります。漢方薬では、陰を補う甘露飲（かんろいん）や天王補心丹（てんのうほしんたん）、知柏地黄丸（ちばくじおうがん）などを使います。

全タイプ　口内炎の養生法

一度できてしまったらつらい口内炎。炎症を抑えて早く治す養生法ですが、誤ってかんでしまったときの口内炎にもおすすめです。

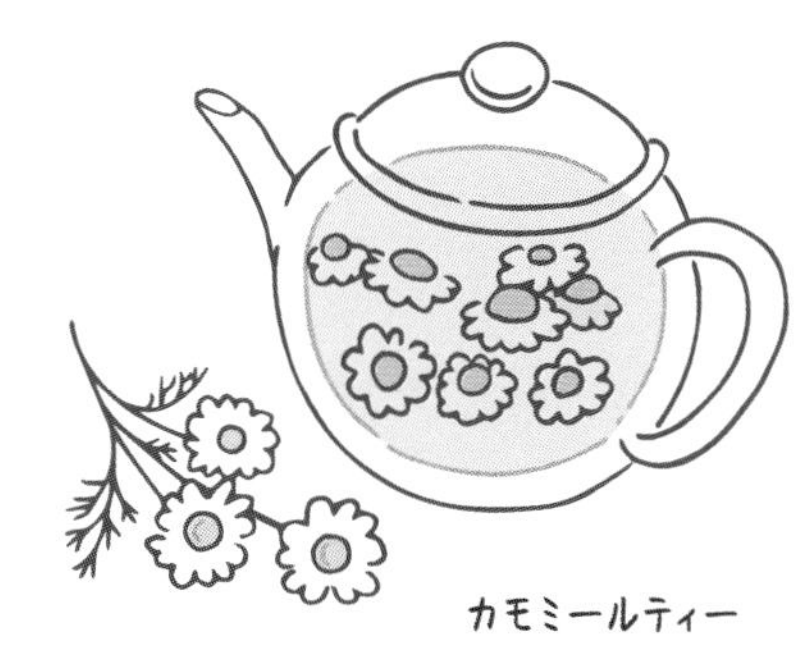

カモミールティー

口内炎におすすめのお茶

口が乾燥すると雑菌が繁殖しやすくなり、口内炎が治りづらくなります。お茶を口に含んで潤す程度でも十分。乾燥に気をつけましょう。カモミールティー、ミントティー（28頁）、タンポポ茶といった、いらない熱を取る力があるものがおすすめ。

※冷えやすい人はうがいだけでも大丈夫。

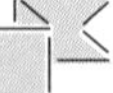

全タイプ　口内炎の養生法〈続き〉

金銀花でうがいする

金銀花には炎症を抑える効果と抗菌効果があります。金銀花は漢方薬局や中華食材店、ネットショップで購入できます。金銀花が入った健康食品もおすすめ。

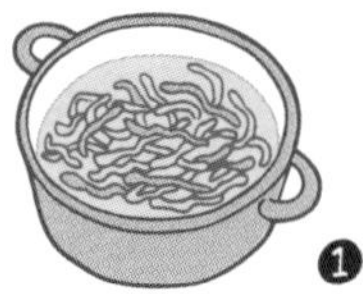

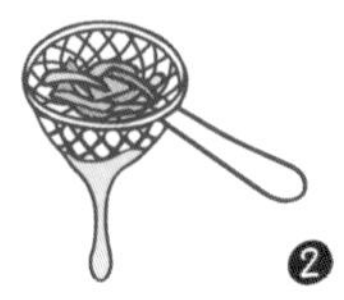

材料（5杯分）	
金銀花	15g
水	1L

❶ 金銀花と水を鍋に入れて火にかけ、沸騰したら弱火（最小）にする。
❷ 半分の量になるまで煮つめる。

できあがった煎じ液で１日に数回うがいする。

干し柿の意外な効果

干し柿の表面にできるザラザラした白い霜は、「柿霜」というれっきとした生薬。炎症を抑える効果があり口内炎に使われます。干し柿はぜひ表面が白いものを選んで食べてください。

柿霜は糖分の結晶なので、触るとつぶつぶ・ザラザラしています。ふわふわしている白いものはカビなので、食べないようにしましょう。

粘膜の修復を助ける沙棘オイル

グミ科の植物沙棘から取れる沙棘オイルは、粘膜を修復する力が強く、口内炎につけておくと痛みがやわらぎ治りも早くなります。

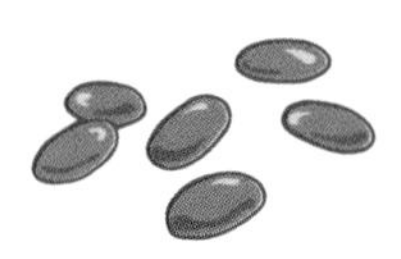

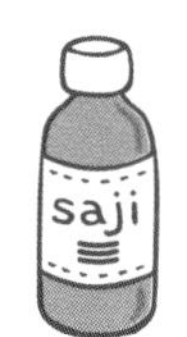

カプセルになったものや瓶に詰められたものがあります

口内炎の養生５カ条

❶ 辛いもの、甘いもの、脂っこいもの、お酒を控えてバランスよく食べる
❷ 胃腸に負担をかけないように腹8分目を守る
❸ 歯みがきを丁寧に行い、口の中を清潔に保つ
❹ 気の巡りをよくしてストレスをためないようにする（279、280頁）
❺ 睡眠時間を増やして修復力を高める

・❶～❹のタイプにあてはまらず、白っぽい口内炎ができて治りづらく、食欲不振や軟便があるときは、胃腸の弱りが考えられます。「下痢・軟便」の脾虚タイプ（158頁）をチェックしてください。

口臭

口臭には、口が原因のもの、胃腸が原因のもの、他人は気にならないのに自分だけ気になるものなど、様々なタイプがあり、口腔ケアだけでは改善できないものもあります。全身から整えましょう。

《①胃熱タイプ》食欲がおさまらないとき

口臭に、食べても食べてもお腹が空く感じを伴うのが胃熱タイプの特徴。ほかにも、冷たい水をガブガブ飲みたくなる、口内炎がある、口がかわくといった症状があります。原因は、食べすぎやストレスによって胃に熱をもったこと。いらない熱を取って気になるにおいを改善しましょう。胃熱を取る食べものは、セロリ、きゅうり、ごぼう、タケノコ、白菜、豆腐、ゴーヤ、昆布など。反対に、辛いものの食べすぎは胃熱につながります。日々がんばりすぎている人やストレスがたまっている人にも多い胃熱。胃腸も心もいっぱいいっぱいなので、休みを取って気分転換してみるのもいいかもしれません。胃熱を取る内庭（156頁）や厲兌（156頁）のツボもおすすめです。漢方薬では、胃熱を冷ます黄連解毒湯や竹葉石膏湯、白虎加人参湯などを使います。

漢方薬

【①胃熱タイプ】黄連解毒湯・竹葉石膏湯・白虎加人参湯など
【②陰虚タイプ】甘露飲・知柏地黄丸など
【③湿熱タイプ】茵蔯五苓散・温胆湯など
【④気滞タイプ】加味逍遙散・四逆散など

胃熱　ストレス胃熱(いねつ)にフルーツグリーンティー

フルーツティーは、緑茶ベースで作っても美味しく飲めます。温かいフルーツグリーンティーをゆっくり味わえば、こころも満たされてストレスで食べすぎてしまうことも予防できます。

材料（2杯分）

お湯　200mL
緑茶　茶さじ1.5杯
オレンジ　1/4個
りんご　1/8個
（りんごの甘さにあわせてお好みで）
キウイ　1/4個

オレンジ　ストレスを発散させる

りんご　潤いを補う

キウイ　胃熱(いねつ)を冷ます

緑茶　精神を落ちつかせる、胃熱を冷ます

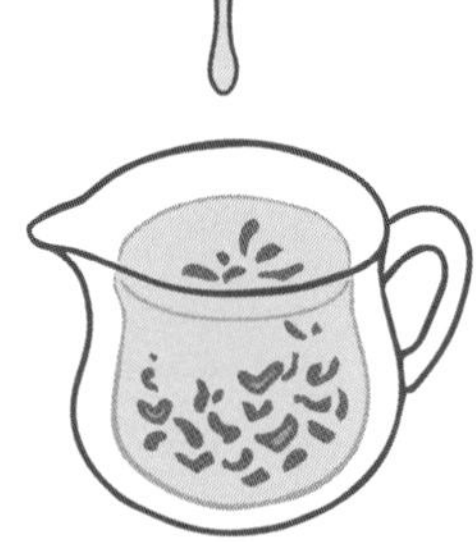

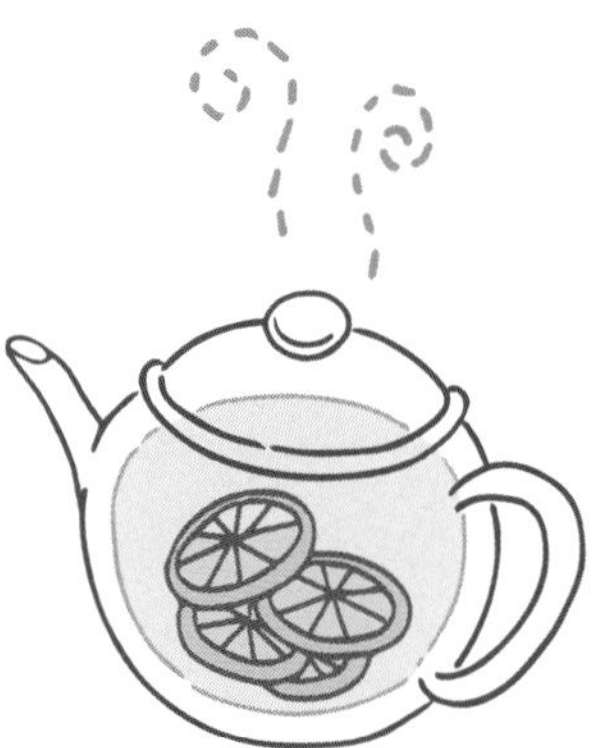

【作り方】

❶ポットに緑茶の茶葉を入れ、70~80℃のお湯を注ぎ2分待つ。

❷茶葉を取り出し、5mm幅程度に薄切りしたフルーツを入れ、2～3分待つ。

茶葉の量や果物の量は、お好みで増減してください。ほかの果物でも美味しくいただけるので、いろいろ試してみるのも楽しいかも。ゆっくり時間をかけて味わうと、徐々にフルーツの味がお茶に移り、味が変わっていくのも楽しめます。

《❷陰虚タイプ》全身が乾燥しているとき

全身が乾燥気味で、口も乾燥してにおいが気になるのが陰虚タイプの口臭。このタイプの特徴は、口臭の大きな原因といわれているはずの舌苔が少ないか、まったくないこと。気になるにおいの原因は乾燥なので、陰（潤い）を補って改善しましょう。おすすめの食べものは、山芋やにんじん、黒米、白キクラゲ、ほうれん草、あゆ、黒ゴマ、豆腐、牡蠣、ホタテといった陰を補うもの。反対に、辛い料理や香辛料は陰を消耗させるので控えめに。長風呂や夜ふかしも陰の消耗につながります。陰虚タイプの人がしっかり陰を補うと、コケがなかった舌にコケがうっすらとつくようになります。改善している証拠なので安心してください。漢方薬では、陰を補う甘露飲や知柏地黄丸などを使います。ポイント養生は85頁や265頁を応用してください。

《❸湿熱タイプ》食事が乱れているとき

偏った食事やお酒の飲みすぎなど、食事が乱れているときに発生するのが湿熱タイプの口臭。べったりした厚い舌苔、体臭、便のベタつきなどを伴います。湿熱は老廃物の一種で、甘いものや脂っこいもの、味の濃いもの、お酒などによって体にたまります。毎日必ずお菓子や揚げものを食べたり、外食が多かったりしていませんか？　これらを控え、湿熱を排出させるものを食べましょう。おすすめは、トウモロコシ、緑豆もやし、ゴボウ、冬瓜、こんにゃく、海藻類、根菜類。茹でる、蒸すといった、食べた後に口がベタつかない料理法を意識すると、湿熱がたまりにくい食事ができます。また食物繊維をたっぷり摂り、便通をよくしておくのも大切なポイントです。漢方薬では、湿熱を取る茵蔯五苓散や温胆湯などを使います。ポイント養生は、70頁や101頁をチェックしてください。

《4 気滞タイプ》ストレスが多いとき

ストレスが多いときや精神的な悩みがあるとき、緊張したときに口臭が気になるのが気滞タイプ。他人はそれほど気にならないのに、自分では口臭がひどいように感じることもあります。イライラやクヨクヨ、げっぷやガス、ため息が多い、お腹や脇腹の張りも気の滞りからくるものです。気の巡りをよくして、こころと体に余裕をもたせてあげましょう。

おすすめの食べものは、春菊や三つ葉、みょうが、ミント、バジル、グレープフルーツ、みかん、ジャスミンティーといった香りのいいもの。脇腹には気の巡りと関わる肝の経絡が通っているので、ここを伸ばすストレッチをしたり、太衝（264頁）や行間（264頁）のツボもおすすめです。夜ふかしを避けて生活リズムを整えると、唾液の分泌が安定し、口臭の予防になります。漢方薬では、気の巡りをよくする加味逍遙散や四逆散などを使います。

口臭ケアは舌磨きが一番？

口臭ケアといえば舌磨きというくらい、舌のコケは悪者にされることが多いですね。舌磨きしたくなるほどコケがたまるのは、本来はあまりいいことではありません。舌磨きしなくてもキレイな舌を取り戻しましょう。

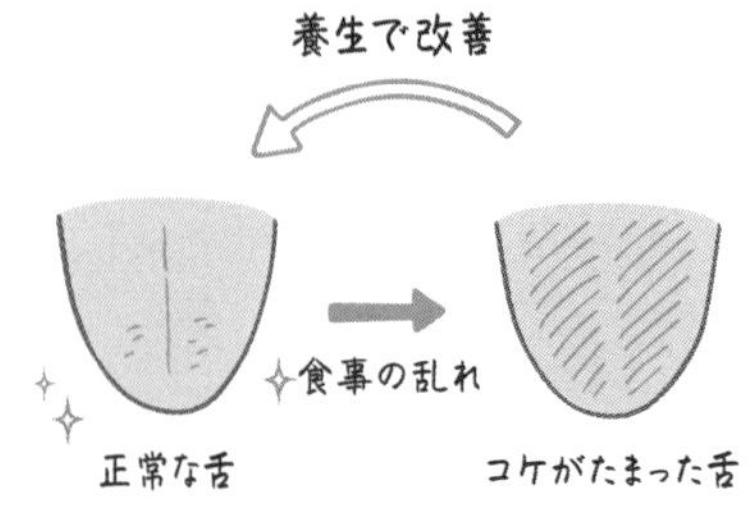

正常な舌

舌磨きしなくてもキレイ（舌磨きしても何も取れない）。コケはうっすらつく程度で、舌の色が透けて見える。

コケがたまった舌

舌磨きをしたくなる（舌磨きすると汚れが取れる）。白〜黄色っぽく色づいたコケがべったりと厚くたまる。

※陰虚タイプの人はコケが少なく、所々はげていたり、コケがまったくなくツルツルしていることもありますが、症状の改善とともに全体にうっすらとコケがつきます。

気滞　口臭によるストレスからこころを守る

口臭がストレスになると、そのストレスで気が滞り、余計に口臭が気になる悪循環に陥ってしまうことがあります。口臭の改善には、気にしすぎないことも大切です。

口臭を気にしなくてもいい環境で過ごす

室内にこもるより、空気の循環がいい外に出たほうが口臭は気にならないので、森林浴や散歩はとてもおすすめ。気の巡りもよくなります。ウォーキングレベルの気持ちがいい程度の運動をすると、体にこもった熱も取れ、口臭の改善につながります。

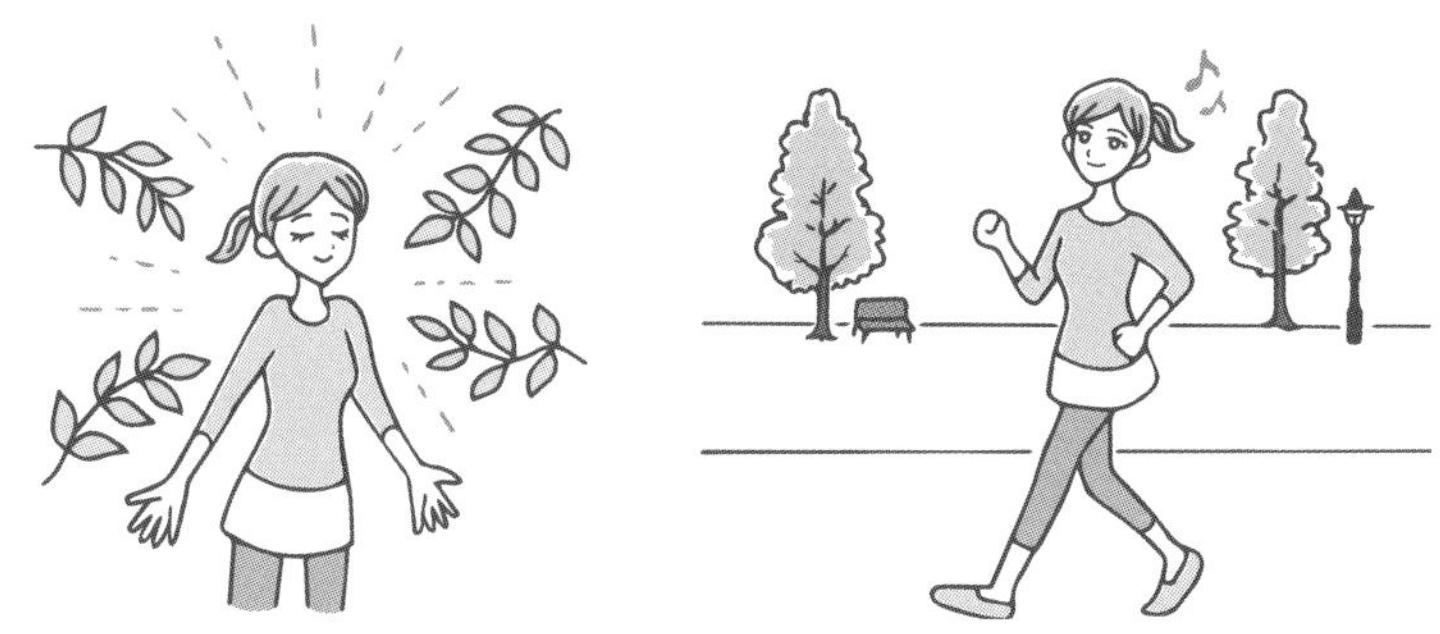

口臭が気になったり、心がザワザワするときは労宮のツボ

労宮のツボには、緊張や不安でつぶされそうなときに、心を落ちつけてくれる効果があります。口臭が気になって心がザワザワするときはぜひ押してみて。口臭が気になるとき以外にも、不安で心が落ちつかず、ワーッと叫びたくなるようなときにもおすすめです。

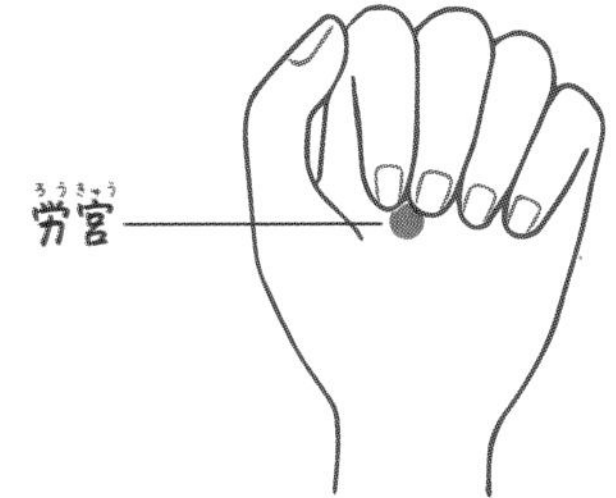

労宮は、手を握ったとき、人差し指と中指の先端の間があたるところ。押すとズーンと響くところ。

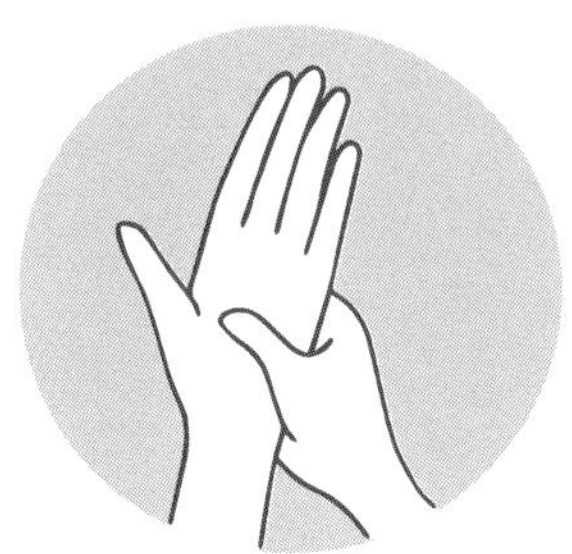

深呼吸しながらゆっくり押す。しばらく押していると少しずつ心が落ちつく。

のどがつまる・のどがしまる

のどに何かがつまったような感じがあるのに、飲み込むことも出すこともできない。心身に負担がかかっているサインなので、見すごさず自分を大切にしましょう。

《❶痰気互結タイプ》ストレスで鬱々しているとき

のどに梅の種がつまったような感じがあって気になるけど、飲み込むことも吐き出すこともできない、いわゆるヒステリー球。中医学では「梅核気」といい、ストレスが原因で気と水の巡りがわるくなった状態です。気分転換して巡りをよくしましょう。おすすめは軽い運動やストレッチ、ヨガ、カラオケ、友人や家族との楽しい会話、景色のいいところにお出かけするなど、体を軽く動かすこと。体を動かすと気と水の巡りもよくなります。ちょっと億劫でも、軽く行動してみるとスッキリするので試してみて。食べものなら、気の巡りを整えるクレソン、春菊、セロリ、シソ、水の巡りを整える大根、里芋、水菜、ハマグリがいいでしょう。漢方薬では、気と水の巡りをよくする半夏厚朴湯や柴朴湯などを使います。不安感と同時にのどがキューっとしまってくるような場合は、次節の「心神不安タイプ」をチェックしてください。

漢方薬

【❶痰気互結タイプ】 半夏厚朴湯・柴朴湯など

【❷心神不安タイプ】 柴胡加竜骨牡蛎湯・加味帰脾湯・酸棗仁湯など

全タイプ　梅核気（ばいかくき）には気分転換が一番

気と水が滞って起こる梅核気（ばいかくき）は、「体がストレスに負けそうだよ」というサイン。気分転換して気と水の巡りをよくしましょう。

梅核気に効果的な気分転換のポイント

- 体を少し動かすもの
- サッと汗をかけるもの
- 自分がやっていて気持ちがいいもの

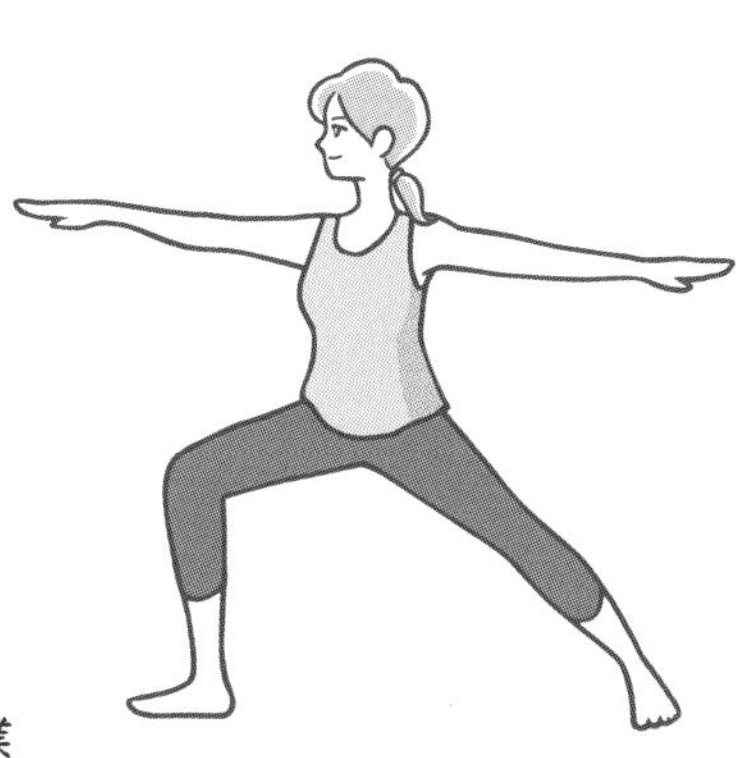

梅核気にはあまりあわない方法

- スイーツの食べ放題、お酒に頼る（体にベタベタたまって水を滞らせる）
- 1日中ゴロゴロやパズルなどの細かい作業（体を少し動かしたほうが改善しやすい）

全タイプ　気分転換はこころの余裕があるうちに

ストレスが続いてこころの余裕がなくなると、気分転換をする気が起こりにくくなります。悪循環に陥る前に、「まだ大丈夫」と思っても意識的にケアしましょう。

こころの余裕がなくなりかけているサイン

- 他人の言動が気になるようになった
- 気分転換をする時間がもったいない、億劫に感じる
- なんとなく焦りを感じる
- ミスが増えた
- 人に親切にできない
- こみ上げるような空咳が出る
- よくため息をつく
- なぜか口がすごくかわく

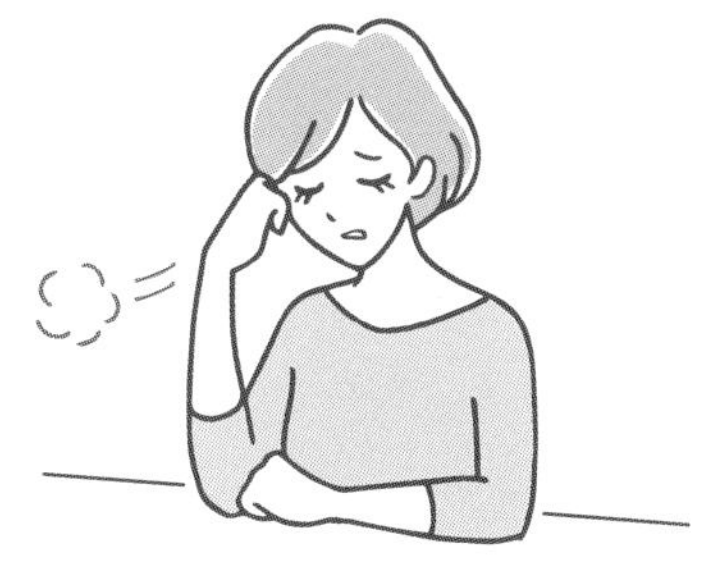

《❷心神不安タイプ》不安でのどがしまるとき

不安を感じてのどがキューッとしまるのが心神不安タイプ。症状が強くなると、「息ができなくなるかも」という不安におそわれることも。普段の養生でこころの土台を作ると不安に負けにくくなります。おすすめは、チンゲン菜やナツメ、イワシ、アサリ、牡蠣、ホタテなどこころを安定させる安神作用があるもの。お味噌汁やスープに入れて、心身ともにホッとしたいですね。こころと体はつながっているので、体をやさしくマッサージするとこころも癒されます。テレビやSNS、人間関係に注意し、聞きたくない情報や見たくないこと、会いたくない人から離れてこころを守るのも大切です。漢方薬では、安神作用を持つ柴胡加竜骨牡蛎湯や加味帰脾湯、酸棗仁湯などを使います。また、血を補うとこころに安定感が出るので、血虚タイプ（281頁）もチェックしてください。

心神不安　不安をやわらげるバタフライハグ

お母さんがお子さんをぎゅっとハグして背中をトントン叩いてあげるように、自分自身をハグしてケアする方法がバタフライハグ。心の傷やトラウマをやわらげる効果があり、心神不安タイプにとてもおすすめの方法です。

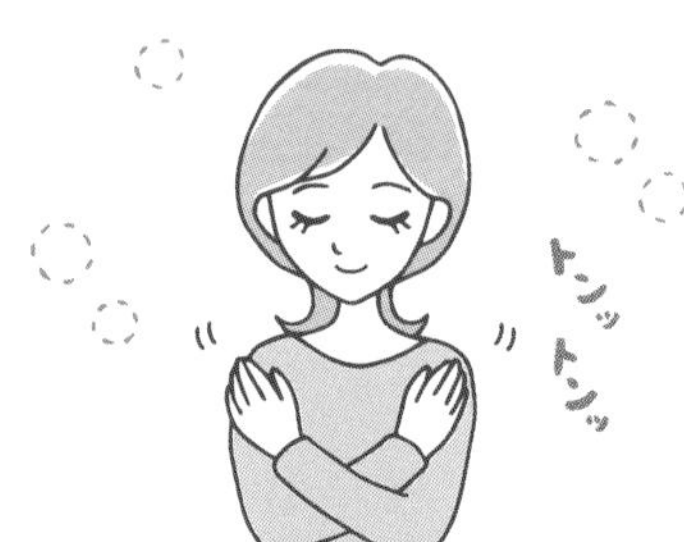

不安感が出てきたときに、腕を胸の前でクロスさせて胸にあて、胸から肩のあたりを手でやさしく叩く。人にやってあげるようにやさしく心地いいペースでポン…ポン…ポン…ポン…と左右交互に叩く。

2分ほど続けると不思議と落ちつきます。大丈夫、大丈夫と自分に語りかけながら行うとより効果的です。

のどがかわく・イガイガする

のどがイガイガして気になる、のどが痛くて食事が美味しくとれない…。話すときも食べるときものどの不調はとても気になりますよね。タイプにあわせて養生しましょう。

《❶熱邪タイプ》カゼをひいたとき

のどが赤く腫れてイガイガし、ひどいときは痛みを感じるのが熱邪タイプののどの症状。カゼのひきはじめにも多く、発熱や頭痛を伴うことも。また、のどが炎症を起こして腫れているので、食べものを飲み込むときには痛みを感じ、冷たいものを飲めば気持ちよく感じます。おすすめは、熱邪を追い出してくれるミントティー（28頁）や菊花茶（35頁）。ゴボウやあけび、イチジク、レンコン（88頁）ものどの炎症を抑えてくれます。普段から辛いものや味の濃いもの、お酒、タバコを控えてのどを守ると、カゼをひいてものどの症状が出にくくなります。また、このタイプの人はもともと体の防御力である衛気が不足している可能性もあるので、後述の「衛気不足タイプ」（86頁）もチェックしてください。漢方薬では、のどの炎症を抑える銀翹散や桔梗湯、桔梗石膏などを使います。

【❶熱邪タイプ】銀翹散・桔梗湯・桔梗石膏など

【❷陰虚タイプ】八仙長寿丸・滋陰降火湯など

【❸衛気不足タイプ】玉屏風散など

熱邪 のどの炎症にカモミールティー

カモミール（ジャーマンカモミール）には、のどの熱を取って炎症を抑える作用があるため、熱邪（ねつじゃ）タイプののどの症状にピッタリ。のどが赤く腫れて痛みがあるときにもどうぞ。１日３回食間に飲むのがおすすめ。のどの炎症が強いときは、カモミールティーでうがいしてもいいですよ。

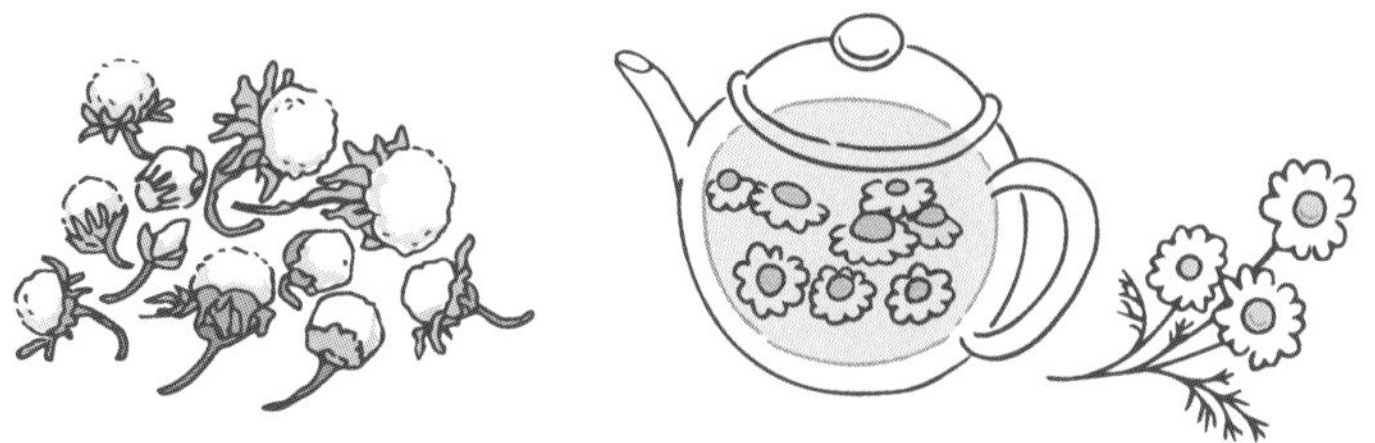

乾燥したカモミールの花5g（1回量）をポットに入れ、熱湯を注いで5分待つ。

※乾燥カモミールは、ネットショップやハーブ店で購入できます。市販のカモミールティーでもかまいません。

全タイプ のどのイガイガお助けアイテム

板藍根（ばんらんこん）は、清熱解毒（せいねつげどく）（炎症を抑えて解毒する）の力があるので、周囲でカゼがはやっているときのイガイガにピッタリ。響声破笛丸（きょうせいはてきがん）は、のどの調子を整えて美しい声を出せるようにしてくれるので、声をよく使う人におすすめです。

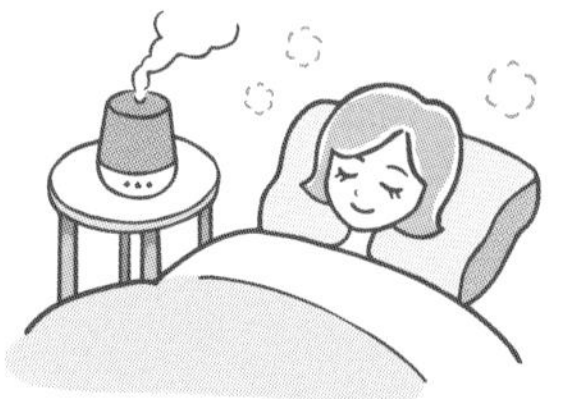

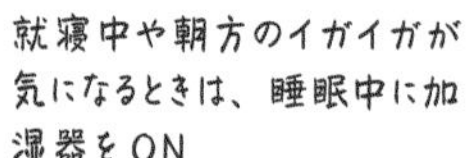

就寝中や朝方のイガイガが気になるときは、睡眠中に加湿器をON

人混みやカゼがはやっているときのイガイガには板藍根ののど飴

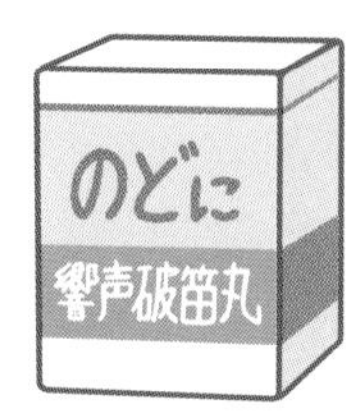

声のお仕事やカラオケでのどを酷使したあとのイガイガには響声破笛丸

《❷陰虚タイプ》全身が乾燥気味なとき

慢性的にのどが乾燥し、イガイガしたり、声が枯れたりするのが陰虚タイプののどの症状。外気も乾燥する秋冬に悪化しやすく、空咳や舌のひび割れ、ほてりを伴うこともあります。イチジクやオリーブ、梨、柿、ハチミツは陰（潤い）を補い、のどを整える食べもの。全身を潤す黒ゴマ、黒豆、豆乳、ユリ根、白キクラゲ、山芋もおすすめです。反対に、陰を消耗する辛すぎるものや味の濃いもの、熱すぎるもの、お酒は控えめに。また、汗をダラダラかく長風呂や激しい運動を避け、日付が変わるまでに就寝すると陰の消耗を防げます。陰は加齢に伴って減るため、何も対策をせずにいると症状は少しずつ悪化します。できることから早めの一歩を踏み出しましょう。漢方薬では、陰を補う八仙長寿丸や滋陰降火湯などを使います。

陰虚　熱邪　イチジクのオリーブオイルがけ

のどを潤して整える効果があるイチジクとオリーブオイルは、意外と相性のいい組みあわせ。のどの乾燥や痛みが気になる秋にぜひ食べてほしいメニュー。

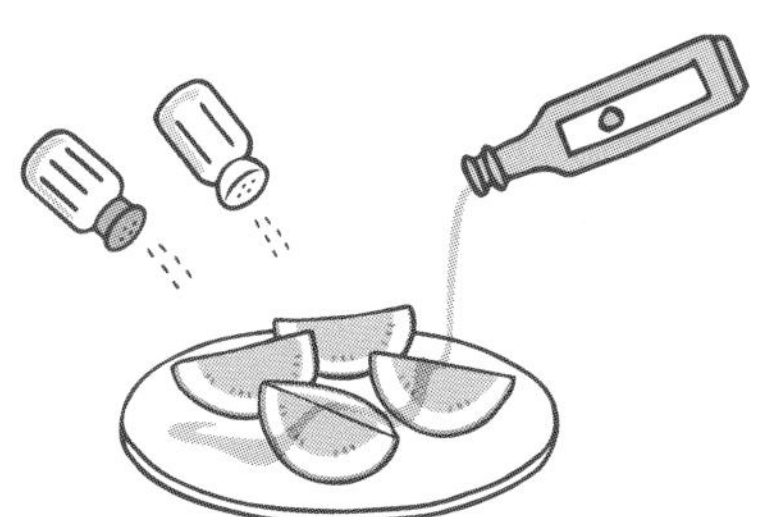

【作り方】

❶イチジクを食べやすい大きさに切ったら、オリーブオイルを軽くかける。

❷塩とコショウを振ったらできあがり。

コショウは胃腸を温める作用があるので、少し振ると生の果物で胃腸が冷えるのを防げて、香りもよく美味しく食べられます（※大量にかけると陰を消耗するので注意）。

《③衛気不足タイプ》気温差やアレルギー症状があるとき

気温差や冷たい空気、ホコリ、花粉、ダニなどの邪気に刺激されてのどがイガイガするのが衛気不足タイプ。アレルギー症状が出やすい、カゼをひきやすい、動くと汗をかきやすいなどの特徴もあります。体のバリア機能である衛気を整えて、邪気を受けにくい体を目指しましょう。チェックポイントは体の冷え。朝ご飯はフルーツとヨーグルトにサラダ、冷たい飲みもの、足首を出すファッションなどで意外と体を冷やしている人が多いようです。朝から温かいものを食べ、温かい衣服を着て衛気の働きを助けましょう。夏バテしやすい人はカーディガンやストールで冷房対策も忘れずに。気が巡ると衛気の働きもよくなるので、運動やストレッチ、散歩の習慣をつけるのもおすすめです。漢方薬では、衛気を補う玉屏風散などを使います。

衛気不足　睡眠不足は衛気不足？

体のバリア機能である衛気。私たちが起きている間は体を守るために働き、寝ている間に休んで修復されます。衛気不足な人こそ睡眠は多めにたっぷりと。衛気の状態を整えておきましょう。

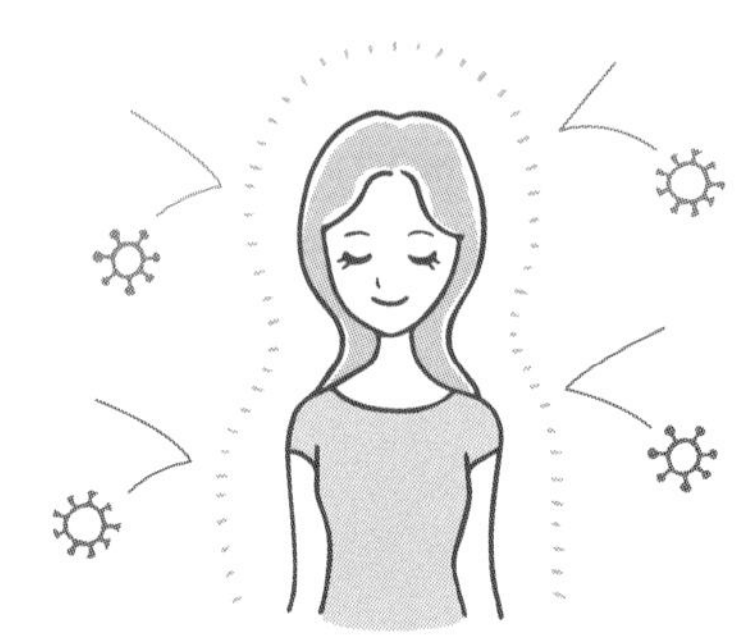

衛気は気の一種で、体の免疫力につながるもの。体表面を覆うバリア機能のようなイメージ。

夜はぐっすり寝て次の日に備えて衛気をしっかりチャージ。
朝は朝日を浴びてゆっくり深呼吸。体内の気をきちんと入れ替え、気の巡りをよくすると衛気ものびのび元気になります。

・のどが渇いて食欲もおさまらず、食べても食べてもお腹が空くなら、胃熱タイプも考えられます（67頁をチェック）。
・体はむくむのにのどは乾燥して水分のバランスがわるいなら、痰湿タイプの可能性があります（69頁をチェック）。

咳が長引く・痰が絡む

風邪をひいた後に咳だけ残る、咳が気になって映画に集中できない、痰が絡まってのどがゴロゴロする……。長引く咳は原因がわかりにくく対処しづらいことも。中医学的に原因を探ってみましょう。

《❶熱邪タイプ》カゼをこじらせたとき

カゼが長引いてなかなか治り切らず、のどの痛みや黄色い痰を伴う咳が出るのが熱邪タイプ。少し無理をすると咳は余計にひどくなり、熱がぶり返すこともあります。カゼは治り切っておらずにくすぶっている状態なので、無理をしないで養生しましょう。

漢方薬

【❶熱邪タイプ】 麻杏甘石湯・五虎湯・清肺湯など
【❷陰虚タイプ】 麦門冬湯・滋陰降火湯・八仙長寿丸など
【❸痰湿タイプ】 二陳湯・六君子湯・竹茹温胆湯など
【❹肝火タイプ】 竜胆瀉肝湯など
【❺腎虚タイプ】 人参鹿茸丸・蘇子降気湯など

食べものは、ミントやゴボウ、ビワがおすすめ。カモミールティーや桑の葉茶にも熱邪による咳を止める力があります。漢方薬では、体にこもった熱を取る麻杏甘石湯や五虎湯、清肺湯などを使います。また、寒気が強く透明の鼻水がずるずる出るときの咳は、カゼの項の「風寒邪タイプ」（232頁）、カゼが治った後に空咳がケホケホと残る場合は、次節の「陰虚タイプ」をチェックしてください。

・人参鹿茸丸：人参と鹿茸が入った中国の代表的な滋養強壮薬で、日本では、これを元にした漢方薬が様々な商品名で発売されています。ぜひ薬局で相談してみてください。

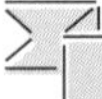

熱邪 カゼによる咳のお手当 レンコン汁

レンコンは熱を冷ましてのどを整えるため、熱邪タイプの咳やのどの痛みにおすすめ。中国では、レンコンを絞って飲むそうです。

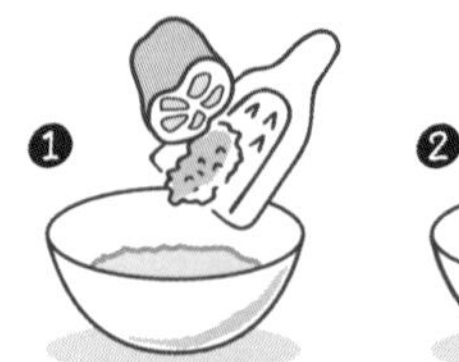

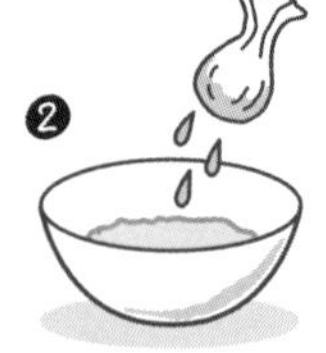

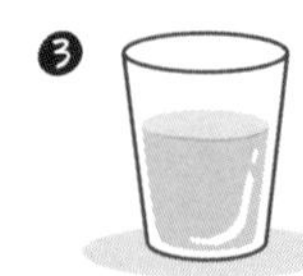

【作り方】

❶レンコンをよく洗い、おろし器ですりおろす。

❷清潔な布巾やガーゼに❶を包み、ギュッと絞って絞り汁を作る。

❸熱が38℃以上と高熱のときはそのまま生で飲む。熱がそれほど高くないときは、鍋や電子レンジで一度熱を通してからやけどしない程度に冷まして飲む。

1回量は湯のみ6分目（50～60mL）くらい。1日に何度か、咳が気になるときに飲みましょう。
※寒気が強いときや透明の鼻水がずるずる出るときの咳にはあわないので注意してください。

《❷陰虚タイプ》のどが乾燥しているとき

のどが乾燥して、かわいた咳（空咳）が出るのが陰虚タイプ。痰はまったくないか、あっても少量で出しにくいのが特徴で、のどが潤うとラクになります。カゼを引いた後に空咳だけ残る場合にも多いタイプです。おすすめは、山芋や豆乳、いちじく、もも、オリーブオイル、ハチミツのようなとろみがあるものや、柿、あんず、白キクラゲ、エリンギ、アスパラガス、ユリ根、豚肉など陰（潤い）を補う食べもの。おやつに杏仁豆腐（89頁）もおすすめです。反対に、辛いものや香辛料の食べすぎは乾燥につながるのでご注意を。また、長風呂で汗をかきすぎると陰を消耗するので、5～10分程度にすると体がラクになります。漢方薬では、陰を補う麦門冬湯や滋陰降火湯、八仙長寿丸などを使います。

陰虚　のどを潤す杏仁豆腐

杏仁豆腐の香りのもととなる杏仁霜（きょうにんそう）。主成分は、生薬としても使われる甜杏仁（てんきょうにん）で、潤いを補って咳を止める効果があるため、長引く空咳におすすめです。以前恩師から教わったレシピを、より簡単にアレンジしてご紹介します。

材料（ココット2つ分）

杏仁霜　大さじ2
牛乳　180mL
生クリーム　20mL
ハチミツ　大さじ1
粉寒天　0.5g

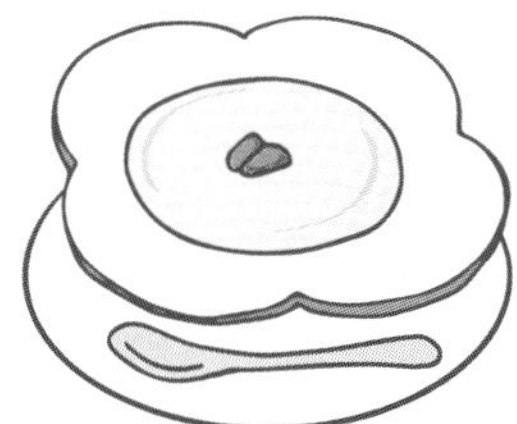

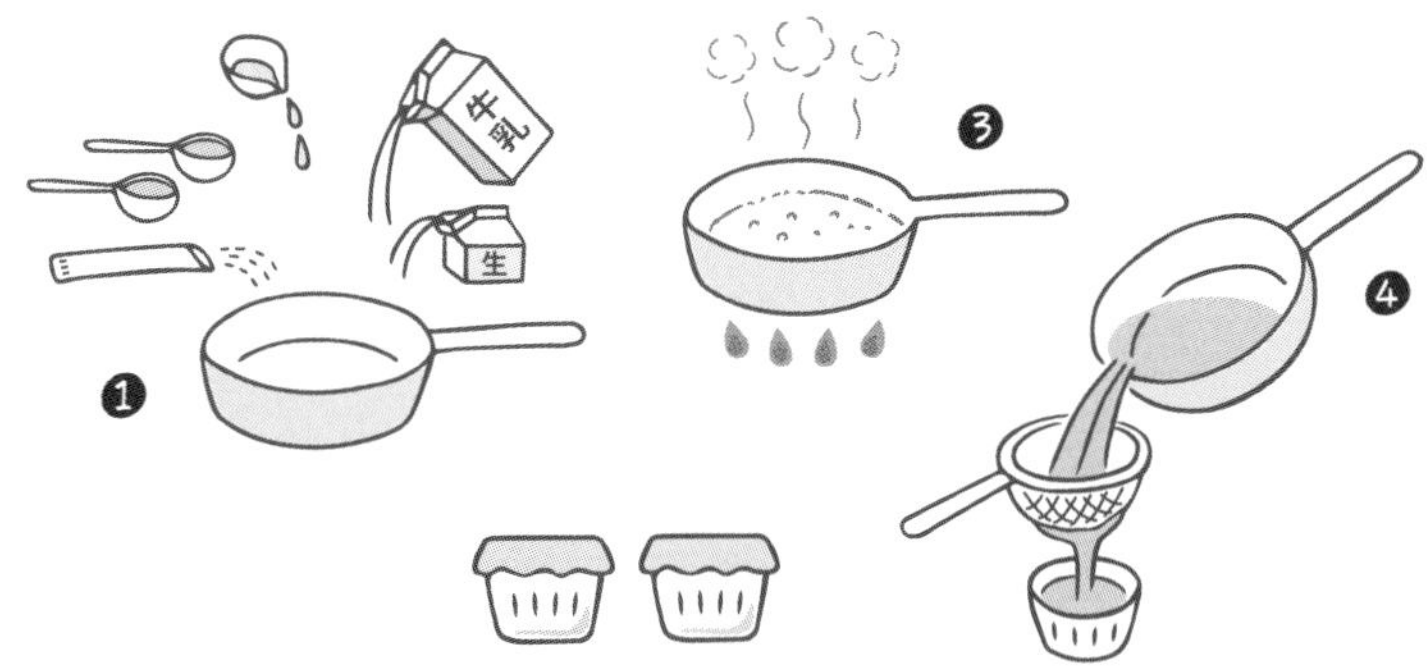

【作り方】

❶鍋に材料をすべて入れる（杏仁霜はふるって入れるとダマになりにくい）。

❷中火にかけ、焦がさないように木べらなどでかき混ぜながら加熱する。

❸数分ほどして表面がボコボコしてきたら弱火にし、かき混ぜながら2分ほど加熱する。

❹火を止め、茶こしや味噌こしでこしながら器に入れ、ラップをして冷蔵庫で2時間ほど冷やす。

❺お好みで、上に水でもどした乾燥クコの実を飾ってできあがり。

※ハチミツはグラニュー糖大さじ1杯半（約15g）でも代用できます。乾燥性の便秘がある人は、腸も潤すハチミツがおすすめ。
※寒天には肺の熱を取って整える効果があります。
※杏仁豆腐を切り出してフルーツとあわせる場合は、粉寒天の量を1.5gまで増やしてください。

《❸痰湿タイプ》痰の量が多いとき

普段からのどに痰がたまってゴロゴロし、咳にも痰が絡むのが痰湿タイプ。痰を吐き出すと白く多めで、痰が切れると咳がおさまります。おすすめの食べものは、カブやフキ、にんにく、からしなど痰湿を取って咳を鎮めるもの。痰の色が黄色いなら大根をどうぞ。また、油を使った料理ではなく、温かい煮物や蒸し料理をメインにして、よくかんでゆっくり食べると、脾（胃腸）が元気になり痰湿がたまりにくくなります。甘いものや脂っこいもの、冷たいもの、ビール、タバコは症状が悪化するので控えましょう。夜は寝巻の上着をズボンインして寝ると、肺と脾が冷えて弱るのを防げます。舌の上のベタベタしたコケが少なくなってきたら症状改善の兆しです。漢方薬では、痰湿を排出させる二陳湯や六君子湯、竹筎温胆湯などを使います。

痰湿　痰が多いときにはみかん白湯

痰が多いときの咳には、乾燥させたみかんの皮がおすすめ。痰を切れやすくして咳を鎮めてくれます。

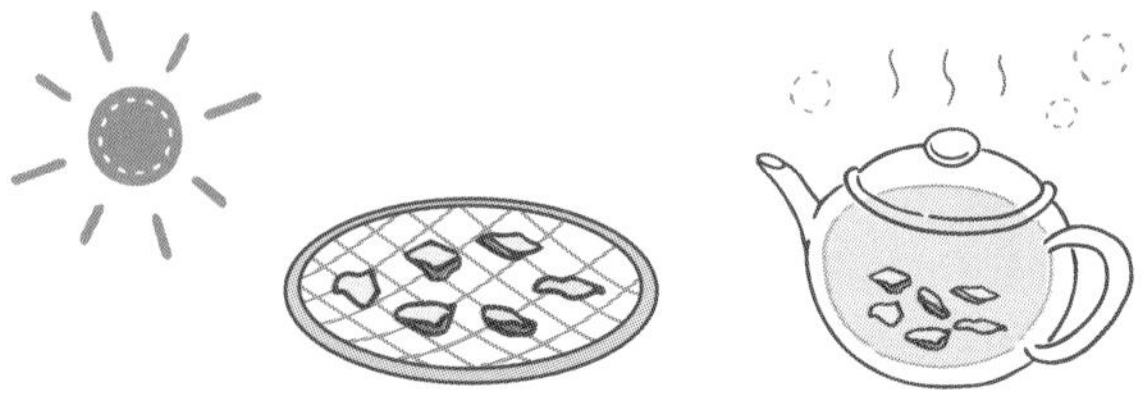

【作り方】

❶ むいたみかんの皮をざるや網に並べ、天日干しにして乾燥させる。
※細く刻むとよりうまく抽出できます。※無農薬のものを使用してください。

❷ パリパリになったもの5gをフタつきの急須に入れ、熱湯を注いで10分待ったらできあがり。
※フタつきの急須がなければ、コップに入れて上から何かでフタをしてください。

《④肝火タイプ》ストレスが多いとき

ストレスが続いたときや精神に大きな負担がかかったときに出るのが、肝火タイプの咳。リラックスしているときには咳が出ず、ストレスやイライラを感じると症状が悪化する特徴があります。ストレスによって体にこもった熱（火）が燃え上がることで咳が出るという考え方です。肝火タイプの咳は、普段から気の巡りをよくするのが大切。運動やストレッチでサッと汗をかく、散歩する、誰かと話す、歌う、アロマを焚くといったことがおすすめです。食べものなら、クレソンや春菊、緑茶など、のぼった肝火をおろすものや、シソやセロリ、三つ葉、柑橘類の果物など香りのよいものを選んで。また、便秘があると肝火がおりにくいので、便秘の項（163頁）を参考に改善を目指しましょう。漢方薬では、肝火をおろす竜胆瀉肝湯などを使います。

全タイプ　気の不調を整えるツボ

咳は、本来なら下におりるはずの肺の気があがってしまったものと考えます。咳が気になるときは、肺の気を整えて症状をラクにしましょう。

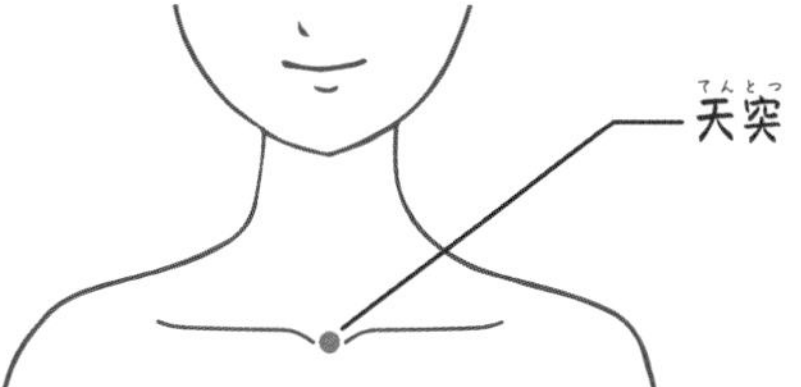

天突

肺の気を整えて咳を鎮めるツボ。鎖骨と鎖骨の間のくぼみにあります。指をひっかけて押し下げるように押しましょう。胸骨の上には肺の気を整えるツボが並んでいるので、気を深くおろすイメージをしながら胸をなで、深呼吸しながらゆっくりと呼吸を整えます。カイロや手の平で温めるのもおすすめです。

・天突はしゃっくりにもよく効きます。天突を押しながら何度か深呼吸すると、本当にピタッと止まりますよ。

《❺腎虚タイプ》咳が慢性的に続くとき

腎は納気（気を深く下におろす）をつかさどるので、腎が弱っている腎虚タイプの人は、咳が慢性的に続くことがあります。加齢や過労で体の衰えを感じていたり、小さい頃に喘息をもっていた人などに多いタイプです。腰痛もちの人も多く、咳をしたらギックリ腰になる人もいます。おすすめの食べものはクルミや銀杏など腎を元気にして咳を鎮めるもの。エビやムカゴ、ニラ、栗、タイなど腎を強くするものもいいでしょう。腰にある腎兪のツボ（140頁）は絶対に冷やさないで。腹巻きで守ったり、冬はカイロで温めると腎の弱りを防げます。また、立ち仕事は腎を弱らせやすいので、休憩をこまめに取るのも大切。腎は生命力の源なので、腎を労わると全身が元気になりますよ。漢方薬では、腎を元気にして納気を助ける人参鹿茸丸や蘇子降気湯などを使います。

腎虚　腎を元気にするクルミと小エビのおやつ

腎を元気にして咳を鎮めるクルミは、腎虚タイプの咳のお悩みにとてもおすすめ。小エビとサッと炒めて、小腹が空いたときのおやつにどうぞ。

材料（作りやすい量）

クルミ　30g
乾燥小えび　10g
醤油　小さじ1/2
みりん　小さじ1
はちみつ　小さじ2

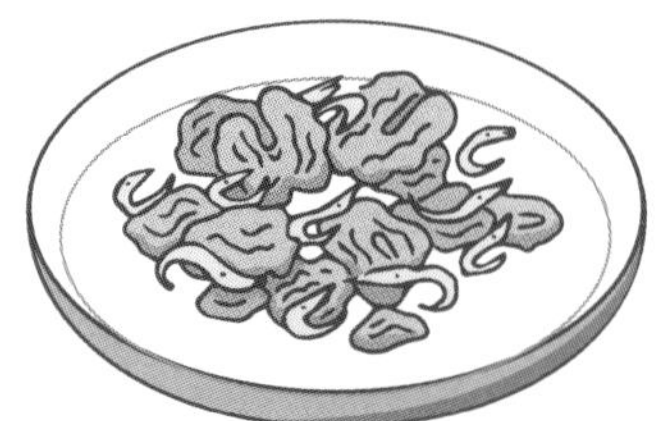

【作り方】

粗めに砕いたクルミと小エビをフライパンに入れ、香りが立つまで乾煎りする。醤油、みりん、ハチミツを加え、水気がなくなったら火を止め、できあがり。お好みでゴマをかけても美味しい。※エビの塩気にあわせて醤油を調節してください。

・気の不調による喉のつまり感を伴う咳の場合は、痰気互結タイプ（80頁）をチェックしてください。

気管支喘息

気管支喘息のセルフケアの目標は、喘息の発作がないときこそ養生して、発作を起こさないようにすることです。

気管支喘息と関係があるのは、免疫をつかさどる肺（はい）・脾（ひ）・腎（じん）の3つの臓器と、体の防御力である衛気（えき）。まずは、基本の食養生（18頁）を意識して脾を整えるところからはじめましょう。加えて、夜ふかしせずに早く眠ると腎が整い、朝日を浴びて深呼吸すると肺が整って衛気の働きもよくなります。子どもも大人も基本は同じで、食事と睡眠が何よりも大切です。

漢方薬では、脾や肺を元気にする六君子湯（りっくんしとう）や参苓白朮散（じんりょうびゃくじゅつさん）、腎を元気にする八仙長寿丸（はっせんちょうじゅがん）や六味地黄丸（ろくみじおうがん）、衛気を補う玉屏風散（ぎょくへいふうさん）などを使います。

column

出雲（いずも）の神在月（かみありづき）と陰陽学説

縁あって、島根県の出雲（いずも）市に2年間住んでいました。自然が豊かで食べものが美味しく、のどかな風土とやわらかい方言も好きで、出雲を離れた後も毎年訪問するくらい大好きな町です。

出雲といえば出雲大社。旧暦10月（現在の10月下旬〜12月上旬）は全国的には神無月（かんなづき）と呼ばれますが、全国の神様が出雲大社に集まるため、出雲では神在月（かみありづき）として神在祭（かみありさい）が行われます。

実は、ここにも陰陽学説が関係しています。旧暦10月は陰が極まる月とされ、加えて、出雲大社は奈良のヤマト王権から見て、陰の極まる北西に位置していました。すべての神様（陽）が、旧暦10月（陰）に出雲大社（陰）に集うことによって陰陽が交わって世界が再生し、新しい年を迎えられるようになると考えられたのです（諸説あり）。

シミ・くすみ・シワ

肌は排泄器官でもあるので、肌の悩みは体内の乱れを表わします。肌を整えたいときは、体の内側にも目を向けましょう。

《❶瘀血タイプ》肌のシミやくすみが気になるとき

シミができやすい、肌がくすみやすくクマが気になる、肌がゴワゴワしてシワができるのが瘀血タイプのお悩み。ほかにも、手先や足先が冷えやすい、月経痛があり、月経血に塊が混じる、舌の裏側の静脈がボコボコしているといった症状を伴います。血の巡りをよくしてツヤのある肌を目指しましょう。一番のおすすめは運動。週に2～3回、ウォーキングやジョギング、ヨガ、サイクリングなど、軽めの運動を習慣に。また、首や肩のこりを放っておくと肌の血の巡りもわるくなるので、128頁をチェックして改善させましょう。食べものなら、青魚や納豆、菜の花、パセリ、お酢、サフラン、サージオイルなど血の巡りをよくするものがおすすめ。漢方薬では、血の巡りをよくする冠心Ⅱ号方や温経湯、桂枝茯苓丸などを使います。

漢方薬

【❶瘀血タイプ】冠心Ⅱ号方・温経湯・桂枝茯苓丸など

【❷陰血不足タイプ】当帰養血膏・杞菊地黄丸など

【❸脾腎両虚タイプ】人参鹿茸丸など

・人参鹿茸丸：人参と鹿茸が入った中国の代表的な滋養強壮薬で、日本では、これを元にした漢方薬が様々な商品名で発売されています。ぜひ薬局で相談してみてください。

《②陰血不足タイプ》肌が乾燥しているとき

肌が乾燥して細かいシワが入り、つやがなくてくすみがちなのが陰血不足タイプの悩み。ほかにも、目や口などの粘膜がかわきやすい、便が乾燥してコロコロしやすい、睡眠が浅いなどがあれば、陰や血が不足して体が乾燥している証拠。内側からお肌を潤しましょう。大切にしてほしいのは睡眠。肌を養う陰血は寝ている間に蓄えられます。日付が変わるまでにお布団へ入り、たっぷり7〜8時間睡眠を取りましょう。睡眠の質がわるい人は、262頁をチェックしてください。おすすめの食べものは、卵や黒豆、クコの実、ほうれん草、黒ゴマ、牡蠣、ブリ、ウナギ、イカ、豚肉など陰血を補うもの。反対に、辛いものは消耗させるので控えめに。また、汗をダラダラかくと必要な陰血まで失ってしまうので、半身浴やサウナには気をつけて。漢方薬では、陰血を補う当帰養血膏や杞菊地黄丸などを使います。

《③脾腎両虚タイプ》肌のハリや弾力が足りないとき

肌が黄色くくすみ、肌に弾力がなくたるみやすいのが脾腎両虚タイプの悩み。それ以外にも、体力がなく疲れやすい、体が冷えやすい、朝に弱く日中眠い、胃腸が弱いといった特徴があります。体のエネルギーをつくる脾（胃腸）と老化をつかさどる腎を養って、肌の元気を取り戻しましょう。気をつけたいのは、お腹周りや下半身を冷やさないこと。脾と腎は冷えに弱く、冷えると調子を崩します。冷たい食べものや飲みもの、短いスカートやサンダルなどのファッションに気をつけて。食べものなら、脾や腎を元気にする山芋や枝豆、サツマイモ、アナゴ、イワシ、カツオ、タラ、豚肉、味噌などを温かく調理して食べましょう。脾を養う足三里（224頁）、腎を養う湧泉（265頁）のツボもおすすめ。こまめに押しましょう。漢方薬では、脾や腎を元気にする人参鹿茸丸などを使います。

全タイプ　体質にあう？　あわない？　美肌習慣

よく知られた美肌習慣の中にも、体質にあう方法とあわない方法があります。もう一度見直してみましょう。

○ 瘀血タイプにあう美肌習慣

・運動習慣をつける（毎日15分ほど、続けることが大切）
・頭皮、首や肩のマッサージ（40、130頁）
・青魚やナッツから良質なオイルを摂る

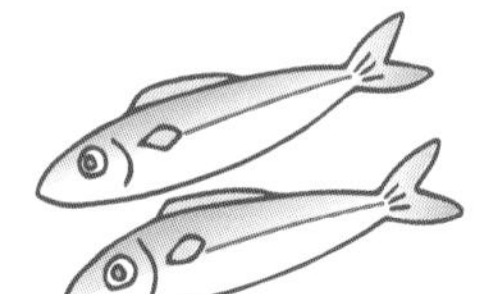

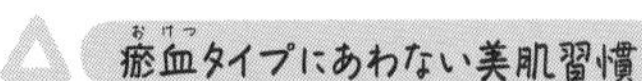

△ 瘀血タイプにあわない美肌習慣

・ビタミン摂取のために果物をたっぷり摂る
　➡ 糖分過多は血液ドロドロの原因に

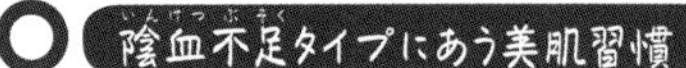

○ 陰血不足タイプにあう美肌習慣

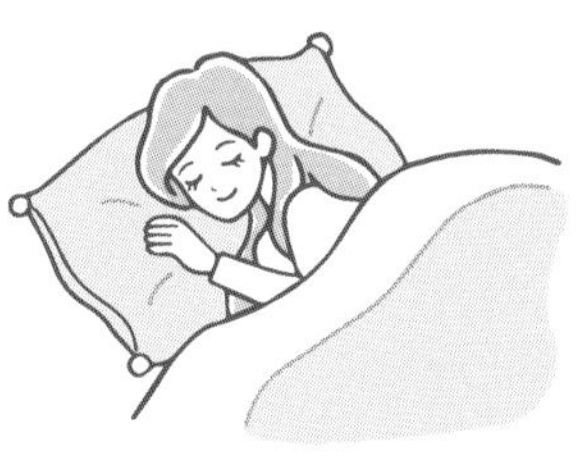

・睡眠をたっぷり取る
・動物性のたんぱく質（肉や魚）もしっかり食べる

△ 陰血不足タイプにあわない美肌習慣

・半身浴やサウナで汗をかく ➡ 陰血を消耗しやすい
・夜のスキンケアはたっぷり時間をかけて丁寧に
　➡ 睡眠時間を犠牲にしないように注意

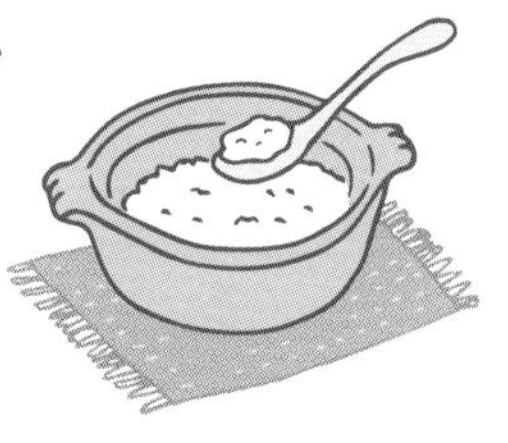

○ 脾腎両虚タイプにあう美肌習慣

・朝はおかゆではじめる
・味噌やぬか漬けなどの発酵食品を摂る
・腹巻をする

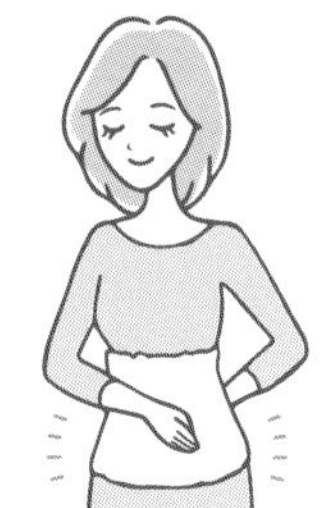

△ 脾腎両虚タイプにあわない美肌習慣

・水を1日2L飲む ➡ 体にたまってより負担になりやすい
・ヨーグルト、生サラダ、果物をたっぷり摂る
　➡ 脾と腎が冷えて弱る原因に

気滞　頬の肝斑(かんぱん)は気の滞り

肝斑(かんぱん)は、両頬の上にできる薄茶色のシミ。中医学的には気の滞りと考えます。気の巡りをつかさどる肝(かん)を整えて対策しましょう。

肝を整える食べもの

春菊、セロリ、シソ、三つ葉、クコの実、
柑橘類、酸味のあるもの

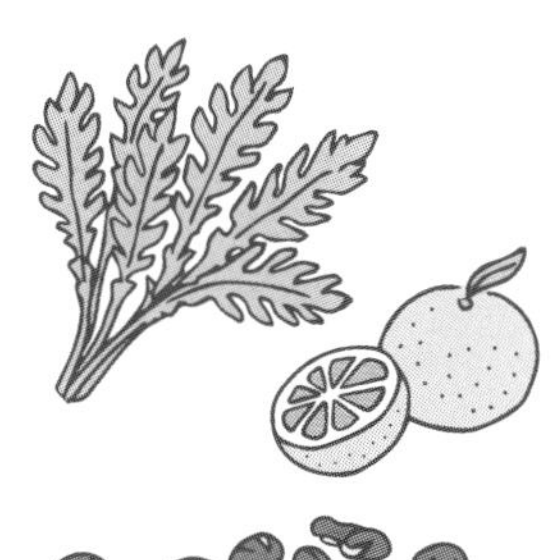

肝を整える生活

こまめにストレスを発散し（279 頁）、夜は早めに就寝を。生活リズムが乱れないように気をつけて。
※また、腎(じん)を整えると肝も乱れにくくなる。黒豆や黒ゴマなど黒い食べもの、枝豆、栗、くるみ、ホタテ、プルーンがおすすめ。腰周りや下半身を冷やさないように。

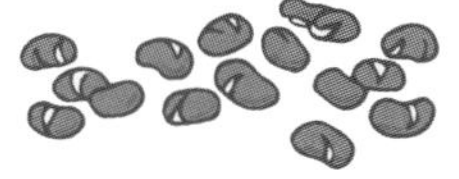

瘀血　シミやくすみに血の巡りをよくする玫瑰花茶(まいかいかちゃ)

きれいなピンク色と優雅な香りが特徴的な玫瑰花(まいかいか)。気血(きけつ)の巡りをよくする効果があり、シミやくすみにもおすすめ。好きなお茶にブレンドしてどうぞ。

紅茶やジャスミンティーとブレンド

紅茶やジャスミンティーなどの茶葉と玫瑰花（カップ 1 杯につき 5 ～ 6 個の量）をポットに入れ、熱湯を注ぎ 3 ～ 4 分蒸らす。

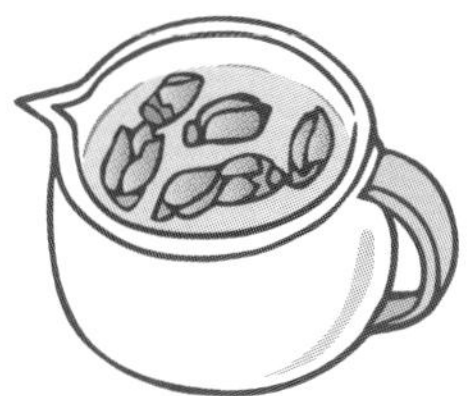

他のハーブとブレンド

熱湯 350mL（2 杯分）、玫瑰花 6 ～ 7 個、ハイビスカス（ローゼル）ティースプーン 1 ～ 2 杯、ローズヒップ ティースプーン 3 杯、ハチミツ ティースプーン 2 杯（お好みで）をポットに入れ、3 ～ 4 分蒸らす。

ハイビスカスとローズヒップはどちらもビタミン C が豊富。ハイビスカスには血の巡りをよくする効果があり、ほどよい酸味が玫瑰花とよくあいます。ローズヒップには炎症を鎮める作用があり、紫外線を浴びた日のケアにもおすすめ。

肌質のお悩み（乾燥肌・脂性肌・混合肌・敏感肌）

「皮膚は内臓の鏡」といわれるくらい、肌の調子は体内の状態に左右されます。肌質にあわせたスキンケアだけでなく、体質にあわせた養生もしましょう。

《①血虚タイプ》乾燥肌＋血色がわるい

栄養不足で肌が乾燥するのが、血虚タイプの肌のお悩み。乾燥肌に加え、血色のわるさ、髪や爪のトラブルも気になります。血を補って肌に栄養を届けましょう。血は食べたものから作られるので、食事がとても大切。特に、肉や魚は効率よく血を補えます。毎食、自分の片手一盛を目安に食べてみて。ほかには、レバーやにんじんなどの赤い食べものや、ひじきや黒豆などの黒い食べものもおすすめです。1日に何時間もスマホを見たり、汗をダラダラかくような運動をしすぎると血を消耗するのでご注意を。また、日付が変わるまでに布団に入り、7時間を目標にたっぷり寝て血を蓄えましょう。漢方薬では、血を補う四物湯や当帰養血膏などを使います。

漢方薬

【①血虚タイプ】 四物湯・当帰養血膏など
【②陰虚タイプ】 杞菊地黄丸・八仙長寿丸など
【③湿熱タイプ】 竜胆瀉肝湯など
【④瘀血タイプ】 桂枝茯苓丸・冠心Ⅱ号方など
【⑤気滞タイプ】 逍遙散・加味逍遙散など
【⑥衛気不足タイプ】 玉屏風散など

血虚　肌の栄養を補うサケのホイル焼き

中国の医学書に「血(けつ)は濡養(じゅよう)をつかさどる」という言葉があり、血は全身を潤す作用があることを表わしています。乾燥が気になるときは、血を補うものを摂りましょう。

材料（1人分）

サケ　1切れ
玉ねぎ　1/4個
にんじん　玉ねぎの半分くらいの量
シメジ　適量
塩コショウ　少々
オリーブオイル　小さじ1
パセリ　お好みで

【作り方】

❶サケに塩と酒を軽く振る。

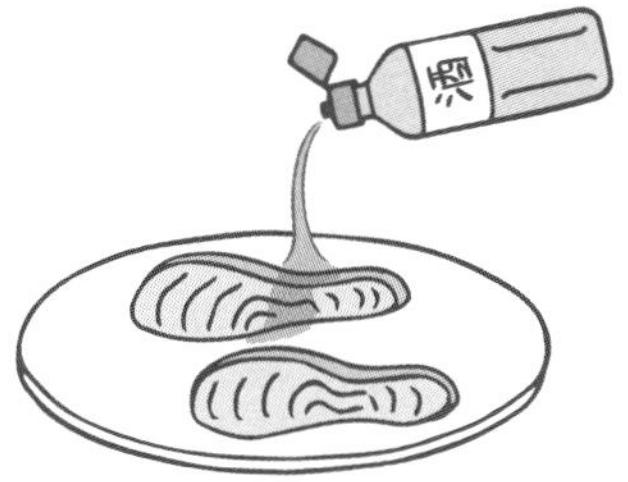

❷玉ねぎとにんじんは薄切り、シメジは食べやすい大きさに割く。

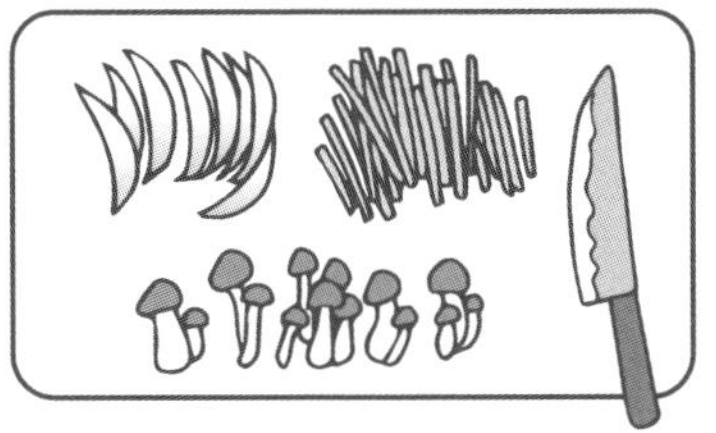

❸30cm四方のアルミホイルを敷き、分量外のオリーブオイルを塗る（焦げつき防止）。

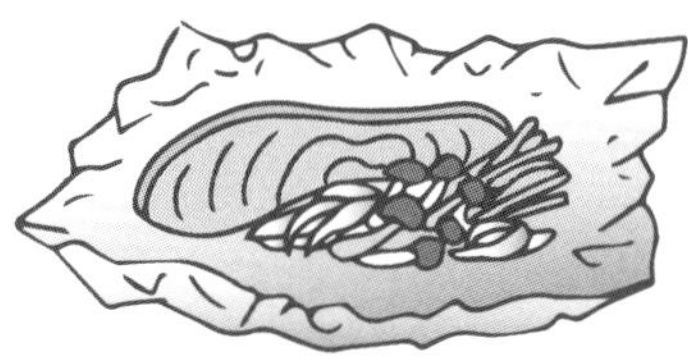

❹玉ねぎ、サケ、ニンジン、シメジの順に重ねて置く。

❺オリーブオイルを回しがけ、塩コショウをし、隙間がないようにアルミホイルでしっかり包む。

❻包んだホイルをオーブントースターで15～20分焼いて、できあがり。

❼お好みでパセリを添える。

※サケ、にんじん、シメジ、パセリは血を補い、玉ねぎは血の巡りをよくします。

※フライパンで焼く場合は、フタをして中火で4分、その後弱火で8分ほど焼いてください。

《❷陰虚(いんきょ)タイプ》乾燥肌＋顔がほてる

潤い不足で肌が乾燥するのが、陰虚(いんきょ)タイプの肌のお悩み。口やのどなど体内の乾燥、顔や体のほてりを伴うのが特徴です。体の潤いである陰(いん)が足りていないので、スキンケアだけでなく、体の内側からも陰を補いましょう。潤いを補う食べものは、山芋、黒豆、エリンギ、レンコン、白キクラゲ、豆腐、ユリ根、梨、イチジク（85頁）。汗のかきすぎに気をつけたいので、辛味の強いものや薬味の摂りすぎには注意します。飲みものも、コーヒーやお酒などの利水作用があるものよりも、プーアール茶や麦茶、緑茶、甘酒、豆乳など潤いを消耗させないものがおすすめです。また、陰虚タイプはお風呂の入り方も大切。長風呂は陰を消耗するので控え、その分早く眠るとしっかり陰を補えます。漢方薬では、陰を補う杞菊地黄丸(こぎくじおうがん)や八仙長寿丸(はっせんちょうじゅがん)などを使います。

陰虚　肌の乾燥は水分の摂取不足？

潤い不足と聞くと、「水分の摂取量が足りない」と思いがちですが、実は水分の摂取量が足りていても、必要なところに届けられなければ潤い不足の陰虚(いんきょ)状態になることがあります。大切なのは「補陰(ほいん)」することです。

陰虚

必要な潤いが、必要なところにない状態。

補陰

潤いを補い、必要なところに届けること。適度に水分を摂っても肌が乾燥する人は、「補陰」を意識しましょう。

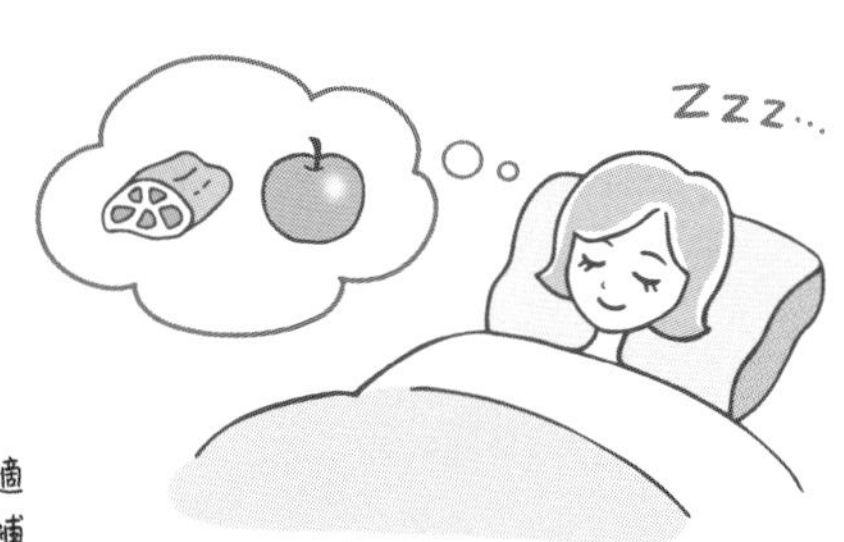

《③湿熱タイプ》脂性肌

肌が全体的に脂っぽくベタつくのが湿熱タイプの肌のお悩み。顔に赤みが出やすい、舌にべったりと厚いコケがたまるなどの症状を伴います。ベタつきのもとになる湿熱（余分な水分と熱）をためないようにしましょう。原因になりやすいのは飲食の不摂生。お酒や脂っこいもの、甘いものが好きな人、美食家の人に多いです。おすすめの食べものは緑豆、緑豆もやし、こんにゃく、海藻類、根菜類、ハトムギ。食物繊維が多めであっさりとしたものを食べると排出力がアップします。毎日お酒を飲む人は週に２日は休肝日を作ってみましょう。それほど食事の乱れがないのに湿熱タイプにあてはまる人は、もともと脾（胃腸）の排出力が弱いと考えられるので、基本の食養生（18頁）に立ちかえって、脾の働きを整えましょう。漢方薬では、湿熱を排出する竜胆瀉肝湯などを使います。

湿熱　湿熱は運動で追い出そう！

汗をかくと、ベタつきの原因になる湿熱を発散させることができ、体も軽くスッキリします。汗をかけるような運動を習慣化して排出力を高めましょう。

・ウォーキングやサイクリング、ヨガ、ダンスなど、気持ちよく汗をかけて続けやすいものがGood！

・スポーツクラブに入ったりジムに通ったりして、定期的にデトックス日を作るのもいい

・同じ汗をかくのでも、サウナなど外から熱を加えるものは、症状が悪化する可能性もあるのでご注意を

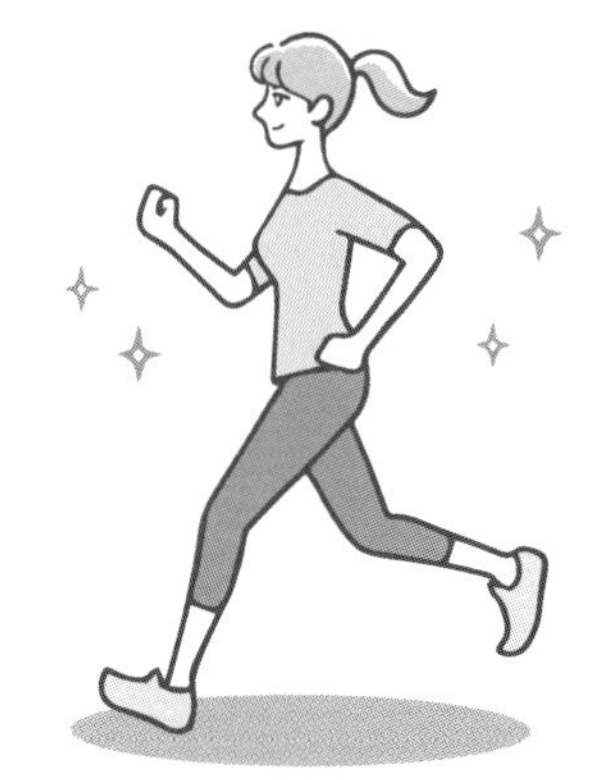

《④瘀血タイプ》乾燥肌や混合肌+シミやくすみが多い

肌がゴワゴワして乾燥したり、部分的な乾燥とベタつきが混在する（混合肌）のが瘀血タイプの肌のお悩み。ほかにも、シミができやすい、色素沈着を起こしやすい、肌が黒くくすみやすいなどが特徴です。血の巡りをよくして新陳代謝を整えましょう。おすすめの方法はこまめに体を動かすこと。階段を使う、座りっぱなしにならないように1時間ごとに5分ほど立つ、部屋の掃除機がけの頻度を上げる、駐車場は遠いところに停めるなど、日常生活に小さな工夫を取り入れて。1日10〜15分ほどの運動習慣をつけるとさらに改善が早くなります。食べものなら、青魚やらっきょう、玉ねぎ、ニラ、お酢、味噌がおすすめ。甘いものや脂っこいものは血の巡りがわるくなるので控えましょう。漢方薬では、血の巡りをよくする桂枝茯苓丸や冠心Ⅱ号方などを使います。

瘀血 ゴワゴワ肌は温めて改善

ゴワゴワ肌の原因は血の滞り。体を温めて血の巡りをよくし、栄養が届きやすく、老廃物がたまりにくい肌を目指しましょう。

❶毎日湯船に5~10分つかる。
❷温かいものを飲食する。
❸襟ぐりの開いた服、下半身の薄着に注意。
❹夏場はストールや羽織もので首元の冷房対策。
❺1日に何度か肩を回す（130頁）。

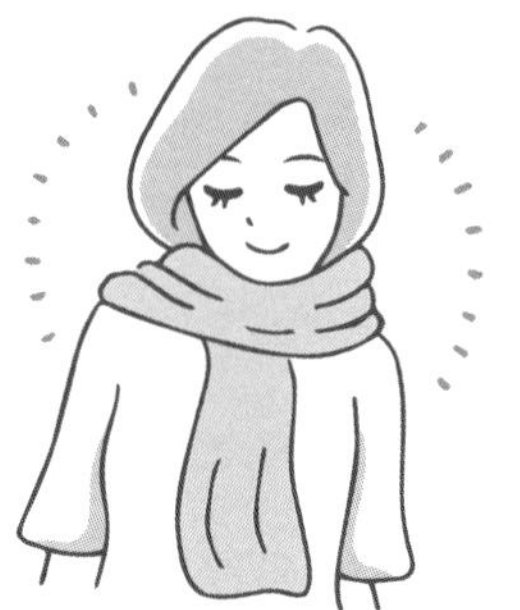

《⑤気滞タイプ》混合肌や敏感肌+ストレスが多い

ストレスが多く、肌が揺らぎやすいのが気滞タイプの肌のお悩み。肌の乾燥とベタつきが混在する混合肌や、刺激に弱い敏感肌が多く、ストレスや月経周期の影響を受けて肌の状態が揺らぎます。気の巡りをよくして、しなやかな肌を作りましょう。ストレッチは気の流れを整える簡単な方法。気滞タイプの人はついつい体に力が入りがちなので、寝る前にストレッチをして1日の気疲れをリセットしましょう。太衝（264頁）や行間（264頁）のツボをマッサージするのもおすすめ。自分が気持ちいいと感じるところをほぐします。ただし、夜ふかしすると気が滞るので、睡眠時間を削ってまでしないように。日常の中でできる簡単なストレス発散法（279頁）もチェックしてください。漢方薬では、気の巡りをよくする逍遙散や加味逍遙散などを使います。

気滞　気の巡りをよくする香りの力

香りには気の巡りをよくする効果があります。好みの香りを生活に取り入れて、気の流れを整えましょう。

気の巡りをよくするおすすめのアロマオイル（エッセンシャルオイル）

カモミールローマン、マンダリン、ベルガモットなど

簡単な取り入れ方

アロマディッシュにエッセンシャルオイルを直接数滴垂らし、お部屋に置く

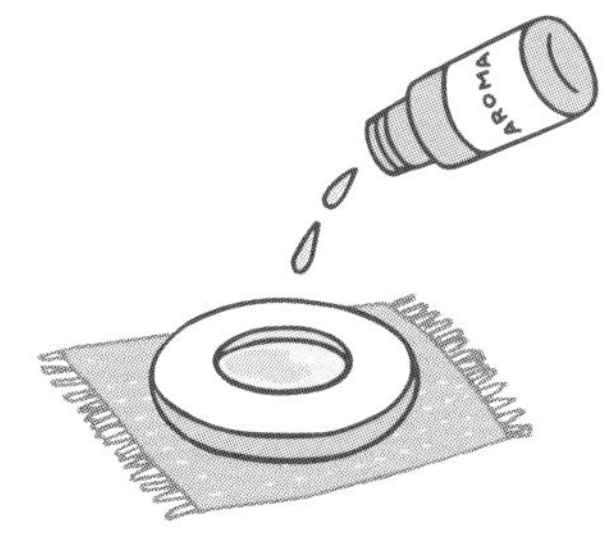

自分にとって心地よい香りにはそれ自体に気を巡らせる効果があるので、ここに挙げたもの以外でも、自分の好みの香りでOK！

《❻衛気不足タイプ》敏感肌+アレルギーが多い

肌が刺激に敏感で、かゆみや肌荒れを起こしやすいのが衛気不足タイプの肌のお悩み。ほかにも、カゼをひきやすい、アレルギーが多い、花粉が飛ぶ季節に肌の状態が揺らぎやすいといった特徴があります。防衛の気である衛気を補って、刺激に負けない肌を目指しましょう。おすすめの食べものは、お米や豆類、キノコ類、山芋、アスパラガス、カブ、甘酒。温かく調理してよくかんで食べます。衛気は寝ている間に蓄えられるので、夜ふかしせずに早く寝るのもポイント。朝日を浴びると衛気の働きがよくなるので、毎朝必ずカーテンを開けて1日をスタートしましょう。感染症がはやる時期や花粉が飛ぶ時期は生活が乱れないように特に気をつけ、衛気が弱らないようにすると、刺激を受けにくくなります。漢方薬では、衛気を補う玉屏風散などを使います。

衛気不足　衛気不足ならお米を食べて

衛気は気の一種なので、衛気が不足しているなら気を補うことが大切です。脾（胃腸）を整えて、朝食に気を補うお米を食べ、衛気を整えてから１日をはじめましょう。

気は旧漢字では「氣」と書き、これはお米を蒸す蒸気とお米を表わしています。気を補う基本はやっぱりお米。朝ご飯にパンを食べることが多い人は、お米を食べる日を増やしてみて。

※パンの原料である小麦は心を養う食べものなので、動悸があるときにおすすめです。

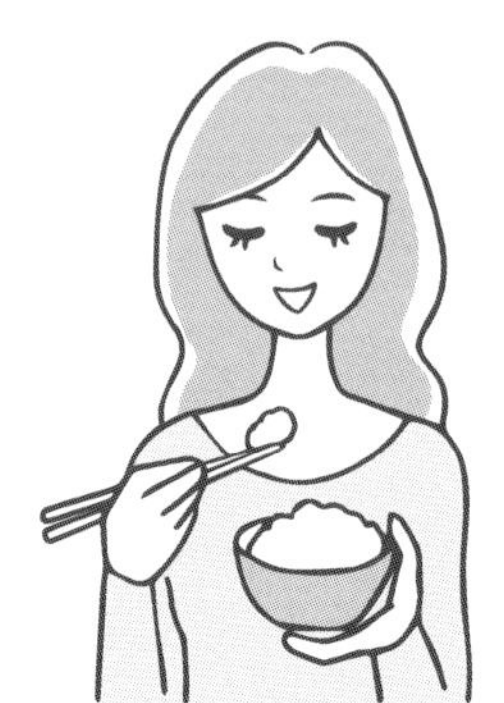

吹き出物（大人ニキビ）

20代以降にできる吹き出物（大人ニキビ）。治りづらく再発を繰り返すしつこい吹き出物も、体質にあった養生を取り入れると治しやすくなります。

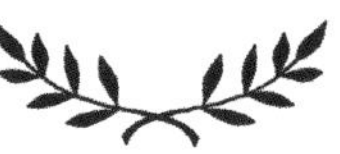

《①肺熱タイプ》赤みの少ない小さな吹出物

あまり赤みのない小さなプツプツができるのが、肺熱タイプに多い吹き出物。肺にこもった熱が取れると症状が改善します。こんにゃく、白菜、レタス、ビワ、豆乳などはいらない熱を取る食べもの。菊花茶（35頁）やミントティー（28頁）もおすすめです。逆に気をつけたいのは、辛い食べものとタバコ。肺に熱がこもるので控えましょう。また、長風呂やサウナ、生姜やネギの食べすぎが原因になっていることもあります。体の温めすぎにご注意を。便秘やイライラがある人は、そちらも併せてケアすると改善が早くなるので、163頁や277頁をチェックしてください。漢方薬では、肺熱を取る清上防風湯や五味消毒飲などを使います。

漢方薬

【①肺熱タイプ】 清上防風湯・五味消毒飲など
【②血熱タイプ】 荊芥連翹湯・清上防風湯・黄連解毒湯など
【③湿熱タイプ】 温胆湯・竜胆瀉肝湯など
【④瘀血タイプ】 桂枝茯苓丸加薏苡仁など
【⑤痰湿タイプ】 香砂六君子湯など
【⑥気滞タイプ】 加味逍遙散・柴胡清肝湯など

《②血熱タイプ》赤く腫れる吹き出物

赤みや痛みが強く、腫れて熱をもった吹き出物ができるのが血熱タイプ。深部にこもった熱が原因となり、炎症が起こっている状態です。ゴーヤ、レンコン、冬瓜、こんにゃく、大根、トマトなど熱を取り炎症を抑えるものがおすすめ。ドクダミ茶（60頁）もいいでしょう。こってりした食べものや脂身の多い肉、お酒は体に熱を生む原因になるので控えます。血熱タイプの人は体がほてるので冷たいものを飲食しがちですが、胃腸を直接冷やすと肌の修復が遅くなります。体温以上でぬるめのものを意識して口にしましょう。漢方薬では、血熱を取る荊芥連翹湯や清上防風湯、黄連解毒湯などを使います。同じように熱がこもっている前頁の「肺熱タイプ」の養生法も併せて行ってください。

《③湿熱タイプ》黄色く膿む吹き出物

黄色い膿が浮かんだような吹き出物ができるのは、湿熱タイプに多い症状。中医学では、体にドロドロたまった老廃物が熱をもって現われたものと考えます。食事の改善が効果的なので、日々の食事に気を配りましょう。おすすめは、こんにゃくやゴーヤ、ハトムギ、モロヘイヤ、サニーレタス、小豆、ドクダミ茶、海藻類など湿熱を取る食べもの。普段から野菜を多めにして食物繊維をたっぷり摂ると改善が早くなります。ご飯に雑穀を混ぜて炊くのも簡単な方法です。逆に、脂っこいものや油分の多いスイーツ、味の濃いもの、お酒は体にたまるのでご注意を。外食が続いたら、あっさりした和食を食べるデトックス日を作りましょう。普段の食事も食べすぎ飲みすぎを避けて、腹7〜8分目を意識して。漢方薬では、湿熱を取る温胆湯や竜胆瀉肝湯などを使います。

・肺熱タイプや血熱タイプ、湿熱タイプは、なかなか見分けがつかない場合や併せもっている場合も多いので、セルフケアに困ったら漢方の専門家に相談してみてください。

《④瘀血タイプ》紫色のゴリゴリ吹き出物

色は紫や赤黒く、触るとゴリゴリしていて、シミのように跡が残り消えにくいのが瘀血タイプの吹き出物。血の巡りがよくなると症状が改善します。効果的な方法は運動。10～15分程度の短めの運動でもいいので、毎日体を動かすのがおすすめ。テレビを見ながらその場足踏みなど、簡単なものでも十分です。なかなかまとまった時間が取れない場合は、意識して階段を使ったり、少し遠めの駐車場に停めたり、歯磨きをしながらスクワットをしたりするのもいいでしょう。食べものなら、青魚やこんにゃく、クレソン、菜の花、納豆、味噌、お酢など、血の巡りをよくするものを選んで。玫瑰花茶（97頁）やローズヒップティーは、シミになってしまった吹き出物の跡にもおすすめです。漢方薬では、血の巡りをよくする桂枝茯苓丸加薏苡仁などを使います。

《⑤痰湿タイプ》色のないしこり吹き出物

赤みは強くなく、触るとしこりを感じる吹き出物や白い吹き出物ができやすいのが痰湿タイプ。脾（胃腸）の排出力が落ちて、痰湿（老廃物）がたまっているときに多い吹き出物です。脾の働きを整えて吹き出物ができにくい肌を目指しましょう。昆布やワカメ、こんにゃく、里芋、冬瓜、ヨクイニン（161頁）などは、排出力を助ける食べもの。脾を補う豆類やキノコ類、イモ類もおすすめです。温かく調理してよくかんで食べましょう。反対に、脾を弱らせる冷たいものや生もの、脂っこいもの、お酒は症状の悪化につながるので注意が必要です。いつもお腹いっぱい食べているなら、脾はキャパシティオーバーで疲弊している可能性があります。食べ終わった後に、まだもう少し食べられるくらいの量に留めましょう。漢方薬では、痰湿を排出させる香砂六君子湯などを使います。

・血熱タイプや瘀血タイプ、痰湿タイプの吹き出物を何度も繰り返してなかなか治らない場合は、婦人科のトラブルが隠れていることもあるので、一度婦人科を受診してみてください。

《❻気滞タイプ》月経周期と関係する吹き出物

月経周期やストレスの有無にあわせて、吹き出物が増減するのが気滞タイプ。ほかの❶〜❺のタイプを併せもつ人が多いので一緒にケアしましょう。気滞タイプは、心身をほぐして気の巡りをよくすることが大切。毎日余裕がなくピリピリしているなら、ゆったりリラックスして心身をゆるめる時間を作り、あまり動かずこもっていることが多いなら、活動量を増やして発散させると気が巡ります。食べものなら三つ葉や春菊、キンカン、グレープフルーツ、シークワーサー。カモミールティーやジャスミンティー、ミントティー（28頁）などのハーブティーもおすすめです。リラックスタイムには太衝（264頁）や行間（264頁）のツボ押しを。そして、生活リズムを整えて夜ふかししないようにしましょう。漢方薬では、気の巡りを整える加味逍遙散や柴胡清肝湯などを使います。

吹き出物の場所と体質の関係

各体質によって吹き出物ができやすい場所があります。ニキビの状態と併せてチェックしてみて。

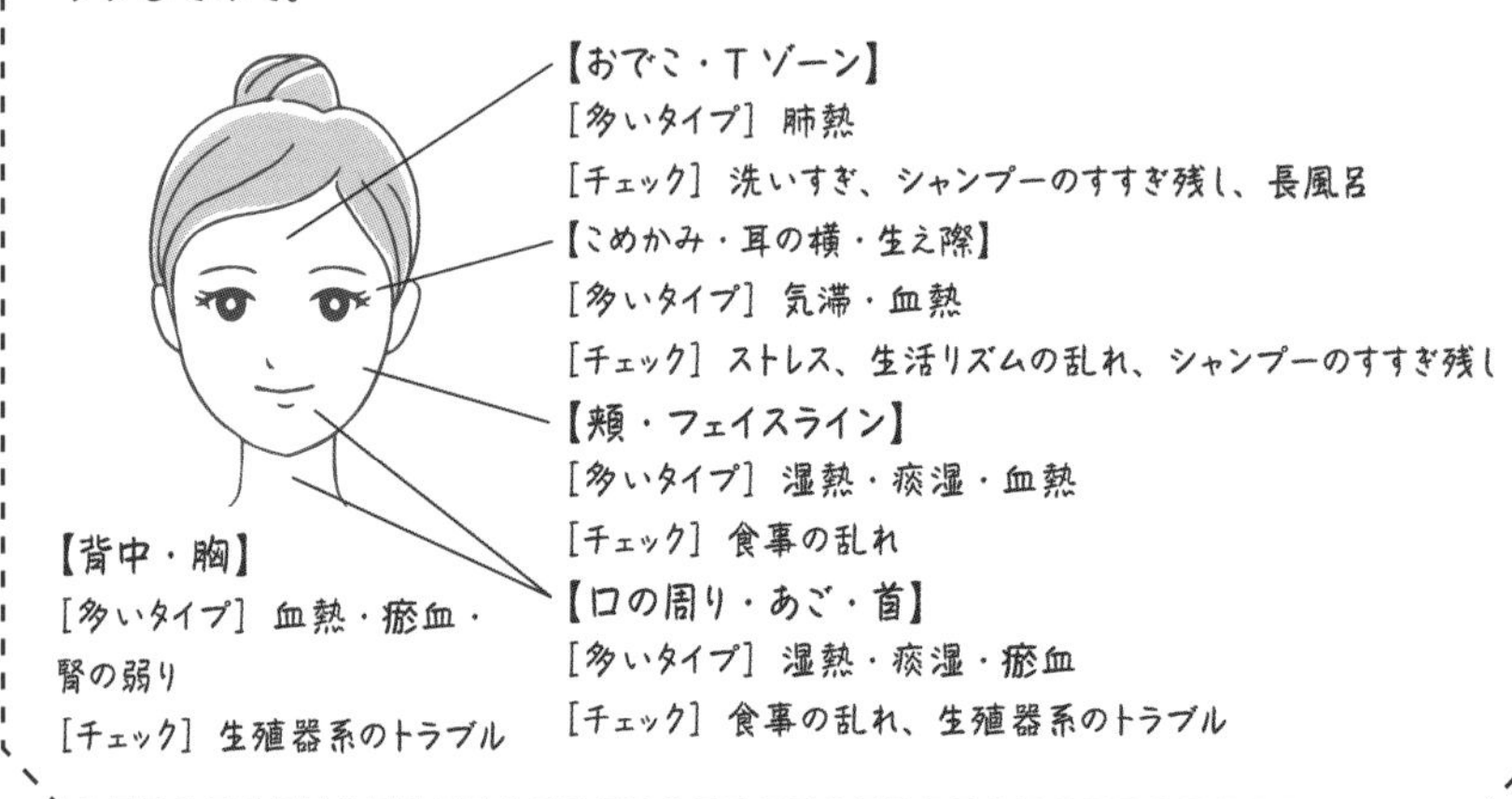

月経周期と吹き出物の関係

吹き出物が月経前に増える人もいれば、肌が安定するはずの卵胞期にできる人も。吹き出物ができやすい時期と月経周期を照らしあわせると、体の乱れを発見できます。

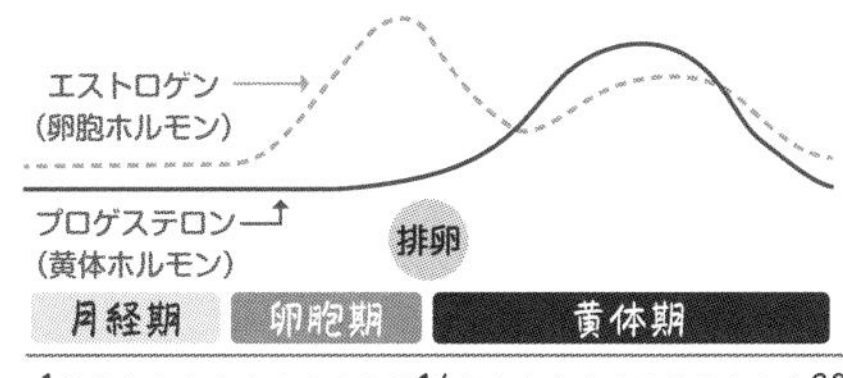

黄体期

体に熱がこもりやすく、プロゲステロンの働きで皮脂分泌も活発になるので、肌が揺らぎやすく、すべてのタイプの吹き出物ができやすい時期。特に、気滞タイプを併せもつ人は症状が顕著に。黄体期だけでもタイプにあわせた養生法をしっかり行うと、吹き出物ができにくくなります。

月経期〜卵胞期

一般的には、エストロゲンの働きで肌が安定しやすい時期。この時期に吹き出物が出る人は、もともと肌の栄養となる気血が不足していることが考えられます。月経中の激しい運動や食事制限、睡眠不足に注意しましょう。98頁や104頁もチェックしてください。

全タイプ　吹き出物の養生５カ条

吹き出物を早く改善させるには、生活を整えるのが近道。すべてのタイプの吹き出物に共通しておすすめできる養生法です。

5カ条	ポイント
❶7時間以上たっぷり寝る	日付が変わる前にお布団へ
❷生活リズムを整える	休日の夜ふかし、朝寝坊に注意
❸熱めのお風呂、長風呂は控える	長くても15分までに
❹食べすぎや飲みすぎに注意	いつも胃腸をスッキリと
❺ストレスをこまめに発散する	心身がほぐれるひとときを作る

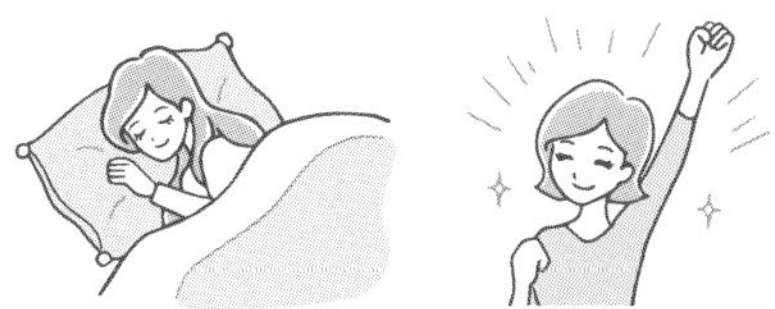

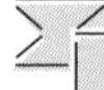全タイプ 吹き出物を悪化させるもの

内臓に負担をかけて吹き出物を作るものや、吹き出物の治りをわるくするものをたくさん口にしていませんか？　チェックしてみましょう。

なるべく避けたいもの	理由	
美食、お酒、タバコ	体に熱がこもりやすい	
甘いもの、脂っこいもの	体にたまって老廃物になりやすい	
辛いもの、香辛料	温熱性や発散性があり吹き出物につながることも	
山菜、芽物野菜	アクの強い山菜や発芽力が強い芽物野菜は、吹き出物が出やすくなることも	
冷たいもの	胃腸が冷えると肌の修復力がダウン	

※温かくあっさりしている蒸し料理や煮物、スープ、鍋料理でお野菜とタンパク質をしっかり摂りましょう。基本の食養生（18 頁）も忘れずに。

全タイプ　吹き出物と一緒にケアしたいお悩み

不眠	肌は寝ている間に修復されるので、睡眠の質がわるいと吹き出物が治りづらくなります。加えて、睡眠不足はホルモンバランスの乱れにもつながり、新たな吹き出物の原因にも。対策⇒262頁
便秘	便秘があると体に熱がこもりやすく、吹き出物につながります。便秘がある人は、併せてケアして排出力を高めましょう。対策⇒163頁
月経不順	吹き出物は生殖器のトラブルとつながっていることがあります。特に、瘀血タイプや痰湿タイプで月経が長引きがちな人は注意が必要。対策⇒177頁

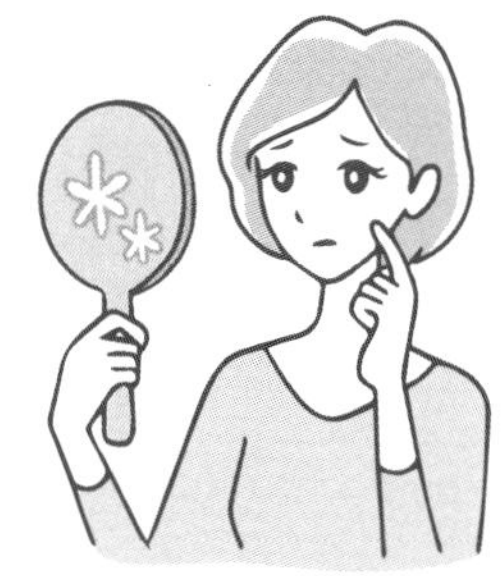

全タイプ　跡が残ってしまったら補血と活血

跡が残ってしまったお肌の再生には、補血（血を補うこと）と活血（血の巡りをよくすること）がとても大切。栄養をたっぷり届けて修復力を高めましょう。

- 肌を養い、修復を促すのは血の役割、肌に血を届けるのが血の巡りです。血虚タイプの養生法（98頁）と瘀血タイプの養生法（102頁）を参考に、血を補って巡りをよくして肌の再生を助けましょう。
- 肌の再生を助ける紫雲膏を塗るのもおすすめ。
- 普段からバランスのいい食事と睡眠をしっかりとって血を蓄え、適度に運動して血の巡りをよくしておくと、傷跡が残りにくい肌を作ることができます。

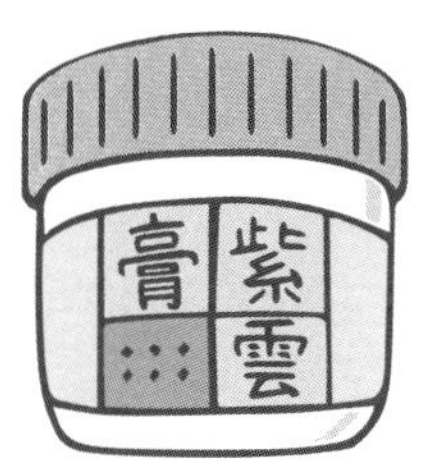

アトピー性皮膚炎

年々悩む人が増えているアトピー性皮膚炎。症状の改善には、治療と養生の2本柱が大切です。治療と併せて大切にしたい養生について、「肺」「脾」「腎」「気の巡り」の4つのポイントを見ていきます。

肺と皮膚のつながり

中医学の考え方である「肺は皮毛をつかさどる」とは、肺の働きが、呼吸だけでなく、皮膚の表面やうぶ毛の健康状態につながるという意味。これは、喘息とアトピー性皮膚炎を合併する人がいることからもよくわかります。加えて、アトピー性皮膚炎に特徴的な乾燥肌も、肺の皮膚を潤す働きが弱いことが原因です。アトピー性皮膚炎悪化の原因になる「汗」も、肺が弱ると必要以上にかきやすくなります。

漢方薬

●カサカサしているときに使われやすいもの
当帰飲子・温清飲・荊芥連翹湯

●ジュクジュクしているときに使われやすいもの
竜胆瀉肝湯・越婢加朮湯・消風散

●その他アトピー性皮膚炎に使われやすいもの
十味敗毒湯・柴胡清肝湯・白虎加人参湯・黄連解毒湯・温経湯など

※アトピー性皮膚炎の治療は、実際に確認して対応することが大切です。ぜひ漢方の専門家にご相談ください。

肺を労わる過ごし方

肺は嬌臓（弱く傷つきやすい臓器）と呼ばれるほど繊細な臓器。労わって生活しましょう。

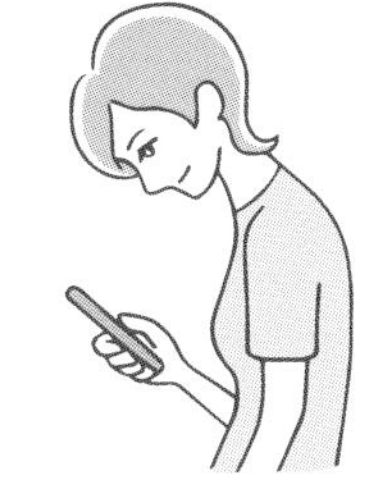

朝一番に深呼吸

呼吸が浅くなると肺を弱める原因に。こまめに深呼吸しましょう。

姿勢を正す

ねこ背になると肺が押しつぶされて弱くなります。

襟ぐりが深く開いた服に注意

胸を冷やすと肺の弱りにつながります。

肺にいい食べもの

白キクラゲ、ユリ根、梨、豆乳、山芋、カブ、白ゴマ

特にスマホやパソコンを触っている時間が長い人は、ねこ背になっていないか要チェック！

皮膚を健やかにする食養生

アトピー性皮膚炎を改善するうえで、脾を整える考え方はとても大切。どのような皮膚の状態でも、改善には食養生が欠かせません。基本の食養生（18頁）にあわせて、見落としがちなポイントをチェックしてみましょう。

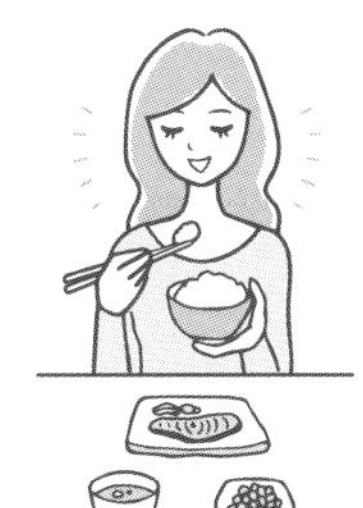

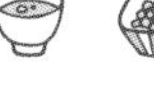

夜遅い時間に食べない

遅い時間の食事は脾が弱る原因になります。なるべく8時までに食事を終えるようにし、遅くなる場合は腹7分目程度の少なめにしましょう。

欠食しない

食事を抜くと、お肌を修復するための気血が足りなくなります。特に朝食が抜けやすいので注意しましょう。

和食中心の食事を心がける

和食のいいところは、脾にやさしく薄味で、栄養がしっかり摂れるところ。普段のお食事はなるべく和食中心にしましょう。

・皮膚によい食べもの→葉物野菜、キノコ類、海藻類、味噌、米、雑穀米
・皮膚によくない食べもの→甘いお菓子、揚げもの、辛味の強い食べもの、こってりした料理、お酒（タバコも×）

脾とアトピー性皮膚炎のつながり

「脾は肌肉をつかさどる」とは、脾（胃腸）の働きが皮膚や筋肉を正常に整えるという中医学の考え方。現代医学でも、アトピー性皮膚炎と腸内環境は深くかかわることがよく知られています。加えて、脾と肺は母子関係にあるので（16頁）、脾が元気だと肺も元気に。血管から血が漏れ出ないようにするのも脾の働きなので、少しかいただけですぐ出血してしまうような場合も脾の弱りと考えます。

腎と皮膚のつながり

中医学には「腎は精（生命力の源）を蔵す」という言葉があります。腎は生命力の源。腎が弱いと体の機能が乱れやすく、特に、腎は免疫もつかさどるため、皮膚の免疫が乱れているアトピー体質の人はもともと腎が弱いことが多いです。また、腎は肺や脾と協力して皮膚を潤すので、腎の弱りは乾燥肌に

腎が元気になる生活習慣

腎を整えることは、生命力を強くすること。皮膚の症状だけでなく、全身を整えることにつながります。

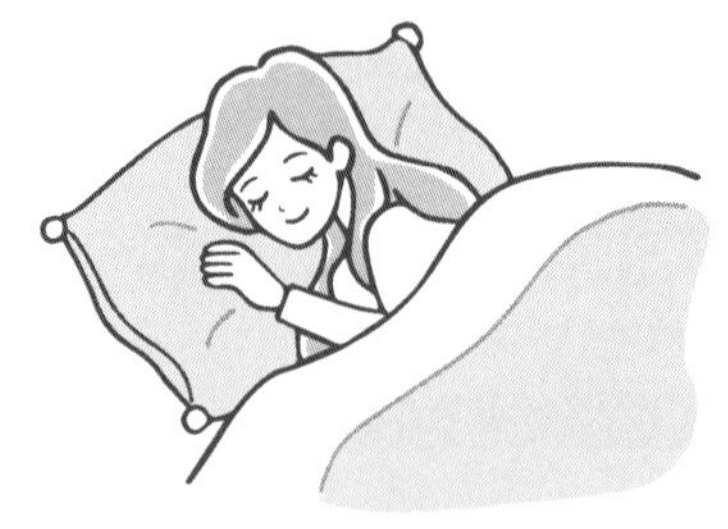

腰を冷やさないようにする

下半身の薄着に注意。腹巻などを使うのもおすすめです。

適度に体を動かし、適度に休む

過労も休みすぎも腎が弱ります。気持ちいい程度に活動し、疲れる前に休憩しましょう。

腎にいい食べもの

黒豆、黒ゴマ、黒キクラゲ、ゴボウ、山芋、枝豆、キャベツ

もつながります。現代医学でも、腎臓が弱ると皮膚が乾燥したり、かゆみが起こったりすることがわかっています。

気の巡りと皮膚のつながり

ストレスを感じて気が滞ると、かゆみが起きたり、より強いかゆみを感じやすくなります。そして、かくことで皮膚の状態が悪化すると、今度はそれがストレスとなって気の巡りが余計に悪くなり、悪循環に陥る人が少なくありません。加えて、気が滞ると体は熱をもって炎症が起きやすくなるので、よりアトピー性皮膚炎が悪化する場合もあります。

生活リズムを整えると気も整う

過労やストレス、人間関係、SNS、夜でも明るい街中……。私たちの生活には、気の流れを乱すものがあふれています。簡単には乱されない、しなやかな気の流れを作りましょう。

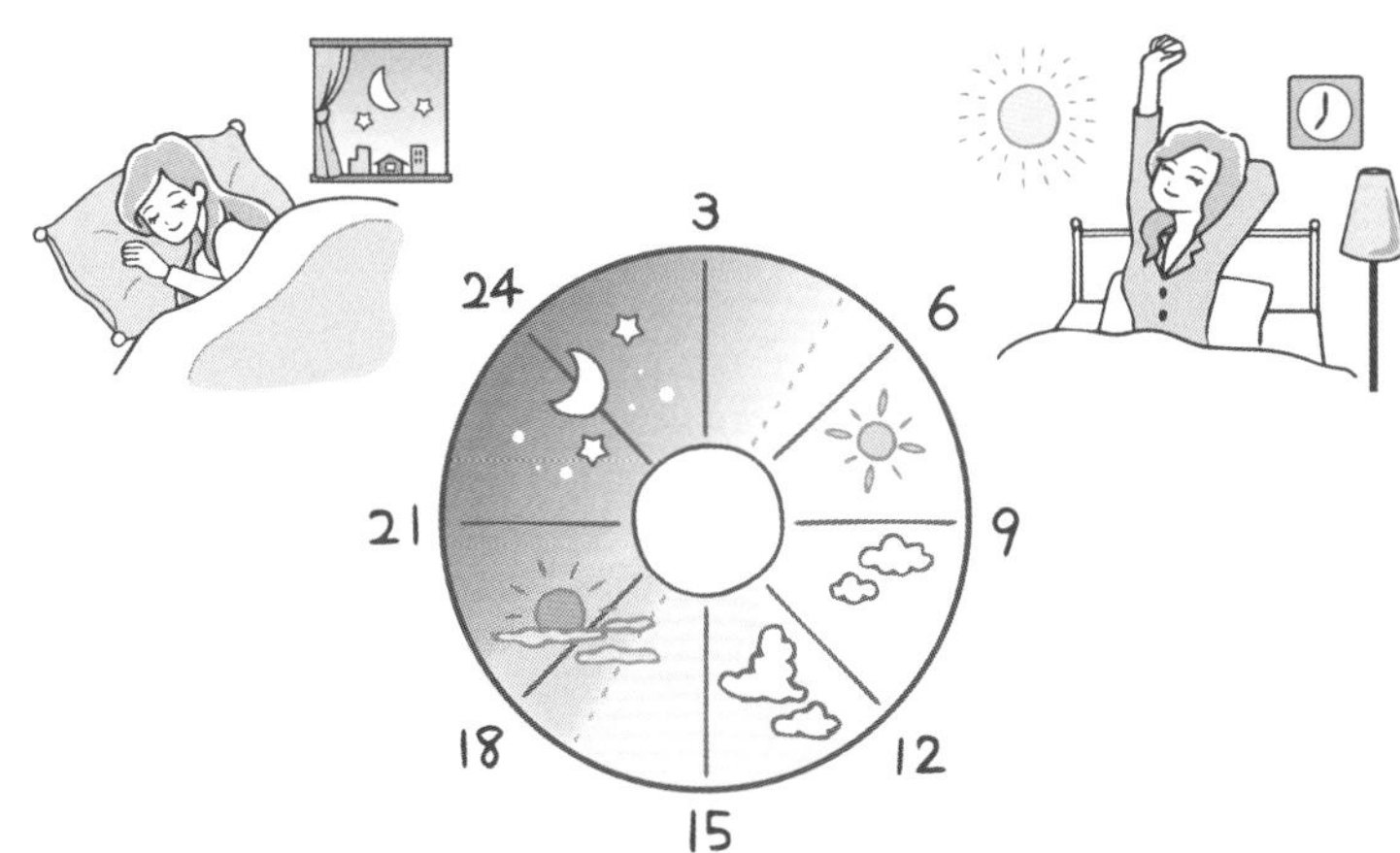

自然界の陰陽のバランスと調和した生活を意識しましょう。朝日を浴びて日中は元気に活動し、日が暮れたら明かりを少し落として穏やかに過ごし、早めに就寝すること。休日前の夜ふかしや休日の寝坊（2時間以上）に注意して。

手の乾燥・かかとのひび割れ

手やかかとがカサカサしやすい人と、そうではない人がいるのはなぜでしょうか。体の内側と外側、どちらもケアして、潤いのある肌を保ちましょう。

乾燥は陰血（いんけつ）の不足から

中医学では、肌を潤し養うのは血（けつ）や陰（いん）の作用と考えます。血の不足（血虚（けっきょ））は、月経がある女性や睡眠が不足している人、悩みごとや過労が続いている人、ダイエットをしている人に起こりやすく、髪のパサつきや目のかわき、爪がもろいといった症状にもつながります。陰の不足（陰虚（いんきょ））は、年齢が高くなってきた人や睡眠が不足している人、辛いものが好きな人などに起こりやすく、手足のほてり、のどや口のかわき、のぼせなどを伴います。どちらのタイプにも共通して大切なのは睡眠。夜ふかしを避けて就寝し、1日の疲れを毎日きちんとリセットさせると陰血（いんけつ）の消耗を防げます。次に注意したいのは目の使いすぎによる陰血の消耗。毎晩夜遅くまでスマホやテレビを見ていて夜ふかしをしてしまう、そんなダブルパンチが多いようです。食べものなら、陰血を補う肉や魚、卵、レバー。肌の材料となるタンパク質も摂れます。ゴマやキクラゲ、黒豆、ひじき、にんじん、ほうれん草、ナツメ、山芋、牡蠣、クル

漢方薬

［血虚（けっきょ）タイプ］ 当帰養血膏（とうきようけつこう）・当帰飲子（とうきいんし）など
［陰虚（いんきょ）タイプ］ 杞菊地黄丸（こぎくじおうがん）・八仙長寿丸（はっせんちょうじゅがん）など

ミもおすすめです。反対に、辛いものの食べすぎやお酒の飲みすぎにはご注意を。漢方薬では、血を補う当帰（とうき）養血膏（ようけつこう）や当帰飲子（とうきいんし）、陰を補う杞菊地黄丸（こぎくじおうがん）や八仙長寿丸（はっせんちょうじゅがん）などを使います。

陰血はゆっくりと全身を養い、手足まで届くのは最後のほう。悩みすぎると陰血を消耗させるので、気長に養生しましょう。きっと以前に比べて手が荒れにくくなった、かかとがひび割れにくくなったと感じられる日が来るはずです。

保湿クリームの上手な使い方

手やかかとの潤いを保つには外側からのケアも大切。保湿クリームの使い方を見直してみましょう。

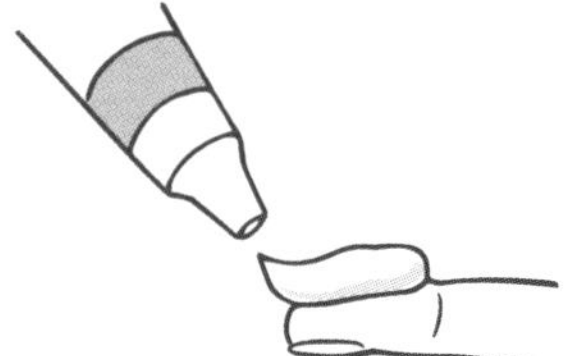

人差し指の第一関節まで出した量（約0.5g）が、両手の平２枚分を保湿できる目安です。塗った後はペタッとしていて、できれば何も触りたくないなと感じるくらいが正解。ちょこっとを刷り込むように塗ると、少なすぎて摩擦で肌を傷つけてしまうのでご注意を。

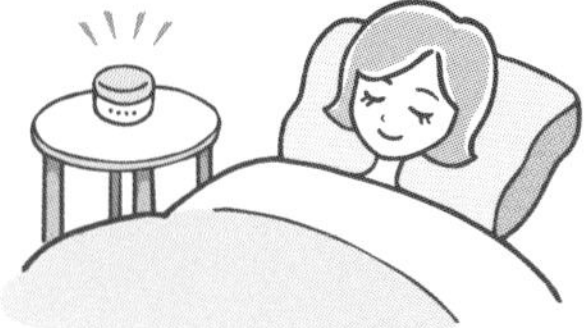

保湿クリームを塗るおすすめのタイミングは、寝る直前！

ひどいアカギレやひび割れには紫雲膏（しうんこう）

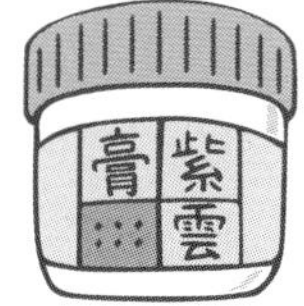

乾燥がひどくなり、パックリと割れて血がにじむ。そんなときには「紫雲膏（しうんこう）」がおすすめ。傷を治したり、肌の再生を助けたり、肌を潤したりする効果が高く、乾燥によるアカギレやひび割れによく効きます。

※紫雲膏の成分である紫根（しこん）のエキスが入った保湿クリームもあります。

動悸

緊張したときや驚いたときに、一時的に動悸がするのは正常な反応。でも、わけもなく動悸がすることが度々あり、病院では特に異常がないと診断される……。そんな悩みも少なくありません。

《❶心虚タイプ》体が消耗しているとき

疲れたときや過労が続いたとき、月経後や産後、ダイエット中など、体が消耗しているときに起こるのが心虚タイプの動悸。心の気血（エネルギーと栄養）が不足しているので、動悸は動くと悪化しやすく、倦怠感や息切れ、立ちくらみ、不安感を伴うこともあります。気血を養い心に栄養を届けましょう。食べものならナツメ、ナマコ、イワシ、牡蠣、ハツ、卵、竜眼肉がおすすめ。食事を抜かないように注意し、朝ご飯にサラダや果物ばかりでなく、卵や魚、肉を食べるのも大切です。悩みごとは心血を消耗させるので、いったん横に置いてこころをゆるませる時間を作ることも必要。今の生活では体への負担が大きいかもしれません。休息を大切にして無理しすぎないようにしましょう。漢方薬では、心の気血を補う帰脾湯や人参養栄湯、炙甘草湯などを使います。

漢方薬

【❶心虚タイプ】帰脾湯・人参養栄湯・炙甘草湯など

【❷陰虚タイプ】天王補心丹・炙甘草湯など

【❸気滞タイプ】四逆散・逍遙散など

【❹瘀血タイプ】血府逐瘀湯・冠心II号方など

・全身の冷えや強い倦怠感、息切れを伴う動悸がする場合は陽気の不足が考えられます。216頁をチェックしてください。

心虚　心を養う食べもの

心が弱って動悸が出たらナツメやハツ（豚などの心臓）がおすすめ。心を養い元気を与えてくれるお助け食材です。

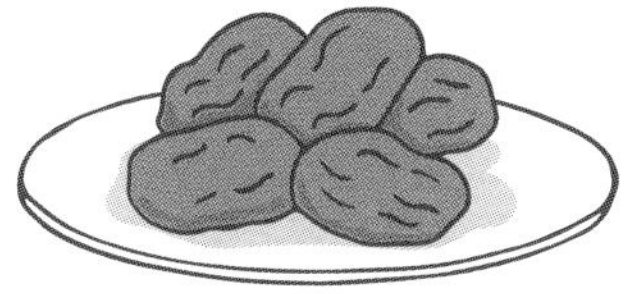

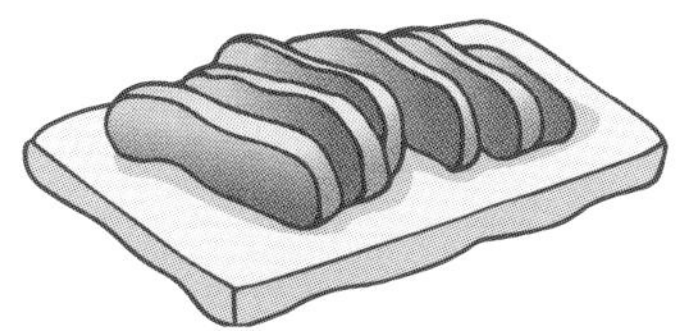

ナツメ

中国では「一天三棗不顯老（1日3つナツメを食べると老いない）」といわれるナツメ。気血をバランスよく補い、心神の働きを安定させる安神の作用もあります。

ハツ

中医学では「以臓補臓」といい、弱っている臓器をほかの動物の同じ臓器で補う考え方があります。「心は血脈を主る」とは、心が全身の血流をコントロールしていることを表わす言葉。心が弱ると血を巡らせることができず動悸が現われると考えます。

《❷陰虚タイプ》ほてりや乾燥があるとき

産後や更年期に起こりやすく、手足や胸、顔のほてりを伴って起こるのが陰虚タイプの動悸。目や口がかわき、舌のコケが少なく乾燥していたりひび割れていることもあります。陰（潤い）を補って心を安定させましょう。一番大切なのは睡眠。子の刻（23時〜1時）に体を休めていられるよう日付が変わるまでに就寝し、7時間以上たっぷり睡眠を取ると、全身の臓腑を潤し、養えます。入浴のしかたも、湯船につかるときは40℃以下で10分以内を目安に、汗をかきすぎないようにするのがポイント。お風呂上りに動悸がする人は肩までお湯につからず、寒ければお湯で温めたタオルを肩にかけるとよいでしょう。陰を補う食べものは、ユリ根や卵、牡蠣、黒豆、イカ、アワビ、烏骨鶏の肉、小麦。辛いものは陰を消耗するので控えめに。漢方薬では、陰を補う天王補心丹や炙甘草湯などを使います。

陰虚 心神を落ちつかせるユリ根粥

心神を養い安定させるユリ根を使った簡単なお粥は、ほてりを伴う動悸や心神の不安があるときにぜひ食べたいメニュー。
中国では、氷砂糖などで甘めに味付けしたお粥もよく食べられます。とても美味しいのでぜひ試してみて。また、味をつけなくてもお米とユリ根の自然な甘さが美味しいお粥になります。

材料（2人分）

米　1/2合
ユリ根　小1個
水　600mL
氷砂糖（グラニュー糖でも可）　適量

【作り方】

❶ユリ根はおがくずをきれいに洗い流し、1枚1枚はがして再度水洗いし、茶色くなっている部分や砂を取り除いておく。

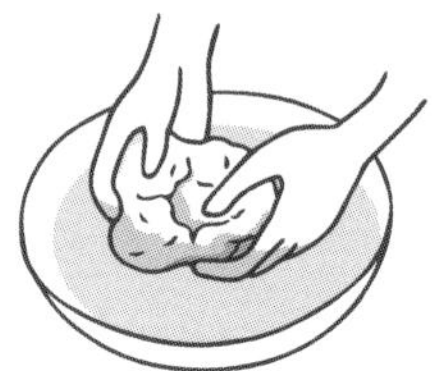

❷小鍋に、洗った米、水気を切ったユリ根、水を入れ、中火にかける。

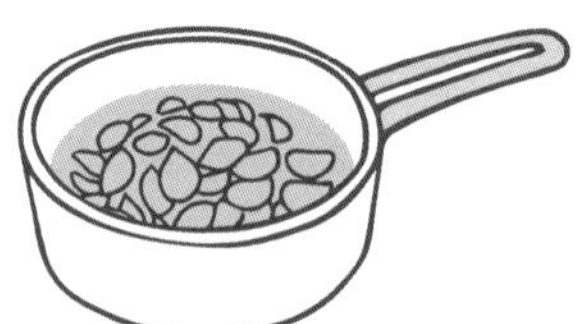

❸沸騰したら弱火にし、鍋とフタの間に菜箸を挟んで隙間を作り、30分ほど煮る。

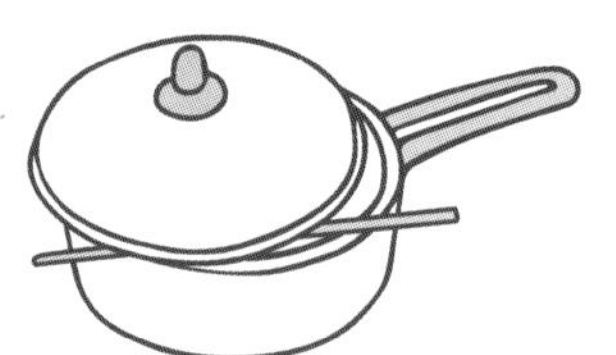

❹お好みで氷砂糖（グラニュー糖や上白糖でも可）を入れて溶かしたらできあがり。

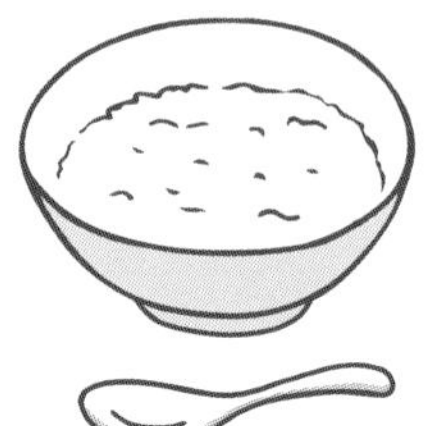

・いつも不安感があり、こころが落ちつかず、ちょっとしたことでも動悸しやすい場合は、「不安になりやすい」（281頁）もチェックしてください。

《❸気滞タイプ》ストレスが多いとき

ストレスが多く、イライラやクヨクヨなど情緒の変化にあわせて動悸が悪化するのが気滞タイプ。気持ちが揺れやすい月経前に動悸が増える人もいます。気の巡りをよくして心の働きを整えましょう。

大切なのはゆとりをもつこと。がんばり屋さんが多い気滞タイプは、ついついＴｏＤｏリストをいっぱいにして余裕をなくしてしまいがち。わざとスケジュールに空白を作ったり、こまめに気分転換（279頁）してこころをゆるませる時間を作ってみて。香りのいいものは気の巡りをよくしてくれるので、好みの香りのアロマや香水、ハンドクリーム、シャンプー、入浴剤を生活に取り入れるのもいいでしょう。食べものも、三つ葉や春菊、キンカン、ピーマン、ジャスミンティーなど香りがあるものがおすすめです。漢方薬では、気の巡りをよくする四逆散や逍遙散などを使います。

気滞　気の流れを整える腹式呼吸

丁寧に呼吸すると気の流れが整います。胸を使うのではなく、お腹を使った腹式呼吸が大切。ストレス性の動悸が気になったらぜひ試してみて。イライラしたり、気持ちがあせって落ちつかないときにもおすすめです。

❶座るか仰向けに寝て、おへその下に両手を置く。

❷両目を閉じ、まず体の中の空気をすべて吐き出す。両手を置いた下腹部を凹ませながら、しっかり吐き切る。

❸次に鼻からゆっくり息を吸う。下腹部に置いた両手を押しあげるイメージで、お腹をふくらませながら吸う。

❹お腹いっぱい息を吸ったら、口をすぼめてできるだけ細く長く、お腹を凹ませながら息を吐く。

❺気持ちが落ちつくまで❸と❹を繰り返す。

※気持ちが高ぶっている間はなかなかうまく呼吸できませんが、何度か繰り返しているうちにゆっくり呼吸できるようになります。

・ドキドキと動悸がして、いてもたってもいられずパニックになってしまうような場合は、気の滞りだけでなく水の滞りも関係していることがあります。セルフケアだけで改善しない場合は漢方の専門家に相談してみてください。

《❹瘀血タイプ》顔がくすみがちなとき

夜に症状が出やすく、時に胸の痛みや違和感を伴うのが瘀血タイプの動悸。そのほかに、顔のシミやくすみが多い、首や肩がこる、手先足先が冷える、月経痛が強いといった症状を伴います。放っておくと心臓や血管の病気につながることもあるので、早めに対策しましょう。大切なのは血の巡りをよくすること。食べものなら青魚や玉ねぎ、納豆、ニラ、サフランやお酢を使った料理がおすすめです。脂っこいお料理や油分と糖分たっぷりのスイーツは、控えめが吉。お酒は日本酒や焼酎を選び、嗜む程度を心がけて。喫煙している人は、運動や友人とのおしゃべりなど別のストレス解消法を見つけましょう。ストレスやイライラが多い場合、それが血を滞らせることもあるので、前頁の「気滞タイプ」の養生もチェックしてください。漢方薬では、血の巡りをよくする血府逐瘀湯や冠心Ⅱ号方などを使います。

瘀血　軽めの運動を習慣化して血の巡りをアップ

血の巡りをよくするには、運動が効果的。でも、負荷が大きい運動は心に負担がかかるので、最初からやりすぎないほうがベター。ウォーキングやジョギング、水中ウォーキング、スタンディングカーフレイズなど、軽めの運動からはじめましょう。

スタンディングカーフレイズ

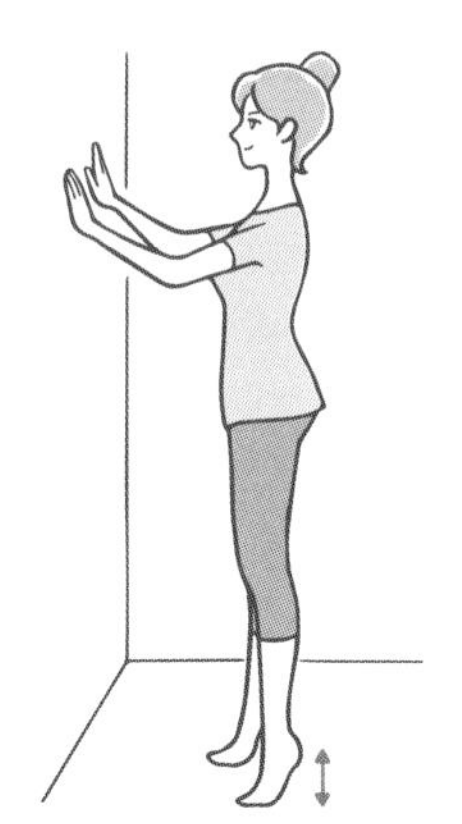

【スタンディングカーフレイズのやり方】

❶壁に手をつき、足を肩幅に開く（イスの背もたれに手をつく方法でもOK）。

❷かかとを上げ下げする。

※ 10回1セットとして、2〜3セットくらいから無理せずはじめましょう。ふくらはぎの筋肉を鍛えると、全身の血の巡りがよくなります。

胸の痛み

ふとしたときに胸がキュッと痛むけど、病院では問題がないと診断される……。そんなときこそ、中医学の知恵を使って対策しましょう。

《①瘀血タイプ》顔がくすみがちなとき

突然チクチクと胸が痛むことがあり、ほかにも顔のくすみやシミが多い、唇や歯ぐきの色が暗い、肩こりが多い、月経痛がひどい、月経血に大きな塊が混じるなどの症状を伴うのが瘀血タイプ。サバやサンマといった青魚、玉ねぎ、ニラ、納豆、お酢といった血を巡らせる食べものを意識して摂りましょう。反対に、揚げものや脂身の多い肉、糖分と油分たっぷりのスイーツ、冷たいビール、タバコは体にたまって血を滞らせるので控えめに。水仕事をするときにお湯を使ったり、サンダルや足首を出すファッションを控えて体を冷やさないようにするのも大切です。瘀血タイプは、今は問題がなくても将来的に心臓や血管の病気につながる可能性があるので、ぜひ早めに対策を。漢方薬では、血の巡りをよくする血府逐瘀湯や冠心Ⅱ号方などを使います。ポイント養生は次頁をチェックしてください。

漢方薬

【①瘀血タイプ】血府逐瘀湯・冠心Ⅱ号方など
【②血虚タイプ】当帰養血膏・炙甘草湯など
【③気滞タイプ】柴胡疏肝散・逍遙散など
【④寒邪タイプ】当帰四逆加呉茱萸生姜湯
など

瘀血 その場足踏みで巡りよく

運動習慣をつけることは、瘀血(おけつ)改善への近道。家でもできる「その場足踏み」は、とっても手軽でおすすめの方法です。

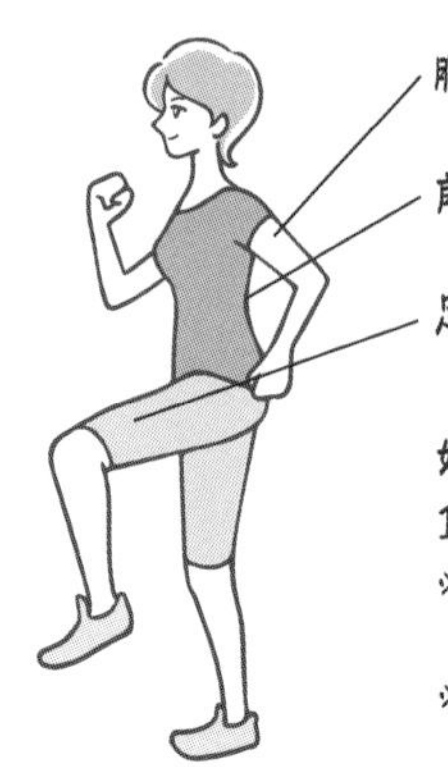

腕をしっかり振る

前かがみにならないよう背筋を伸ばす

足はなるべくつけ根の高さまで上げる

好きなテレビや動画を見ながら、音楽を聴きながら1日５～10分その場足踏みをする（無理のないペースでOK)。

※ほかにも、ウォーキングやピラティス、ラジオ体操など、軽めの運動がおすすめ。短い時間でも毎日コツコツ続けることが大切です。

※月経中（特に出血の多い期間）やヘトヘトに疲れているときは無理せずお休みしましょう。

《❷血虚(けっきょ)タイプ》体が消耗しているとき

月経後や産後、更年期、激しい運動や食事制限をしているとき、過労気味のときに多いのが血虚(けっきょ)タイプの胸の痛み。顔や唇の血色がなく白っぽい、髪や爪がもろい、立ちくらみしやすいといった症状を伴ったり、もともとやせ型や貧血気味で10代のころから慢性的に症状があるという人も。血を補って体を養いましょう。おすすめは、レバーやにんじんなどの赤色のものや、黒キクラゲや黒豆、プルーンなどの黒色のもの。お肉やお魚も効率的に血を補えます。また、食事が抜けていないか、オーバーワークになっていないか、十分な睡眠を取れているか、消耗度合いを見直してみて。女性は血が不足しやすいので、自分を労わって過ごしましょう。特に月経中は無理しないよう心がけて。漢方薬では、血を補う当帰養血膏(とうきようけっこう)や炙甘草湯(しゃかんぞうとう)などを使います。

・月経後や産後、更年期に胸の痛みが気になる人で、ほてりやのぼせがあり、舌のコケが少ない場合は、陰(いん)（潤い）の不足も考えられます。119頁をチェックしてみてください。

血虚　血虚タイプに食事抜きは禁物！

忙しさから、食事が抜けてしまう人にも多い血虚タイプ。血は食べたものから作られるため、食事がおろそかにならないように気をつけて。

1日3食バランスよく食べる

消耗傾向にある血虚タイプはしっかり栄養を摂って。

お肉やお魚、卵など血を補うものを摂る

毎食片手1盛を目安にするとGood！

赤色や黒色のものを摂り入れる

サケやレバー、にんじんなどの赤色の食べものや、黒豆やキクラゲ、ヒジキなどの黒色の食べものには血を補うものが多い。

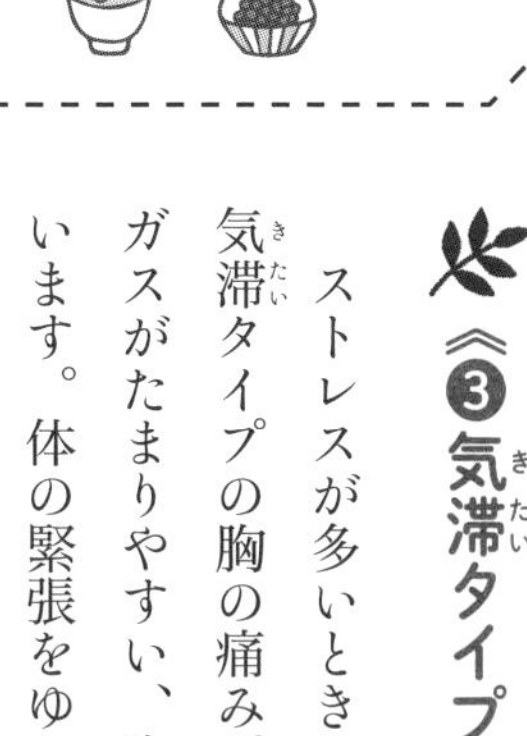

《❸気滞タイプ》ストレスが多いとき

ストレスが多いときや季節の変わり目、月経前に多いのが、気滞タイプの胸の痛み。イライラやクヨクヨ、ため息が多い、ガスがたまりやすい、胸がつまる、胸が張るなどの症状を伴います。体の緊張をゆるめて気の流れを整えましょう。大切なのはストレスコントロール。お休みの日にしっかりリフレッシュするのもいいですが、普段からこまめにストレスを発散させ（279頁）ため込まないようにするのも大切です。スケジュールをつめすぎないようにして、こころに余裕をもつのもポイント。気持ちがあせって呼吸が浅くなりがちなので、ゆっくり深く呼吸するように意識しましょう。食べものなら、気の巡りをよくするシソや三つ葉、ピーマン、カジキ、キンカン、ジャスミンティー、玫瑰花茶（97頁）がおすすめ。漢方薬では、気の巡りをよくする柴胡疏肝散や逍遙散などを使います。ポイント養生は次頁をチェックしてください。気の滞りは血の滞りにもつながるので、「瘀血タイプ」（123頁）の養生法も併せて行いましょう。

気滞 気を巡らせる膻中のツボ

ストレスや不安感による胸の痛みや苦しさを感じたら、膻中のツボを思い出して。気の巡りをよくして症状をやわらげてくれます。

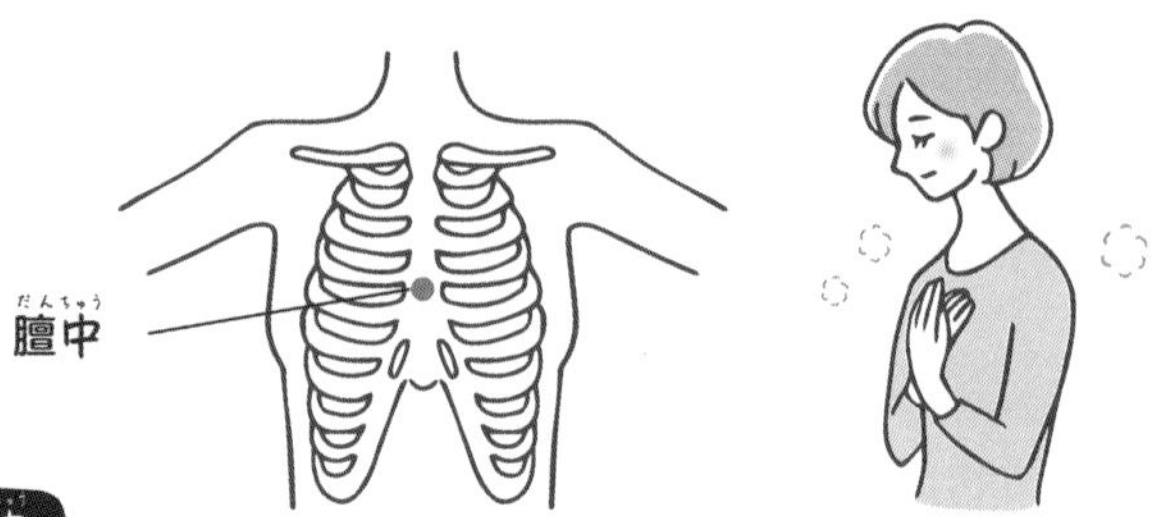

膻中

胸骨の上、第４肋間と同じ高さ（両乳頭の中央）。手の平で温めたり、マッサージクリームをつけて指でツボのあたりをさすったりするのがおすすめ。不安感が強くて胸がキューッと苦しくなるときやソワソワするときにも。

《④寒邪タイプ》体が冷えたとき

寒がりで体が冷えやすい人に多いのが、寒邪タイプの胸の痛み。寒い冬の日に症状が出やすく、暖かくなると症状がやわらぐ特徴があります。冷えによって心が弱っているので、体を温めて冷えを追い出しましょう。おすすめの食べものは、ラッキョウやカラシナ、ニラ、ネギ、シナモン、スパイスの効いた料理。生ものや冷たいものは体にあいません。お酒も、冷たいビールを控え、日本酒や焼酎（できれば熱燗やぬる燗で）を選ぶと体が温まります。ファッションは、襟ぐりの開いた服や薄着に気をつけ、ウォームビズはほどほどにして、無理せず温かく過ごしましょう。漢方薬では、冷えを取る当帰四逆加呉茱萸生姜湯などを使います。体が冷えると血の巡りもわるくなるので、「瘀血タイプ」（123頁）の養生法もチェックしてください。

寒邪 陽気を助ける「伸びる」もの

体の陽気を整えると、寒邪（冷え）の影響を受けにくくなります。ラッキョウやニラ、ネギなど、上にスーッと伸びて成長するものを食事に取り入れて。

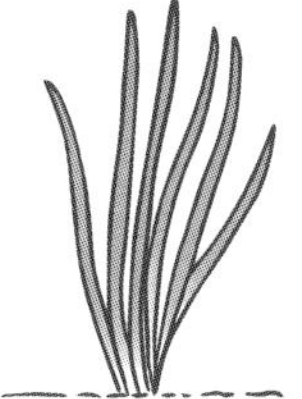

上に上に成長する力が陽気の働きを助ける

ニラの別名は「起陽草」。ラッキョウを干したものは薤白という生薬で「胸痺（胸の痛み）の要薬」といわれます。

材料（2人分）

ニラ　1束
卵　2つ
塩　ひとつまみ
コショウ　少々
鶏がらスープの素　小さじ1/2

【ニラ玉の作り方】

❶ニラを洗って3～4cmに切って茎と葉に分ける。

❷室温に戻した卵をボウルに溶きほぐし、塩とコショウで味をつける。

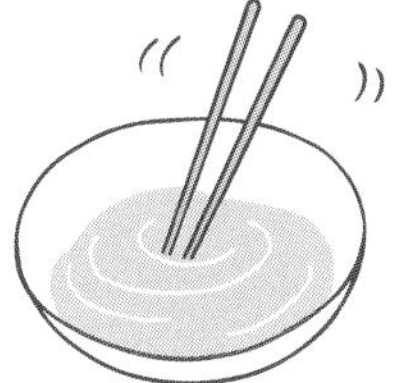

❸フライパンを熱して油をしき、中火でニラの茎の部分を先に炒める。

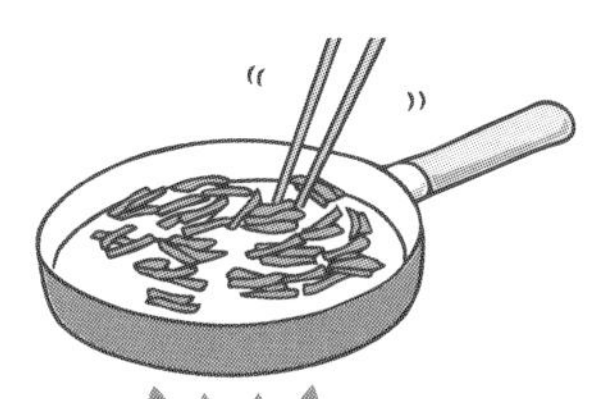

❹ニラの茎が少ししなっとしたら葉を入れて炒める。

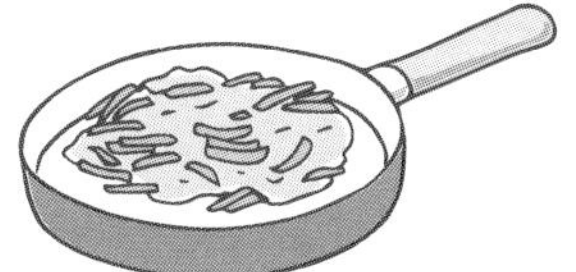

❺ニラが全体的にしんなりしたら溶き卵を回し入れ、好みの炒め具合になったら火を止める。

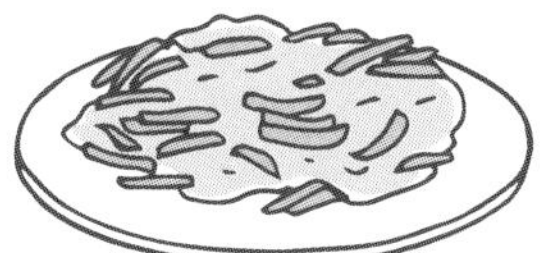

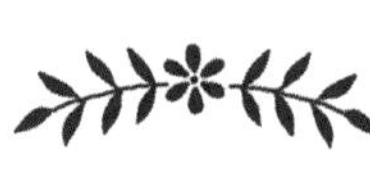

肩こり・首こり

養生大国である中国では、「肩こり」はあまりなじみがないそうです。言い換えれば、「肩こり」は養生次第でコントロールできるということ。毎日の過ごし方が大切です。

《❶寒邪タイプ》体が冷えたとき

冬に肩や首を出したファッションをしていたり、夏に冷房があたるところで過ごしたりした後に起こるのが寒邪タイプの肩こり。首や肩を触ると冷たくなっていませんか？　カイロを首元にあてたり、熱めのお風呂でサッと汗をかいて冷えを発散させると症状がラクになります。食べものなら、ネギや生姜、唐辛子など汗をかかせるものがおすすめ。温かいものをフーフーしながら食べ、ジワッと汗をかけるといいでしょう。また、普段から肩や首元の薄着に気をつけて、ストールやマフラーを上手に使うと肩がこりにくくなります。漢方薬では、寒邪を発散させる葛根湯などを使います。冷えると悪化する肩こりがあり、顔のシミやくすみが気になる、月経血に塊が混じる、症状が慢性的で夕方や夜に悪化する場合は、次節の「瘀血タイプ」もチェックしてください。

漢方薬

［❶寒邪タイプ］ 葛根湯など
［❷瘀血タイプ］ 冠心Ⅱ号方・桂枝茯苓丸など
［❸気滞タイプ］ 柴胡疎肝散・逍遙散など

・肩こりや首こりに寒気を伴う場合は風寒邪タイプのカゼ（232頁）の可能性もあります。早めの対策で悪化を防ぎましょう。

寒邪 瘀血 つらい肩こりに小豆カイロ

肩こりや首こりが気になる人は、症状が出やすいところをこまめに温めておくのも効果的。小豆カイロは手軽に用意できてとってもおすすめ。

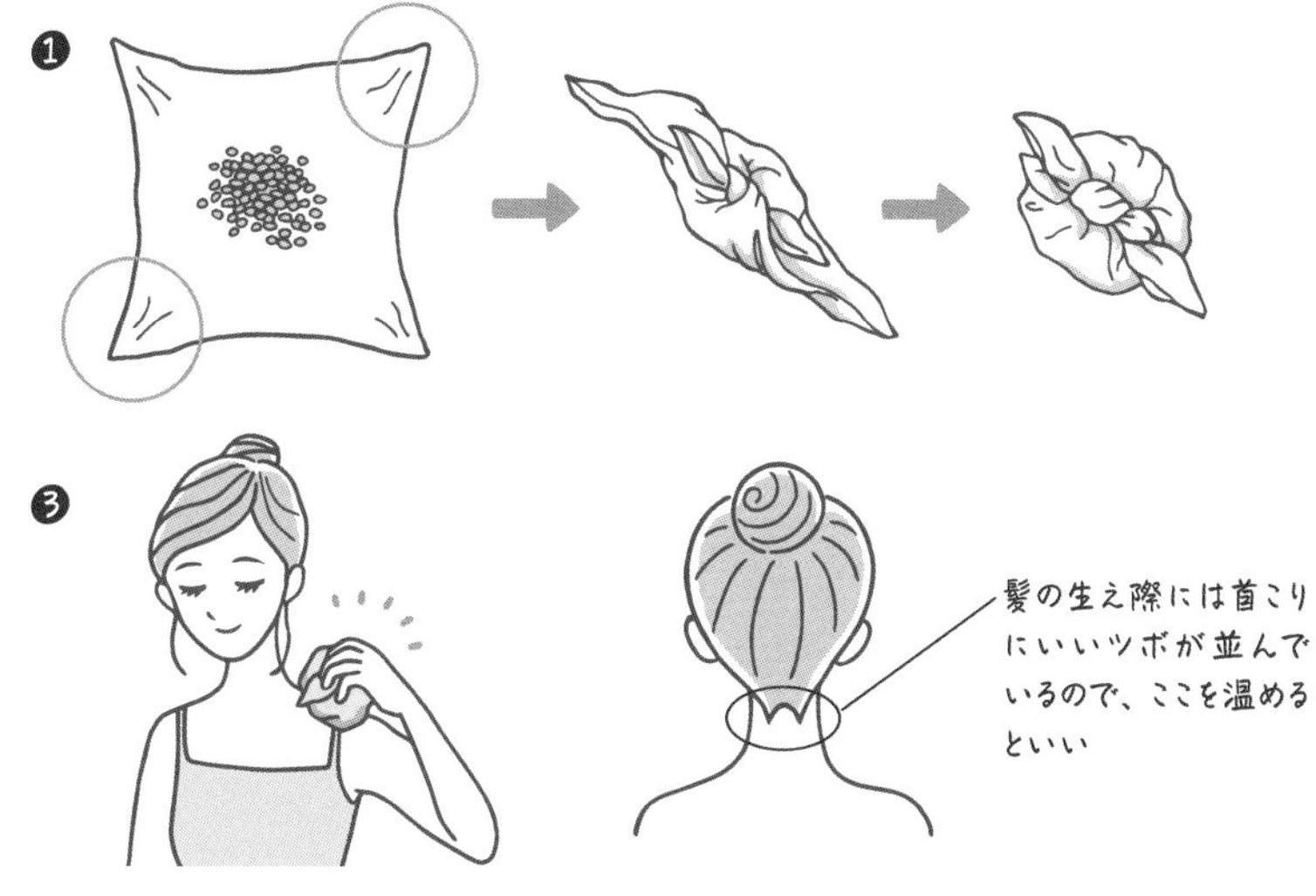

材料

小豆　約200g
綿100%の大きめのハンカチやガーゼ

【作り方】

❶小豆をハンカチで包み、小豆がこぼれないようにしっかりと結ぶ。

❷❶を電子レンジで温める（600wで40 ～ 50秒）。

❸温まったらこりやすい部分にあてる。

※心地よい温かさになるように温める時間を調節する。温めすぎると小豆が破裂することがあるので注意してください（1分くらいまでを目安に10秒ずつ調節するのがおすすめです）。

※小豆100gで小さめに作ってもOK（加熱時間は30 ～ 40秒にしてください）。

※再度使うときは、小豆が完全に冷めてから加熱してください。

※小豆が温まりにくくなったり、焦げるようになったら新しい小豆に換えてください（目安は1日3回使用して1カ月半～ 2カ月）。

※普段冷えが気になるところにあてるのもおすすめです。

《❷瘀血タイプ》同じ姿勢を取り続けたとき

パソコンやスマホを長時間見た後や、デスクワークの後に起こりやすいのが瘀血タイプの肩こり。顔のくすみやシミが気になる、月経痛がある、月経血にレバー状の塊が混じる、手足の先が冷えるなどの症状を伴うこともあります。原因は血の滞り。スマホやパソコンで同じ姿勢を取り続けないように気をつけ、加えて、運動習慣をつけて全身の血の巡りをよくすると肩がこりにくくなります。運動は続けることが大切なので、その場足踏み（124頁）など、手軽なものから取り入れてみて。食べものなら、納豆、玉ねぎ、菜の花、ニラ、イワシ、サケ、サバ、お酢、味噌など血の巡りをよくするものがおすすめ。甘いものや脂っこいもの、冷たいものは控えましょう。すぐになんとかしたい肩こりには、小豆カイロ（129頁）や入浴が効果的。漢方薬では、血の巡りをよくする冠心Ⅱ号方や桂枝茯苓丸などを使います。

瘀血　気滞　こまめな肩回しで肩こりを予防

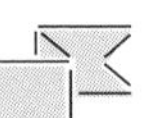

瘀血タイプの肩こりや首こりは、動かして血流をよくするのがベスト。デスクワークやパソコン作業が多い人、スマホを見ることが多い人は特にこまめに動かしましょう。仕事中もトイレに行ったついでにやるのがおすすめです。

無理してやりすぎないように気持ちがいい程度にやる

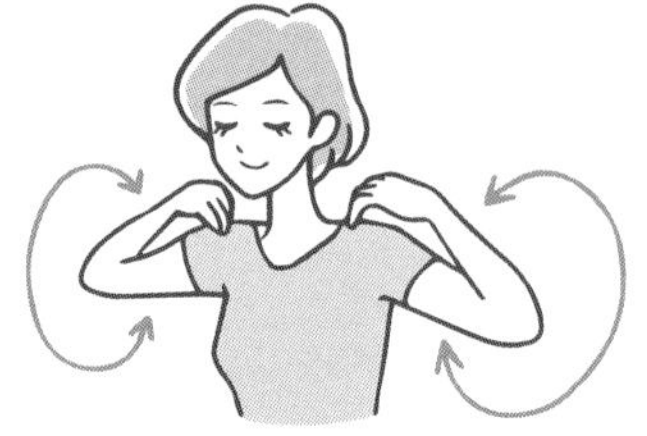

❶両肩に手を置く。

❷前から後ろにゆっくり10回大きく回す（肩甲骨を寄せるように意識する）。

❸今度は後ろから前にゆっくり10回大きく回す。

※瘀血タイプは全身を動かすことが大切なので、肩回しと全身運動をうまく生活に取り入れて。

・天気がわるい日に症状が悪化する場合は、痰湿（水の滞り）タイプも考えられます。体温より冷たいものを飲食せず、ハトムギや緑豆、海藻類などを食べて水の巡りをよくしましょう。基本の食養生（18頁）もチェックしてください。

《❸気滞（きたい）タイプ》肩に力が入りがちなとき

仕事で神経を使う作業をする人や普段から気を使いがちな人、ストレスが多い人に起こるのが気滞（きたい）タイプの肩こり。肩こりとともに気疲れを感じたり、普段からイライラ・クヨクヨしやすい、ため息が多い、ガスがたまりやすいといった症状を伴います。

このタイプの人は、自分では気がつかないうちに肩に力が入り、常に肩が少し上がっている人が多いようです。１日何度か深呼吸やストレッチをしてこまめに体をゆるませて。体をゆるめるとこころもゆるみ、気の巡りもよくなります。あとは、気分転換も大切。煮つまる前に休憩して、同じ作業を長時間続けないようにしましょう。漢方薬では、気の巡りをよくする柴胡疏肝散（さいこそかんさん）や逍遙散（しょうようさん）などを使います。また気滞タイプの人は、気の巡りだけでなく血の巡りもわるくなっていることが多いので、「瘀血（おけつ）タイプ」（130頁）の養生法も併せて行いましょう。

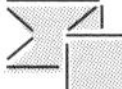

気滞　瘀血　肩こりは力が抜けるとラクになる

気をつかいやすい現代人は、知らず知らずのうちに肩に力が入ってしまっていることも。１日何度かこまめに肩の力を抜きましょう。やる前とやった後で肩の位置が変わる（下がる）人が多いですよ。

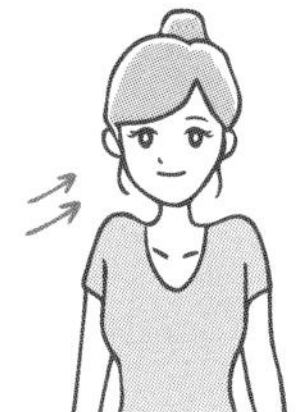

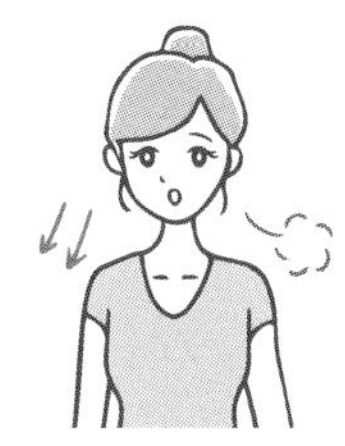

「肩の力を抜いてください」と声をかけると、力の抜き方がわからずに困ってしまうくらい、常に力が入っている人がいます。まずは肩の力が抜ける感覚をつかみましょう。

❶鼻から息を吸いながら両肩をグーッと上げる。

❷口から息をフゥッと吐くのと同時に、両肩をストンッと落とす。

※１時間に１回アラームをかけたりしてこまめにやる。時々、肩が固まりすぎてうまく上がらない人がいるので、こまめに肩回し（130頁）をして、肩をやわらかく保つようにしましょう。

・痛みで腕や肩を上げにくいような場合は四十肩（五十肩、肩関節周囲炎）が考えられ、水の巡りや腎（じん）の弱りも関係します。判別が難しいので専門家へ相談してみてください。

気滞 瘀血 全身をゆるめて眠るとこりがほぐれる

体に力が入ったまま眠ると、睡眠中も体がゆるまず、朝起きても肩こりが残っていることがあります。寝る前のストレッチで筋肉をほぐしましょう。

ここが伸びる
脇腹を伸ばすイメージでストレッチすると全身の力が抜けやすい
無理せず気持ちのいい程度に伸ばす
❶❷
ここが伸びる
脱力するときは、全身をゆるませるイメージで力を抜く
ベッドの上でやる
❸❹

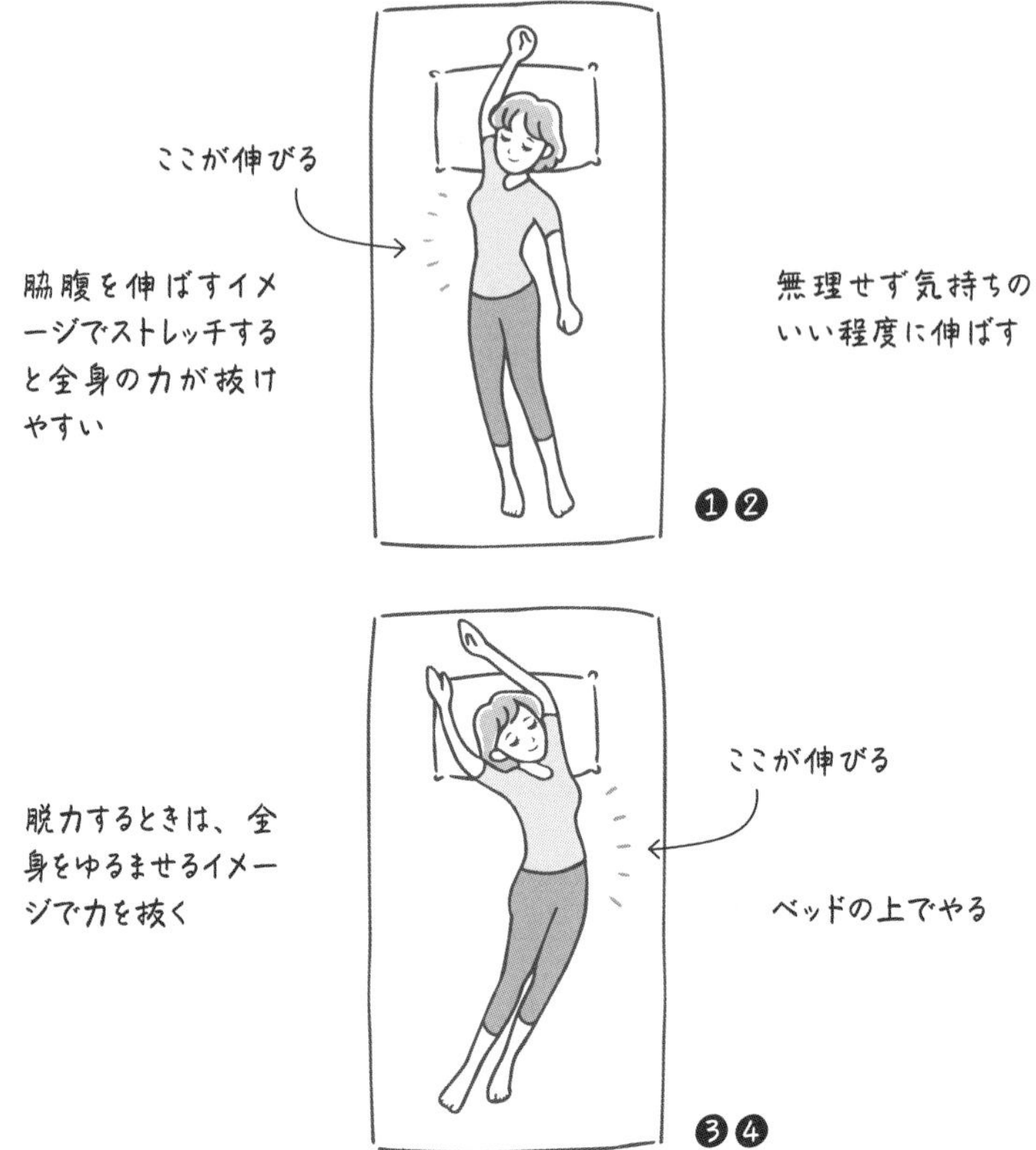

❶片方の手を上に、同じ側の足を下に引っ張るように伸ばし、5つ数えて脱力する。

❷反対側も同じようにやる。

❸両腕と両足を同じ方向に曲げ伸ばし、5つ数えて脱力する。

❹反対側も同じようにやる。

※ほかにも、気持ちよく感じる部分をストレッチしましょう。

関節痛

関節痛は、２０００年以上前に書かれた医学書にも記載があるくらい、昔から人々を悩ませてきたようです。痛みの特徴から自分のタイプをチェックして労わりましょう。

漢方薬

【❶寒湿タイプ】麻杏薏甘湯・桂枝加朮附湯・防已黄耆湯など
【❷瘀血タイプ】疎経活血湯など
【❸腎虚タイプ】独活寄生湯など

《❶寒湿タイプ》こわばって痛むとき

関節がこわばって痛み、天気がわるい日に悪化するのが寒湿タイプの関節痛。温めると痛みがやわらぎ、冷えると顕著に悪化します。関節にこもった冷えや湿気を追い出すヨモギ、生姜、ネギ、ニラ、ウドがおすすめ。お鍋やスープ、お粥など、フーフーしながら食べるような温かい料理にすると効果的です。毎日湯船につかって体の冷えを追い出し、湯冷めしないうちに布団に入ることも大切。指の関節が痛むなら、水仕事をするときは必ずお湯を使ったりこまめに温めたりし、冬場の外出時は必ず手袋をしましょう。漢方薬では、寒湿を追い出す麻杏薏甘湯や桂枝加朮附湯、防已黄耆湯などを使います。また、寒湿タイプは、関節が赤く腫れて熱をもって強く痛む急性の湿熱タイプに発展しやすいので、味の濃い料理や脂っこい料理、甘いスイーツなど体にベタベタたまるものやお酒は控えめが肝要です。冷たいビールは特に注意。代わりに日本酒やワインを選び、嗜む程度に留めましょう。

《❷瘀血タイプ》刺すように痛むとき

関節が刺されるようにズキズキ痛み、温めたり動かしていると痛みがやわらぐのが瘀血タイプの関節痛。痛みの原因は血の滞りで、唇や舌の色が暗い、顔のシミやくすみが気になるなどの症状を伴います。痛みがそれほど強くないなら動かしたりマッサージしても大丈夫。痛みが強い場合は、痛みのある場所を避けて周囲の筋肉をマッサージし、痛む部分はカイロで温めたりやさしくさする程度にするといいでしょう。食べものならザーサイや黒豆、納豆、ヨモギ、イワシやサバなどの青魚がおすすめ。反対に、揚げものや甘いスイーツ、体温より冷たいものは控えめにすると血の滞りを防げます。漢方薬では、血の巡りをよくする疎経活血湯などを使います。また、瘀血タイプの関節痛は、血虚（血の不足）を伴

寒湿 寝具はしっかり乾かして

中医学では、多湿な環境で生活すると、体に湿邪が入り込み関節痛につながると考えます。体表の防御力である衛気（86頁）が休んでいる睡眠中は特に気をつけて。

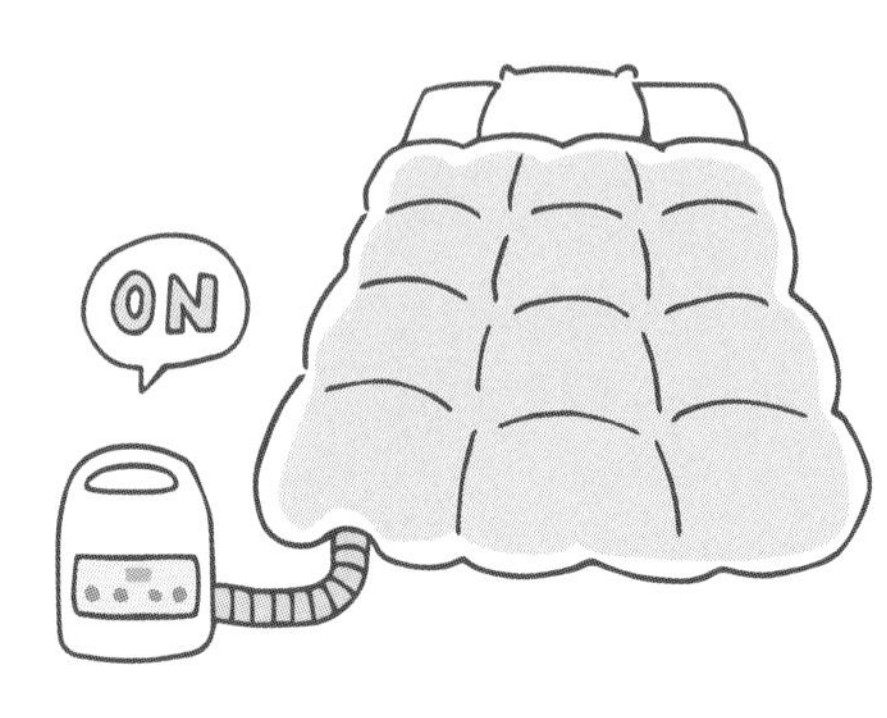

寝具は、私たちがかいた汗と空気中の湿気を吸収して意外とジメジメ。おすすめは毎朝しっかり乾かすこと。布団乾燥機が簡単で強い味方になります。寒い時期だけでなく一年中使うとGood！　しっかり乾燥させたお布団で眠るとびっくりするほど気持ちよく感じるはず。

・中医学では、床に直接寝ることも寒湿がたまる原因と考えています。敷布団で寝ている場合は、敷布団を敷きっぱなしにしないようにしたり、床と敷布団の間に吸湿パッドを敷いたり、湿気対策をしっかり行いましょう。

うことが多いので、125頁や136頁のポイント養生をチェックして血を補いましょう。

《❸腎虚タイプ》体の衰えとともに痛むとき

体の衰えが原因となり、関節が腫れて痛んだり、時に硬くなったり変形したりするのが腎虚タイプの関節痛。腰の痛みやだるさを伴うことも多いです。痛みが強いときは無理しないことが大切。動かせそうなら、反動をつけたり負荷をかけたりせず、ゆっくりとストレッチを。痛む部分を冷やさないように衣服を工夫したり、特に腫れがない場合はカイロなどで温めるのもいいでしょう。食事には、エリンギや山芋、キャベツ、エゴマの葉、イワシ、ウナギ、サバ、タコ、エビ、しらす干し、鹿肉など筋や骨を元気にする食べものを摂り入れて。以臓補臓の考え方で、牛すじや骨つき肉、筋骨が強い馬の肉もおすすめです。漢方薬では、腎を補う独活寄生湯などを使います。

瘀血　関節痛があるときにおすすめの運動

無理して動かすと余計に悪化することもある関節痛。無理せずできる運動を選び、上手に巡りをよくしましょう。

【ポイント】

❶ゆったり動かすもの

❷大きな負荷がかからないもの

❸楽しく続けられるもの

・ヨガやウォーキング、太極拳などがおすすめ。最近は、関節痛があってもできるヨガの方法が動画サイトにアップされているのでチェックしてみて！

・汗をかいたらそのままにせず、こまめに拭き取るようにすると湿邪の対策になります。

・痛みが強い場合は無理せずストレッチ程度に留め、痛みがない部分を動かすようにしましょう。全身の巡りがよくなると、少しずつ患部の巡りもよくなります。

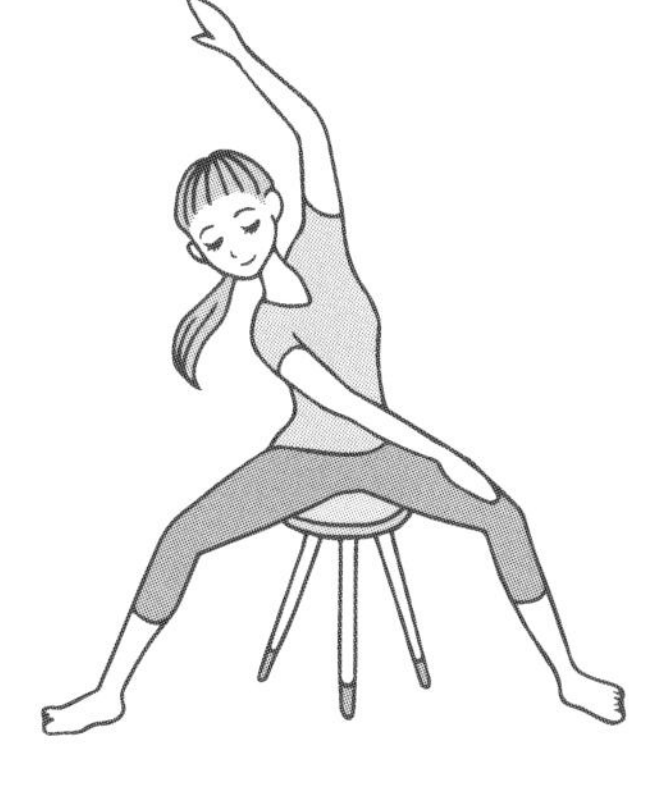

・以臓補臓：弱っている部位を、ほかの動物の同じ部位を食べて元気にする中医学の考え方。

全タイプ 筋と骨を養うスペアリブのスープ

骨付き肉であるスペアリブは筋や骨を養う代表的な食材。気血も補って全身を元気にしてくれます。心身がほっとするスープは、体が弱っているときにぜひ食べたいメニュー。

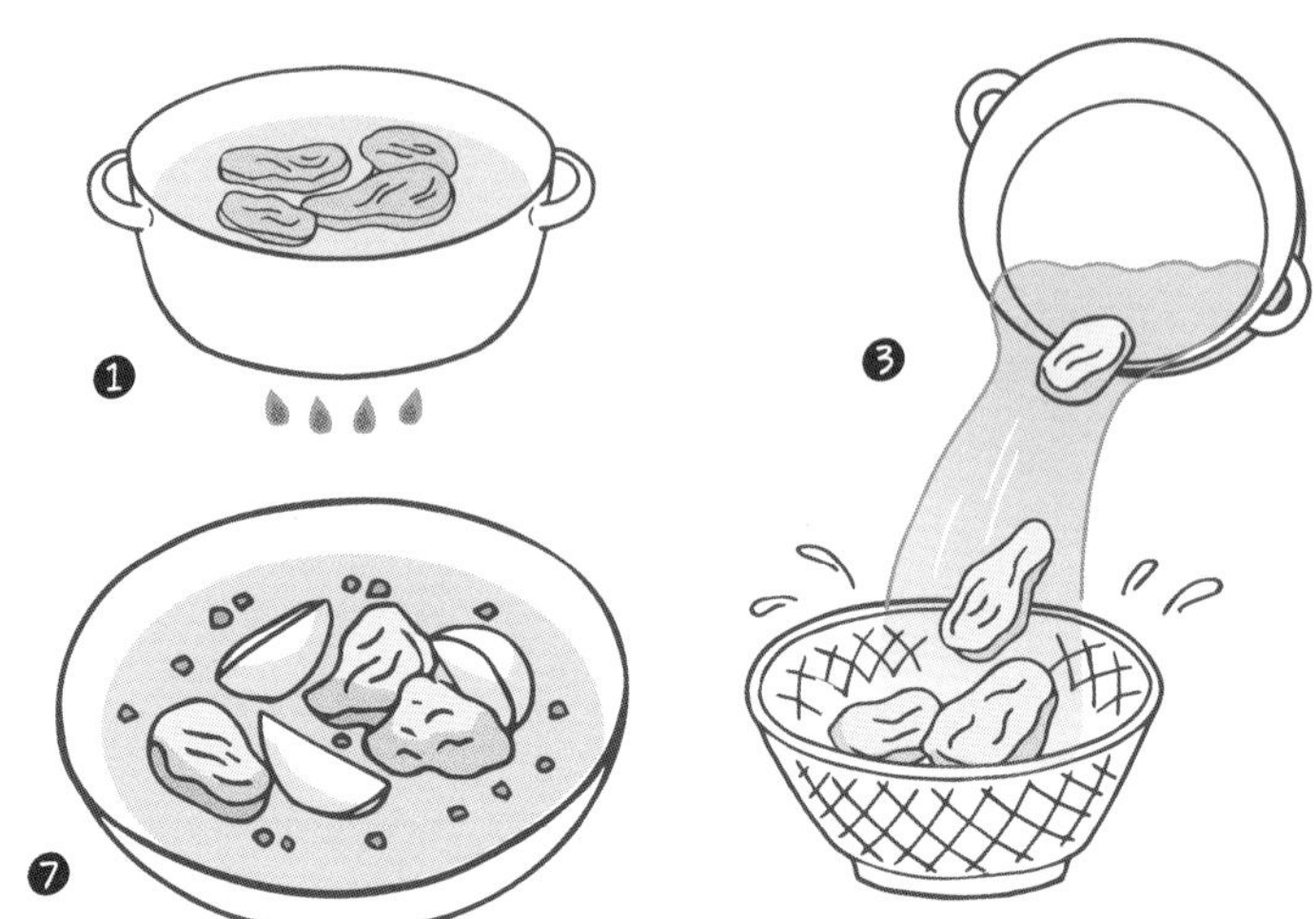

【作り方】

❶スペアリブを鍋に入れ、かぶるくらいの水を入れて火にかける。

❷エリンギとカブは食べやすい大きさにカットする。

❸❶が煮立ったらザルにあけ、煮汁は捨てる。クッキングペーパーでスペアリブの水気を取る。

❹❸のスペアリブとエリンギ、カブを鍋に入れ、かぶるくらいの水、塩、ローリエを入れ、火にかける。

❺煮立ったら弱火にしてアクを取り、フタをして30分ほど煮る。

❻お好みで塩を足して味を調え、コショウを振ったら、火を止めてできあがり。

❼お好みでパセリなどを散らす。

材料（2人分）

スペアリブ　4～5本
エリンギ　1本
カブ　2個
塩　小さじ1
コショウ　少々
ローリエ　1枚

※スペアリブの臭みが気にならない人は茹でこぼさなくてもOK（❶～❸の工程を省略できる）。
※寒湿タイプを併せもつ人は、ローリエを生姜の薄切り2～3枚に変えるのもおすすめです。

腰痛・腰のだるさ

歩いているときも座っているときも、腰にはいつも負荷がかかっています。過ごし方を少し工夫して、酷使しがちな腰を労わりましょう。

《❶寒湿タイプ》体が冷えたとき

天気がわるい日や体が冷えたときに腰が痛んだり、重だるく動かしにくく感じるのが寒湿タイプの腰の症状。横になって休んでもなかなかよくなりませんが、お風呂に入って温まると少しラクになります。生姜やネギ、ニラ、カラシ菜、ヨモギ、ヒラタケを使った料理や、コショウや山椒、唐辛子を効かせた少し辛味のある料理を食べてじわっと汗をかくと、腰にこもった冷えや湿気を発散できます。反対に、冷たい食べものや飲みもの、ビールは症状の原因になるので普段から控えましょう。また、腹巻やカイロを使って腰を冷やさないように過ごしたり、毎晩必ず湯船につかって体を温め、しっかり乾燥させた寝具で休むと、症状の予防ができます。漢方薬では、寒湿を追い出す麻杏薏甘湯や桂枝加朮附湯、防已黄耆湯などを使います。症状を繰り返す人は「腎虚タイプ」（140頁）もチェックしてください。

漢方薬

【❶寒湿タイプ】 麻杏薏甘湯・桂枝加朮附湯・防已黄耆湯など
【❷瘀血タイプ】 疎経活血湯・桂枝茯苓丸など
【❸腎虚タイプ】 独活寄生湯・牛車腎気丸・亀鹿二仙膏など

・寒湿タイプの腰痛は、痛みに熱感を伴う湿熱タイプに発展しやすいので、湿熱がたまる原因になるお酒や外食は控えめが大切。食事の乱れが続いたときは、雑穀米や海藻類、葉物野菜を食べてリセットしましょう。

寒湿 冷やすと悪化する腰の症状のケア

寒湿による腰の症状には冷湿布はあまり効かず、むしろ逆効果になることも。こんなときは温める方法を試しましょう。

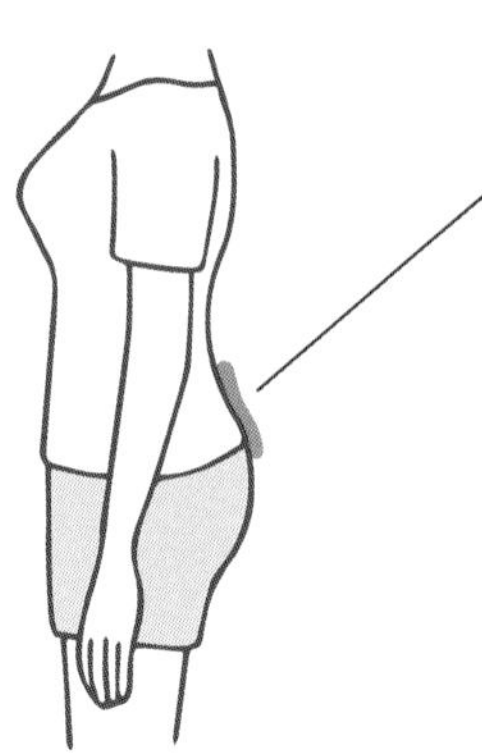

位置は症状を感じるところや、お尻の上部がおすすめ。冷えや湿気による腰痛に効果的な腰陽関のツボがある。

温湿布やカイロ、ドライヤーで温めるのがおすすめ。ドライヤーを使う場合は、腰にドライヤーの風を当て、熱さを感じたらすぐに離す。これを何度か繰り返すとGood！

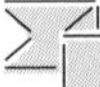

《❷瘀血タイプ》同じ姿勢を取り続けたとき

立ち仕事や座り仕事で同じ姿勢を取り続けたときや、月経前や月経中、ケガの後などに、腰が刺すように痛むのが瘀血タイプ。症状は夜にかけて悪化しやすく、腰痛以外に顔のシミやくすみが気になる、舌や唇の色が暗い、月経血に塊が混じるといった症状を伴います。血の巡りをよくして症状を改善しましょう。一番効果的な方法は運動。ただし腰痛もちの人は無理しないことが大切で、気持ちがいい程度のストレッチからはじめます。痛みがあるときを10とすると、5以下が動いても大丈夫な目安。散歩や水中ウォーキングなど、軽めの運動を無理せずやっていきましょう。また寝る前にストレッチすると、体の緊張がほぐれて、寝起きの腰の痛みがやわらぐのでおすすめです。漢方薬では、血の巡りをよくする疎経活血湯や桂枝茯苓丸などを使います。

・運動を無理にやると腰痛が悪化することもあるので、自分の体にあうものを専門のクリニックや治療院に確認してください。

瘀血　瘀血(おけつ)タイプの腰痛を予防する過ごし方

座り仕事や立ち仕事の人に多い瘀血(おけつ)タイプの腰痛。負荷がかかったところの血が滞って腰痛が起こるので、こまめなケアが予防につながります。

座り仕事が多い場合の過ごし方

・１～２時間ごとにお手洗いに行く
・休憩時間に飲み物を入れに立つ、買いに出かける（血の巡りをよくするおすすめの飲み物：黒豆茶・ジャスミンティー・ハイビスカスティーなどの温かい飲み物）
・ずっと座りっぱなしにならないように、定期的に立って少し歩くのがポイント

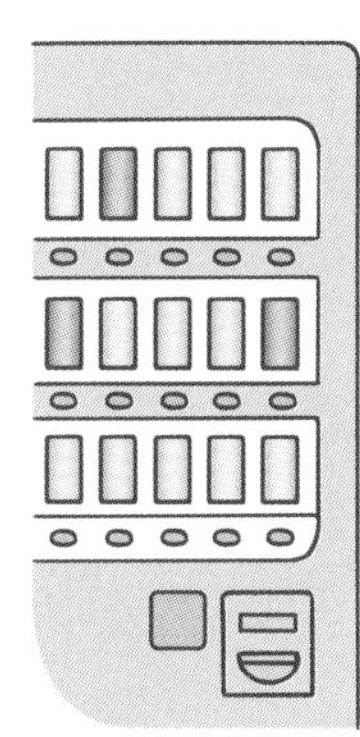
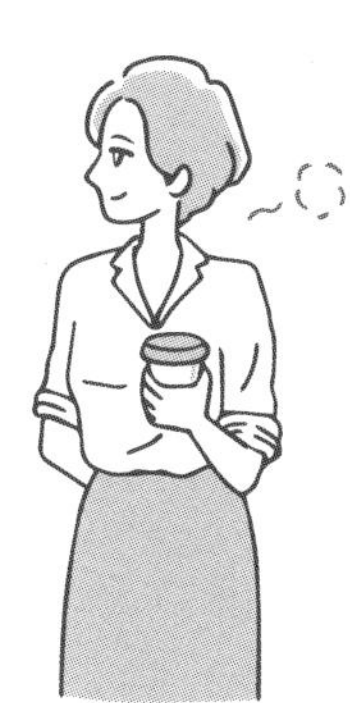

立ち仕事が多い場合の過ごし方

[休憩時間に腰の筋肉をほぐすストレッチ]

❶イスに腰かけ、ゆっくりと息を吐きながらお腹を丸めるように上体を前に倒す。
❷5秒数えてゆっくり起き上がる。

・座り仕事でも反り腰気味（腰が反ってお腹が前に出るような姿勢）の人にはおすすめ。
・ストレッチをすると痛みを感じる場合はやめておきましょう。

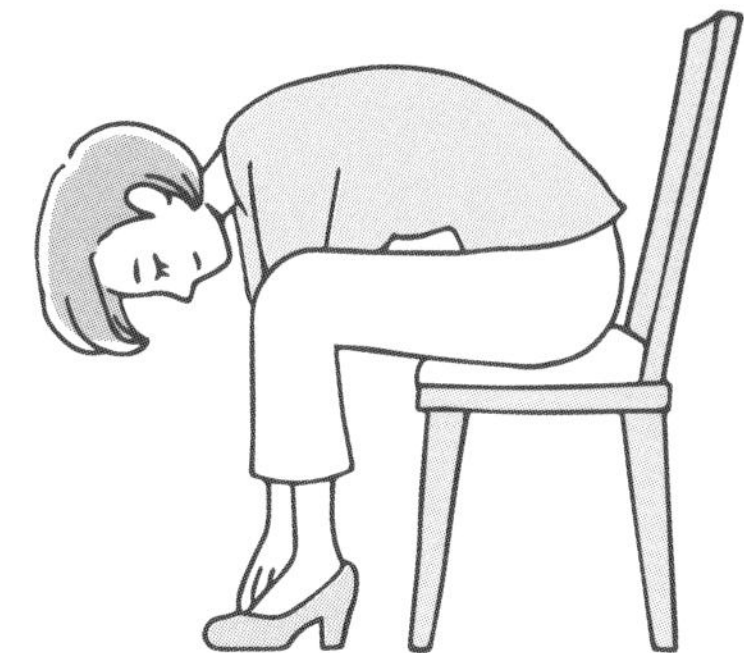

《③腎虚タイプ》加齢や体の衰えが気になるとき

加齢や過労によって、足腰がだるく痛んで力が入りにくいのが腎虚タイプ。30代後半以降の人や、仕事や家事で腰を酷使する人、腰痛が慢性化している人に多く、症状は疲れると悪化し、一度よくなっても再発を繰り返します。足腰の元気をつかさどる腎を補いましょう。腎虚の中でも全身が冷えるのは腎陽虚タイプ。体を冷やさないことと過労に気をつけ、ニラや栗、クルミ、なた豆、エビ、マグロ、羊肉、杜仲茶など腎陽を補うものを食事に取り入れて。ほてりや乾燥が気になるなら腎陰虚タイプ。夜ふかしや過度な性生活に気をつけ、山芋や黒ゴマ、レンコン、クコの実、カシスなど腎陰を補うものを摂ります。腎は体の深いところにあるので、気長に養生するのがポイント。焦って無理にストレッチをすると悪化することもあるのでご注意を。漢方薬では、腎を補う独活寄生湯や牛車腎気丸、亀鹿二仙膏などを使います。

腎虚 腰を労わることは腎を労わること

足腰がだるく痛んで力が入らないことを腰膝酸軟と呼び、これは腎虚の代表的な症状のひとつ。中医学でも腎は腰のあたりにあると考え、腰を労わることが腎を労わることにつながります。

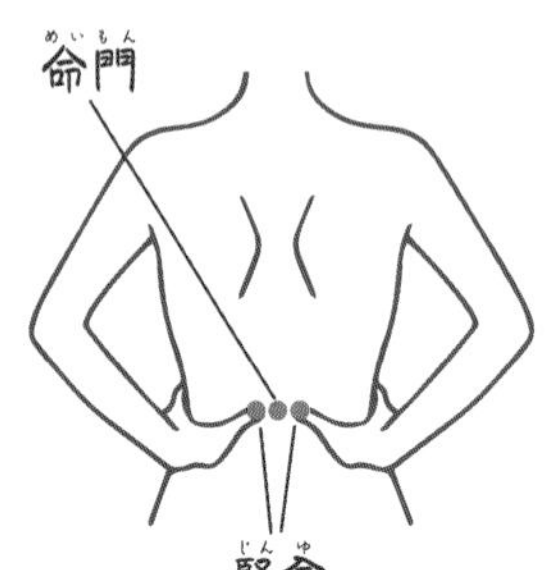

腎兪 ウエストの一番くびれたライン上、背中の中心から指２本分両外側にある。

命門 両方の腎兪のツボの真ん中、おへその裏にある。

※腰には、腎の状態を整える腎兪のツボと生命の門戸である命門のツボがあります。
※症状があるときはやさしく押したり（強くもむほど効くというわけではありません）、お灸やカイロ、小豆カイロ（129頁）で温めるのがおすすめ。
※症状がないときも、夏は薄手の腹巻、冬は腹巻やカイロで腰が冷えないようにすると腰痛の予防になります。

・腎は脾(胃腸)と協力して働くので、軟便や下痢がある人は脾虚タイプ（158頁）の養生も併せて行うと効果的。

column

北京での研修の思い出

漢方薬剤師になりたてのころ、北京にある著名な診療所を見学させていただく機会がありました。

そこは、国医大師（中国政府が中医学に貢献した中医師に授与する最も名誉ある称号）に選ばれた先生がいらっしゃる診療所で、診察を受けるためには診療所が開く前から門前に並んで整理券をもらう必要があります。診察は朝８時半から始まるので、一番目の患者さんは、前日に北京入りして早朝５時から並んだとおっしゃっていました。

診察の様子から、中国では一般の方にも中医学の知識が溶け込んでいることがうかがえました。「体の中で風が吹いている気がする」や、「湿が体にたまっている気がする」など、中医学特有の考え方や単語が、患者さんのほうからスラスラと出てきます。また、中国の中医病院には「風湿科」というリウマチや関節痛などを診る科があり、これらの症状が「風」や「湿」と関係しているということは常識のようでした。

加えて、養生への意識の高さにも驚かされました。「私はきちんと養生したから症状の改善が早かった」や、「最近はあまり養生できていなかったから、治療がうまく進まなかった」、このようなことを何人もの患者さんがおっしゃっていました。「自分の体は自分で治す」という意識がとても高いようでした。

比べると、私たちはお医者さん任せなところが少しあるのかもしれません。血圧のお薬や整腸剤を飲みながら、食生活は変えない…。そのようなお話もよく聞きます。私も恥ずかしながら、朝ご飯を食べるのは面倒くさいし、「気血を補う漢方薬を飲んでおこう」なんてしていたことを反省しました。

（余談ですが、研修日の前の晩に「北京は乾燥がひどいから、しっかり対策しておくんだよ」という諸先輩方のアドバイスをすべて実践した結果、ホテルの部屋に霧を発生させ、朝起きた瞬間に火事かと勘違いし、寝巻のまま部屋を飛び出しました）

胃痛・胃もたれ

食べすぎたわけでもないのに胃がもたれる……。なぜか毎日胃が痛む……。胃の不調は現代人に多いお悩みのひとつ。胃を整えて美味しくお食事しましょう。

《❶胃の虚弱タイプ》すぐに胃の調子を崩すとき

日ごろから胃が弱くて食も細く、特に食べすぎていないのにもたれたり、ちょっと冷えるとすぐにシクシクと痛んだりするのが胃の虚弱タイプ。普段の食事を工夫すると胃も元気になります。甘酒やカボチャ、ニンニクの茎、ヒラタケ、里芋、鶏肉、エビ、サケ、サバ、サワラ、フキノトウは胃を元気にする食べもの。早食いやながら食べ、夜遅い時間帯の食事に気をつけて、よくかんで食べましょう。1日3食しっかりと食べることにとらわれないで、少量ずつ4～5回に分けて食べるのもおすすめ。「食べすぎや消化不良による胃もたれのケア」(148頁)も参考にしてください。漢方薬では、胃を元気にする香砂六君子湯や胃を温めて痛みを取る小建中湯や黄耆建中湯などを使います。

漢方薬

【❶胃の虚弱タイプ】 香砂六君子湯・小建中湯・黄耆建中湯など
【❷気滞タイプ】 柴胡疏肝散・四逆散など
【❸痰湿タイプ】 平胃散・藿香正気散など
【❹胃寒タイプ】 安中散・呉茱萸湯など
【❺胃熱タイプ】 半夏瀉心湯など

胃の虚弱　胃の元気はかむことから

胃がもともと弱い人は、食べても吸収できず、吸収できないから元気も出ないという悪循環に陥りがち。ファーストステップは吸収しやすくすること。人一倍よくかんで食べましょう。

目標はひと口 40 〜 50回

よくかんで食材と唾液をしっかり混ぜあわせると、唾液中の消化酵素で消化を助けることができます。

※火の通ったもの、温かいものを食べる。
※食材は煮たり蒸したりしてやわらかめに調理する。
※玄米やゴボウなど消化に負担がかかるもの、生のサラダや刺身など胃を冷やすものは控えめにしておく。

胃の虚弱タイプは症状の改善に少し時間がかかるので、焦らず気長に養生しましょう。

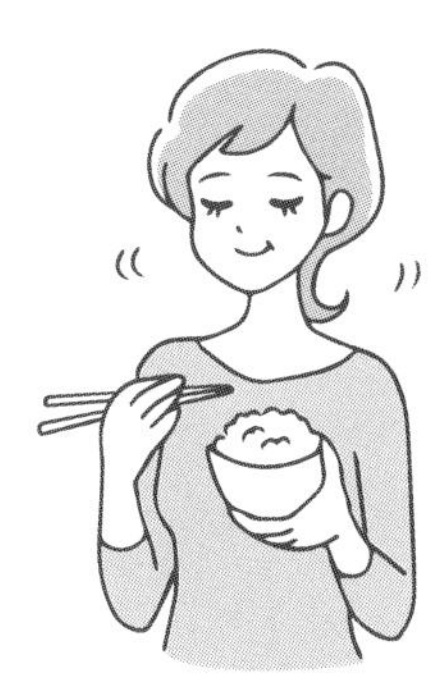

《❷気滞タイプ》ストレスが多いとき

ストレスが多いときに、胃が張ったように痛んだりもたれたりするのが気滞タイプ。職場や学校など特定の場所で症状が悪化することもあります。ゲップやガスが出やすい、イライラやクヨクヨが多いなどの症状を伴うなら気が滞っている証拠。好きな映画を見てこころを動かしたり、愛犬と散歩をしたり、アロママッサージを受けたり、プライベートの時間を大切にして心身を癒しましょう。胃の症状がつらいときは無理して食べず、何か食べられそうならハーブやパクチー、シソ、キンカンなど香りのいいものと一緒に食べると気の巡りもよくなります。ただし、早食いは胃の不調を悪化させるのでご注意を。よくかんでゆっくり食事することで、胃の負担をやわらげるだけでなく、ストレスの発散にもつながります。漢方薬では、気の巡りをよくする柴胡疏肝散や四逆散などを使います。

気滞 胃を労わる白身魚のハーブホイル焼き

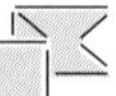

気滞(きたい)タイプの胃の不調が出やすいときは、白身魚やササミなど消化にいい食材と香りのいいハーブをあわせるのがおすすめ。ホイル焼きにすると胃にやさしい蒸し料理になります。

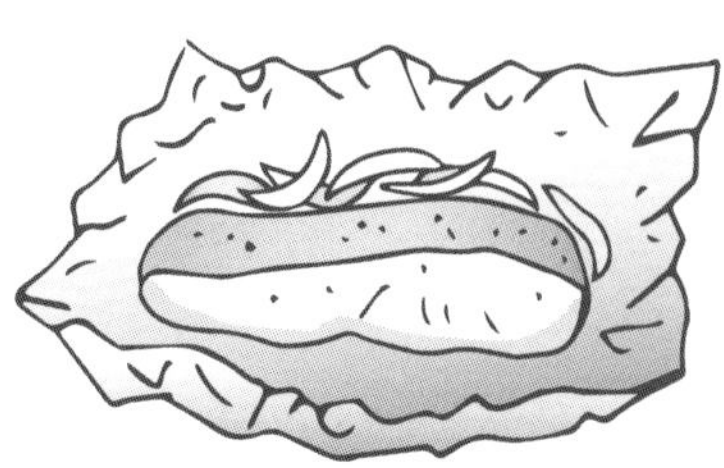

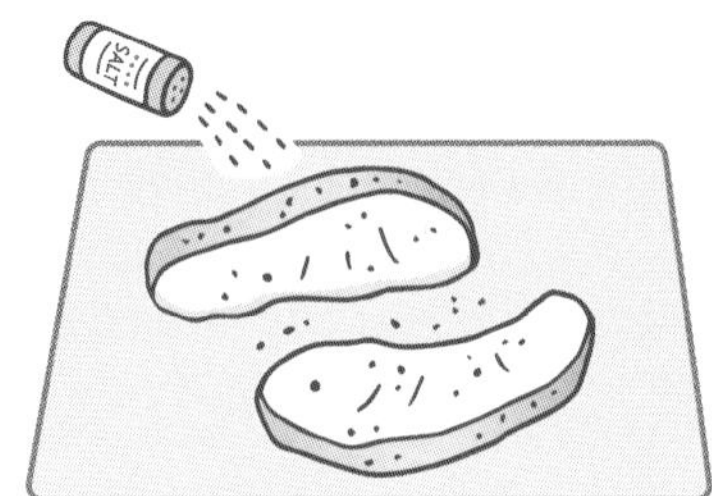

材料（1人分）

タラやスズキ、サワラなど
白身魚　1切れ
玉ねぎ　1/4個
ジャガイモ　1/4個
（お好みの野菜、量でOK）
塩、ドライバジル　少々
オリーブオイル　小さじ1

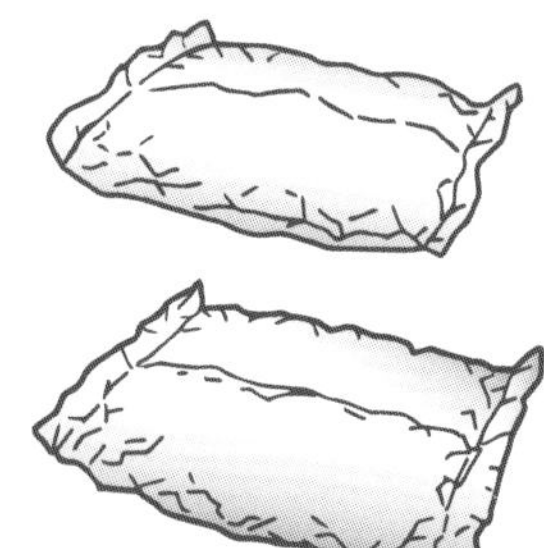

【作り方】

❶白身魚の両面に塩をふり10分ほどおく。

❷玉ねぎとジャガイモは薄切りにする。

❸30cm四方のアルミホイルを敷き、分量外のオリーブオイルを塗る（焦げつき防止）。

❹アルミホイルの上に玉ねぎとジャガイモを敷き、キッチンペーパーで水気をふき取った白身魚を乗せる。

❺オリーブオイルを回しかけ、塩とドライバジルをふり、隙間がないようにアルミホイルでしっかり包む。

❻包んだホイルをオーブントースターで15～20分焼いてできあがり。

※フライパンで焼く場合は、フタをして中火で4分、その後弱火で6分ほど焼いてください。

《③痰湿タイプ》梅雨に悪化するとき

胃がチャポチャポしたりドーンと重く感じたり、天気のわるい日や梅雨の時期、水分を摂ったときに悪化しやすいのが痰湿タイプの胃の不調。体にいらない水がたまっているので、むくみや重だるさ、舌がむくんで歯形がつく、舌のコケが厚くたまるなどの症状を伴います。痰湿タイプの胃もたれを感じるときは無理して食べなくても大丈夫。1～2食抜いて胃を休めるのもいいでしょう。食事を抜くと力も抜けてしまうなら、煮物や蒸し料理などあっさりした温かいものを選んで。ただし、排出力が弱っているのでドカ食いは禁物。毎食お腹いっぱい食べるのではなく、腹7～8分目におさえるのが体にあいます。水分もガブガブ飲まずに少しずつが得策です。漢方薬では、水はけをよくする平胃散や藿香正気散などを使います。ポイント養生は、次頁をチェックしてください。

《④胃寒タイプ》胃が冷えたとき

冷たいものや生ものを食べた後や体が冷えたときに、胃が刺すように強く痛んだり、胃がもたれてムカムカするのが胃寒タイプ。温めると一時的に症状がやわらぎますが、その後ぶり返すこともあります。胃にこもった冷えを発散させたいので、生姜やネギ、コショウ、クローブの入ったスープや飲みものがおすすめ。フーフーしながら飲み、胃がジワッと温まって少し汗ばむ感覚があればいいでしょう。症状がやわらいだ後も冷たいものを避けた食事を心がけて。なるべく火の通ったものをメインにし、生野菜のサラダは避けて温野菜にしたり、お刺身を食べるときはワサビや生姜、カラシとあわせると冷えが防げます。漢方薬では、胃の冷えを追い出す安中散や呉茱萸湯などを使います。ポイント養生は、147頁をチェックしてください。

痰湿　胃が弱っているときの食べものの選び方

痰湿（たんしつ）タイプの胃の不調が出やすいときは食事に気を配り、胃にやさしいものを選ぶことが大切。選び方のポイントを紹介します。

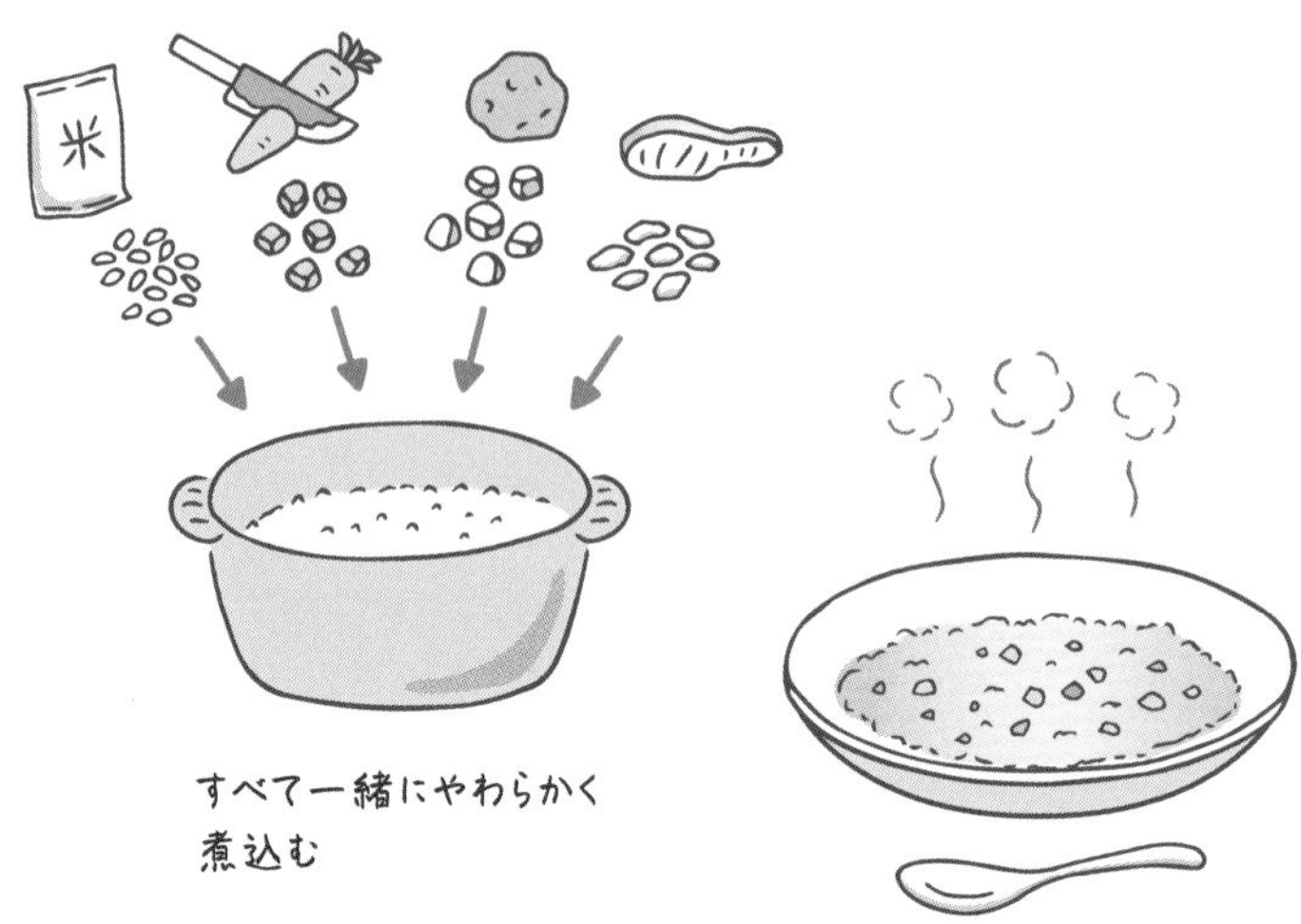

【食材】

胃が弱っているとき　お粥、白身魚、ササミ、ヒレ肉、豆腐、葉物野菜、にんじん、大根、里芋、カブ、キャベツ、ジャガイモ、カボチャなど消化のいいものを選んで。

胃の調子が戻ったら　雑穀米、ゴボウ、トウモロコシ、海藻類、緑豆、緑豆もやし、キノコ類を食べて排出力をアップ。痰湿がたまらないように予防しましょう。

【注意したい食材】

甘いもの・脂っこいもの　油分や糖分が多いものは痰湿がたまる原因に。

冷たいもの・生もの　胃を冷やして弱らせてしまいます。

めん類　かまずに飲み込んでしまう人が多く、胃に負担をかけてしまうことも。

ヨーグルトやゼリー　冷蔵庫で保存するものは、胃を冷やしやすいので控えめに。

※天気がわるい日は特に注意。前日から気をつけると不調を軽減させることもできます。

胃寒　胃の冷えには黒砂糖と生姜

中国では、お腹が冷えて痛んだら黒砂糖と生姜をお湯に溶いて飲みます。特にお子さんの胃の痛みは冷えからくることも多く、お子さんが「お腹が痛い」と言ったらまず飲ませるそうです。

材料（１杯分）

生姜　ティースプーン1杯
黒糖　ティースプーン１～２杯（お好みで）
熱湯　約80mL

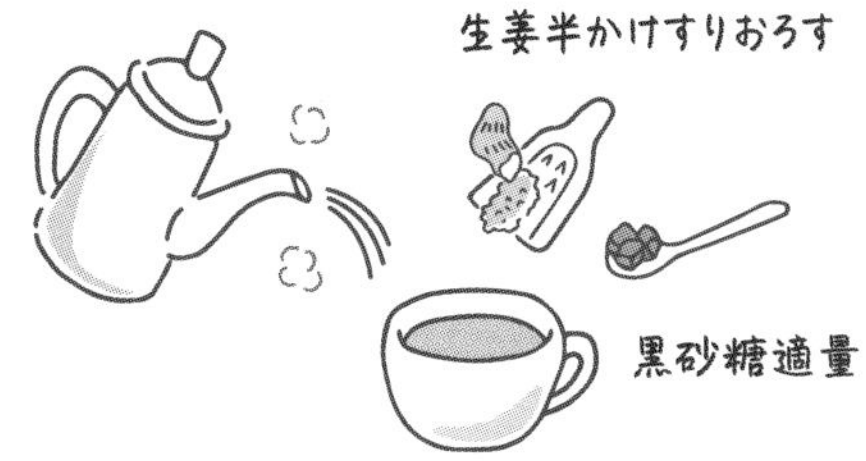

【作り方】

❶生姜を半かけコップにすりおろす。　❷飲める量の熱湯を加える。

❸やけどしない程度に冷ましながら、黒砂糖で味を調節してできあがり。

※黒砂糖と生姜には胃を温める「温胃」の作用があり、甘みには痛みをゆるませる「緩急止痛」の力があります。

《❺胃熱タイプ》食事の乱れが続いたとき

胃がチリチリと熱感をもって痛んだり、胃酸が込みあがって胸やけを感じるのが胃熱タイプ。イライラや口臭、口が乾燥して苦いといった症状を伴います。原因は、偏った食事やストレス過多が続いて胃が熱をもったこと。トマトやレタス、白菜、豆腐、空心菜、セリ、ナスなど、消化がよく胃熱も取る食べものを食事に取り入れて。反対に、辛いものや脂っこいものは熱がこもるので控えめに。食欲がおさまりにくいのも胃熱タイプの特徴ですが、食べすぎに気をつけると胃の弱りを防げます（156頁）。ストレスが長引いているときは、気分転換をこまめにしたり、自然豊かなところにお出かけしたりするのもおすすめです。漢方薬では、胃熱を取る半夏瀉心湯などを使います。ストレスが多く、胃の張りを感じる場合は、「気滞タイプ」（143頁）の養生法も併せてチェックしてください。

・胃の不調に伴って強い口や喉の乾燥感があり、舌も乾燥してコケが少ない場合は、陰虚（潤い不足）も考えられます。辛いものを控えて、白菜や山芋、豆腐、豆乳などを食事に取り入れましょう。

全タイプ 食べすぎや消化不良による胃もたれのケア

食べすぎや消化不良で胃に飲食物が停滞していることを「食滞」といい、消化を助ける「消食薬（消導薬）」の力を借りて対策します。

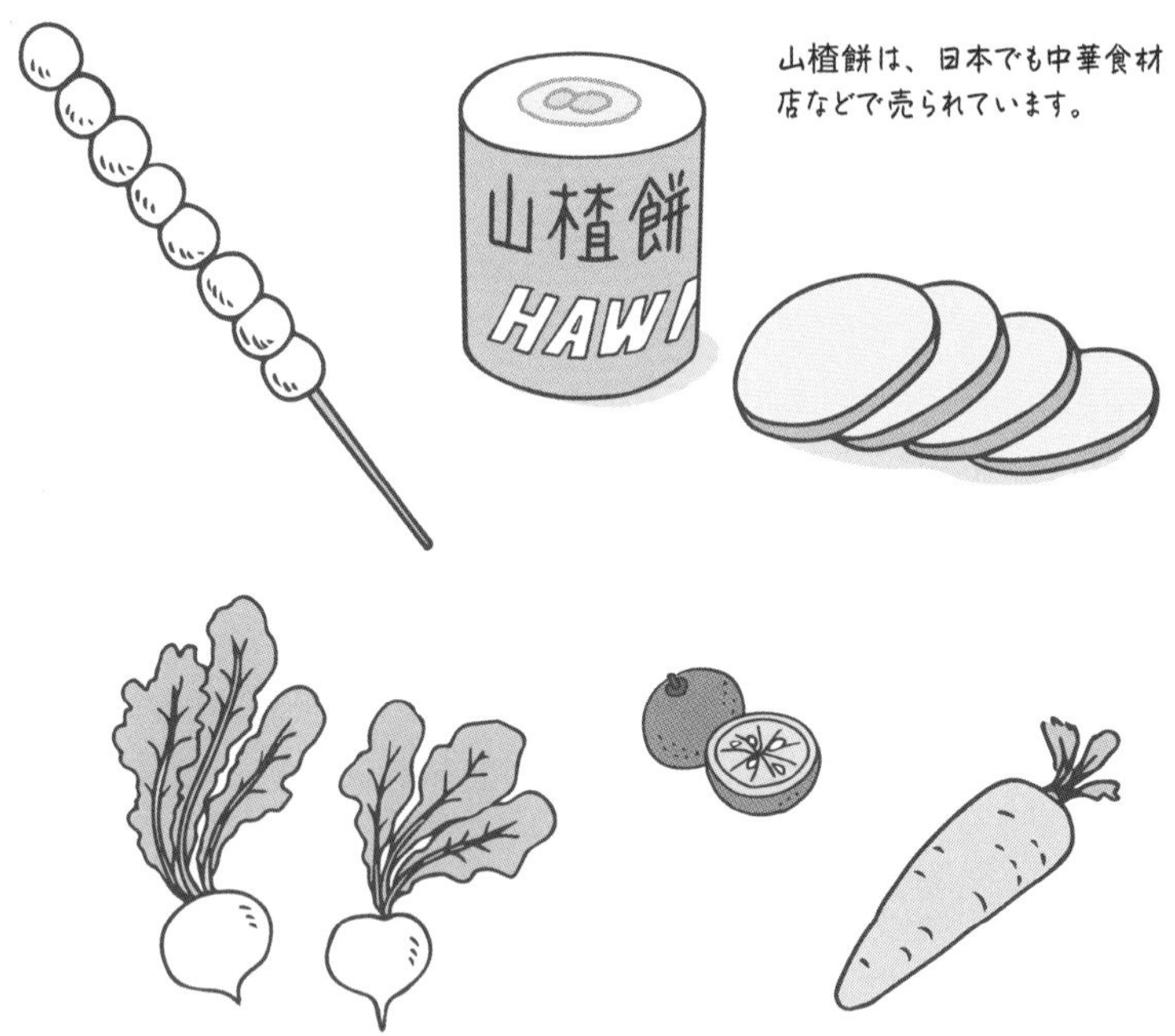

山楂餅は、日本でも中華食材店などで売られています。

- 代表的な消食薬は山楂子。中国では、糖葫芦（山楂子を串に刺し飴をかけたもの）や山楂餅（山楂子をつぶして砂糖などと固めたもの）など、山楂子を使ったお菓子がスーパーや街中で売られています。
- ［消食の効果がある食べもの］山楂子、米麹、オクラ、カブ、にんじん、大根、ラッキョウ、カボス、スダチ、グレープフルーツ、柚子の皮、ウーロン茶、プーアール茶

※胃もたれしやすい料理を食べるときに一緒に食べるとGood。

- 中国では焦三仙や保和丸といった処方が消食薬として使われ、日本でもこれらをもとにした健康食品が売られています。

食欲不振

食事を楽しめないと、体もこころも力が出ずに弱気になりますよね。脾（胃腸）を整えて美味しく食べ、心身の元気を取り戻しましょう。

《❶脾虚タイプ》胃腸が弱く食が細いとき

胃腸の調子を崩しやすく、日ごろからあまりお腹が空かなかったり、少し食べるとすぐに満腹になってしまうのが脾虚タイプ。エネルギーが足りないため疲れやすく、便秘や下痢をしやすいのも特徴です。食欲がないときは無理する必要はありませんが、何も食べないとより体が弱るので、脾（胃腸）に負担がかからないものを選んで食べましょう。一番のおすすめはお粥。温かくやわらかいお粥は脾を補って元気にしてくれます。脾の気を補うイモ類やキノコ類、豆類、消化しやすいササミや鶏ひき肉、白身魚などと一緒に炊くとそれだけで十分な一品に。一度に満足な量を食べられないときは1日3食にこだわらず、小分けにして食べましょう。少し時間はかかりますが、あきらめずに養生を続けると少しずつ脾も元気になります。漢方薬では、脾を元気にする補中益気湯や六君子湯、参苓白朮散などを使います。

漢方薬

【❶脾虚タイプ】 補中益気湯・六君子湯・参苓白朮散など
【❷湿邪タイプ】 藿香正気散・平胃散など
【❸気滞タイプ】 逍遙散など
【❹心脾両虚タイプ】 帰脾湯など

《②湿邪タイプ》梅雨や天気がわるいとき

湿度が高くてジメジメするときに食欲が落ちるのが湿邪タイプ。脾（胃腸）が湿気にやられて弱っている状態です。食欲がないときは無理して食べず、1〜2食抜くと体がスッキリします。梅雨など、調子のわるい日が長く続くときは工夫して食事を摂りましょう。ポイントは温かくてピリ辛。水はけをよくするインゲン豆やキャベツ、空心菜、豆モヤシ、海藻類をスープや煮物にし、唐辛子や山椒、薬味で辛味を効かせるのがおすすめです。食欲がないからとサラダや果物など冷たく口当たりのいいものばかり食べると、余計に脾が弱るのでご注意を。また、冷たい水をガブガブ飲むのではなく、体温より温かいものを、一度にひと口〜ふた口と心がけて。暑い時期もシャワーですませず、湯船につかってサッと汗をかくと湿気を発散できますよ。漢方薬では、湿邪を追い出す藿香正気散や平胃散などを使います。

《③気滞タイプ》ストレスが多いとき

ストレスが多く精神的な疲れがあり、食事を摂るのが億劫で、なんだか食べる気がしないのが気滞タイプ。気が滞って胃腸の働きが鈍っているので、お腹が張ったり、ゲップやガスが増えることもあります。自分を癒して気の巡りをよくしましょう。方法は運動やカラオケ、散歩、ヨガ、映画鑑賞、読書など、自分が好きなことでかまいません。体やこころを自然に動かすと気が巡ります。食欲が出ない日が続くなら、気分転換に普段は行かないような美味しいご飯屋さんに行ってみたり、気の置けない人とわいわい会話しながら楽しく食事をすると、気が巡ってだんだん食欲が出てくることも。普段の生活でもこまめにストレスを発散し（279頁）、ため込まないようにすると症状を予防できます。漢方薬では、気の巡りをよくする逍遙散などを使います。

《④心脾両虚タイプ》心配事やクヨクヨが多いとき

心配事や不安なこと、クヨクヨすることが多く、食事がのどを通らないのが心脾両虚タイプ。精神をつかさどる心と胃腸機能を担う脾が弱っている状態で、動悸がしたり、頭がぼんやりしてうまく働かないなどの症状を伴うこともあります。食欲がないときは無理してたくさん食べる必要はありませんが、少しでも栄養を摂れると回復が早くなります。おすすめは脂身の少ない豚肉や鶏肉、イワシ、スズキ、牡蠣、卵など心や脾を補うもの。煮たり蒸したり、温かくやわらかく調理するのがポイントです。毎日の過ごし方では、悩みのタネになりそうなSNSやニュースは見ないようにし、夜のスマホやテレビを控えて早めに就寝すると心と脾の消耗を防げます。こころを守ることを大切に過ごしましょう。漢方薬では、心と脾を元気にする帰脾湯などを使います。

全タイプ　脾を労わるお食事のコツ

食欲がないときも、脾（胃腸）を労わることを基本に、各タイプのコツを取り入れて食事を摂ることで回復が早くなります。

○スープや鍋など温かいもの
○お粥、蒸し料理などやわらかく調理したもの
○出汁や素材の味を活かした薄味のもの

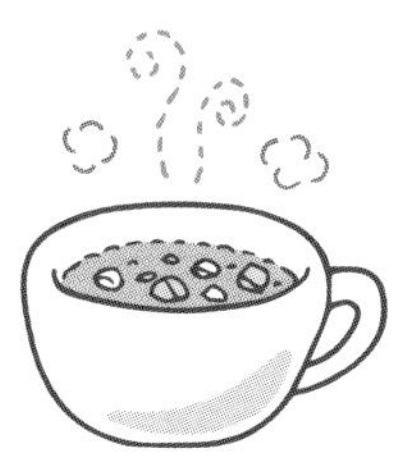

△果物、ヨーグルト、生サラダ
　⇒冷たいまま食べるものは脾を冷やして弱らせてしまいます。
△麺類
　⇒かまずに飲み込んでしまう人が多いようです。
△菓子パン、スイーツ、揚げもの、脂身の多い肉
　⇒糖分や油分が脾にたまって負担になります。

食欲がないときに食べたいお粥のメニュー

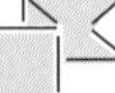

全タイプ 基本のお粥の作り方

ポイント 脾虚タイプは、消化にいいものを食べましょう。脾の気を補う米を舌でつぶせるくらいやわらかく炊いたお粥は、脾にやさしくとてもおすすめ。

【作り方】（1人分）

❶米50gと水300mLを小鍋に入れて強火にかける。

❷沸騰したら弱火にして、箸を1本挟むくらいの隙間をあけてフタをし、時々かき混ぜながら30分ほど炊く。

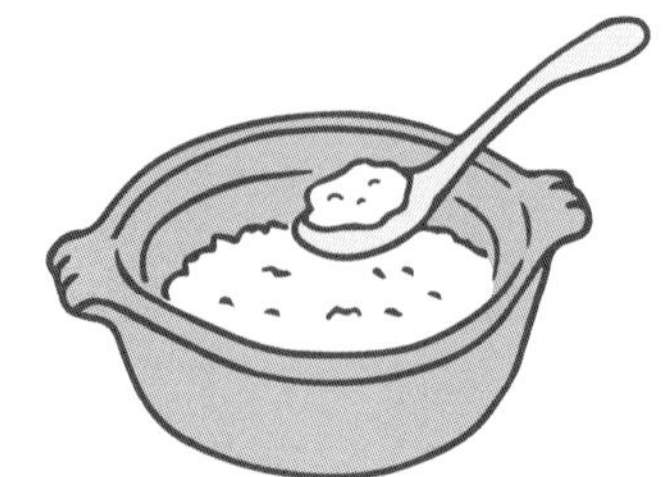

※米と一緒にサツマイモやカボチャ、山芋、シメジ、マイタケ、ササミ、鶏ひき肉、タイ、タラなどを出し汁で炊き、塩で味を調えるのもおすすめ。
※やわらかくてもよくかみ、早食いせずゆっくり食べましょう。

湿邪 湿邪を飛ばすワカメと花椒のお粥

ポイント 湿邪タイプは、食欲がないときは無理して食べなくても大丈夫。不調が続くときは、辛味のあるものでこもった湿気を発散させて。

【作り方】（1人分）

❶小鍋に米50gと食べやすい長さにカットした豆モヤシ、水300mL、鶏がらスープの素を小さじ1入れて強火にかける。

❷沸騰したら弱火にして少し隙間をあけてフタをし、時々かき混ぜながら30分ほど炊く。

❸やわらかくなったら、水で戻したワカメや刻んだネギを加えてよく混ぜる。

❹最後にすりおろした生姜小さじ1と花椒ひとつまみを加え、塩で味を調える。

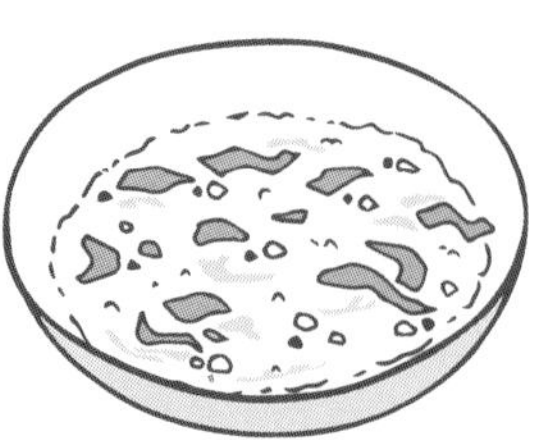

※冷たいものを食べて胃腸を冷やしている人にも多い湿邪タイプ。普段から温かいものを食べるようにしましょう。

気滞　気を巡らせるスダチが香るサッパリお粥

ポイント 気滞(きたい)タイプは、香味野菜や柑橘類、ハーブなど香りのいいものの力を借りて、気の巡りをよくしましょう。

【作り方】(1人分)

❶小鍋に米50gと食べやすい大きさにカットしたササミ、シメジ、出し汁300mLを入れて強火にかける。

❷沸騰したら弱火にして少し隙間をあけてフタをし、時々かき混ぜながら30分ほど炊く。

❸やわらかくなったら塩や醤油で味を調え、刻んだネギを加え、スダチを絞る。

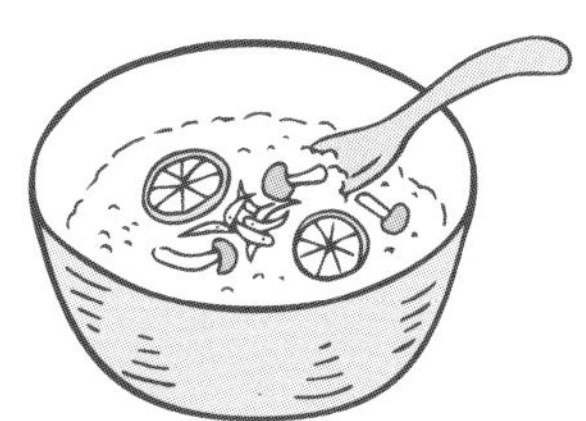

※スダチのない季節には、スダチ果汁でも代用できます。
※香りのいいシソや三つ葉、すっぱい梅干しもおすすめ。気の巡りをつかさどる肝を整えてくれます。

心脾両虚　心(しん)を養う卵のお粥

ポイント 心脾両虚(しんぴりょうきょ)タイプは、脾(ひ)を元気にするものと心(しん)を養うものを併せて食べましょう。心を養うとこころに余裕ができ、不安感もやわらぎます。

【作り方】(1人分)

❶小鍋に米50gと出し汁300mLを入れて強火にかける。

❷沸騰したら弱火にして少し隙間をあけてフタをし、時々かき混ぜながら30分ほど炊く。

❸やわらかくなったら刻んだネギを加えて、卵でとじ、塩や醤油で味を調える。

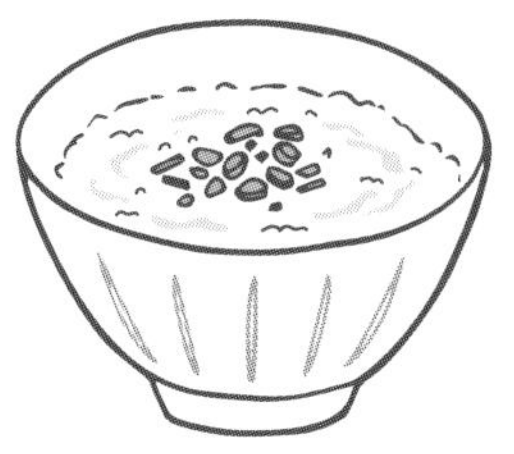

※クヨクヨが強いときは、安神(あんじん)の作用があるユリ根のお粥（120頁）もおすすめ。こころがホッとする温かいものを食べましょう。

食欲が止まらない

しっかり食べたはずなのに、すぐにお腹が空く。食べても食べても口寂しく、ついつい暴食してしまう。中医学の考え方を取り入れると、異常な食欲もコントロールしやすくなります。

《❶気滞タイプ》ストレスから食べすぎてしまうとき

ストレスがかかると食べすぎてしまったり、食べることでストレスを発散させるのが気滞タイプ。月経前に食欲が増す場合にも多いタイプです。食欲がおさまらないときは、柑橘類の果物や、パクチー、シソなど香りがあるもの、お酢を使った料理などを選ぶと、気の巡りをつかさどる肝が整い、食欲が落ちつきやすくなります。また、かむこと自体がストレス発散にもなるので、ガムをかむのもおすすめです。運動やカラオケ、散歩や旅行、家族や友人とのおしゃべり、ペットと触れあうなど、食べること以外のストレス発散法も併せて取り入れましょう。また、普段からこまめにストレスを発散したり（279頁）、夜ふかしせずに早めに就寝して肝を整えておくと、ストレスに左右されにくくなります。漢方薬では、気の巡りをよくする加味逍遙散などを使います。症状が長く続いている人は、次節の「胃熱タイプ」もチェックしてください。

漢方薬

【❶気滞タイプ】加味逍遙散など
【❷胃熱タイプ】黄連解毒湯・竹葉石膏湯など
【❸気虚タイプ】補中益気湯・参苓白朮散など

気滞 胃熱 ストレス過食の対処法

ストレスから食べすぎてしまうのは、こころが弱っているサイン。大切なのは食欲を我慢することではなく、こころを癒すこと。

アールグレイなど香りのいい紅茶や、ジャスミンティー、ハーブティーは気の巡りをよくしてくれるのでGood！
フルーツティー（76頁）もおすすめです。

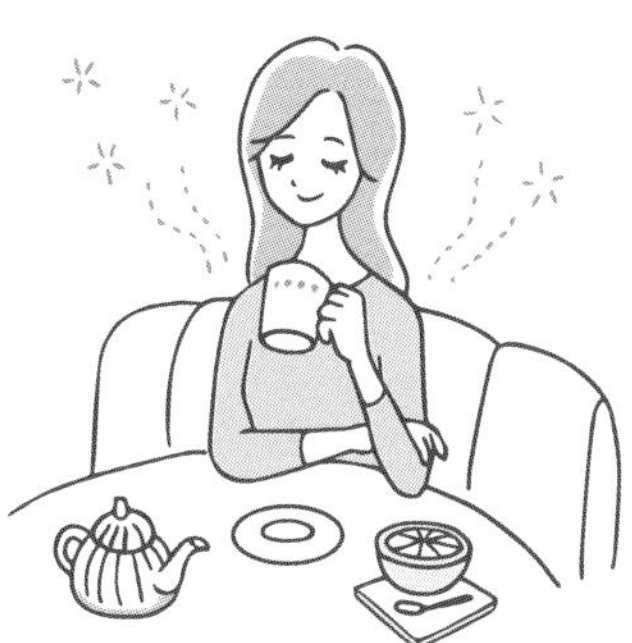

はじめに食べる分を決めて、お皿に盛ると過食を防ぎやすいのでおすすめ。お気に入りの食器を使って目でも楽しめるようにすると満足感がアップします。

グレープフルーツ、みかん、ライチなど酸味のある果物には肝（かん）を整える効果があり、過食をおさえてくれます。

気滞 ストレス食べには切ない映画がおすすめ

中医学の基本的な考え方である五行論では、「怒（ど）」と「悲（ひ）」は相剋（そうこく）（相手を制御する）の関係にあります。イライラしてストレス食べしそうになったときは「悲しみ」の力を借りてみて。

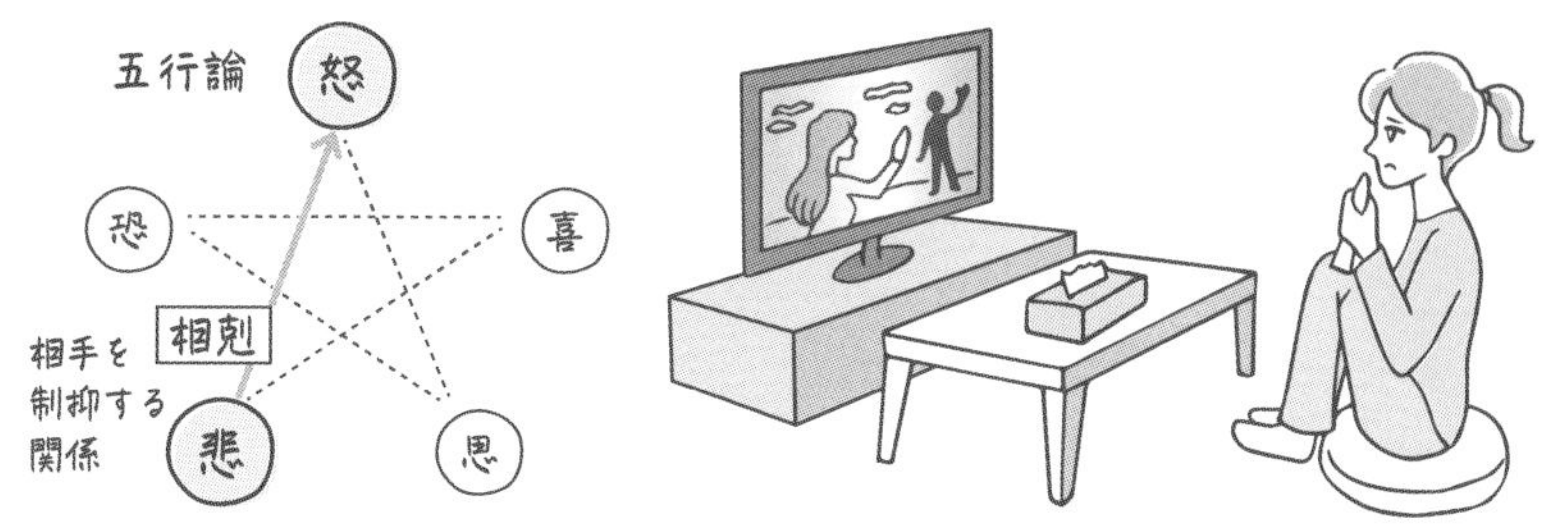

切ない（悲しい）けれど感動するような映画がおすすめ。涙を流すことでストレス発散になります。お気に入りの１本を探す過程も楽しんで。

《②胃熱（いねつ）タイプ》食べても食べてもお腹が空くとき

ストレス過多の状態や暴飲暴食の習慣が長く続いて胃に熱をもったのが胃熱（いねつ）タイプ。食べても食べてもお腹が空く症状に加えて、口やのどのかわき、口臭、口内炎を伴うこともあります。対処法はいらない熱を取ること。食べものはキュウリやトマト、豆腐、豆乳、白菜、キウイ、イチゴ、スイカ、メロン、バナナなど胃の熱を取るものを選ぶと、食欲がおさまりやすいのでおすすめ。早食いせずゆっくり食べましょう。反対に、辛いものやお酒、タバコは熱をこもらせるので注意が必要です。食欲が落ちついても、基本の食養生（18頁）をもとに食事の乱れに気をつけると症状の再発を防げます。ストレスが重なっている人にも多い胃熱タイプ。心当たりがある場合は、「気滞（きたい）タイプ」（154頁）もチェックして自分を労わってみて。漢方薬では、胃の熱を取る黄連解毒湯（おうれんげどくとう）や竹葉石膏湯（ちくようせっこうとう）などを使います。

胃熱　食欲がおさまらないときは足の指を押す

足の人差し指の外側には、胃熱（いねつ）を取る内庭（ないてい）と厲兌（れいだ）のツボがあります。胃熱で食欲がおさまらないときは足の人差し指をマッサージしましょう。

厲兌（れいだ）

人差し指の爪の生え際、外側の角から少し小指側のところ

内庭（ないてい）

人差し指と中指の間の付け根あたり、少し人差し指側のところ

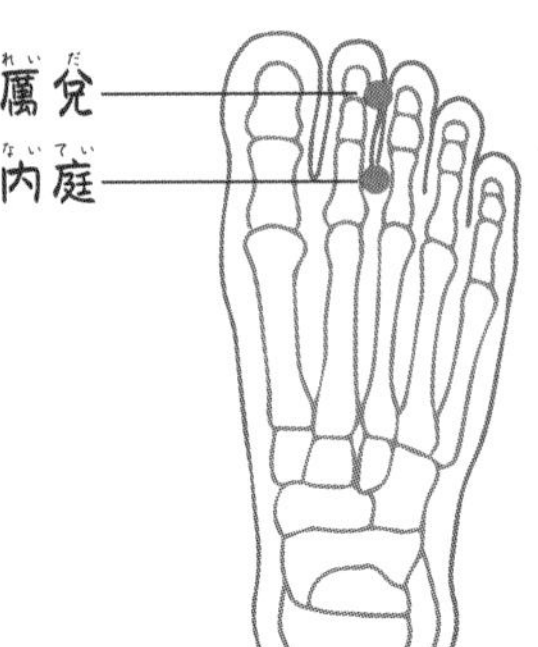

つまようじの頭で刺激したり、親指と人差し指でつまむようにしてもむのがおすすめ。

《③気虚タイプ》すぐにエネルギー切れしてお腹が空くとき

きちんと食べても、すぐにエネルギー切れしてお腹が空くのが気虚タイプ。エネルギーが漏れてしまっている状態で、倦怠感や息切れ、軟便などを伴うこともあります。エネルギーをためておく力をつけましょう。おすすめは、山芋やジャガイモ、枝豆、カボチャ、シメジ、ヒラメ、サワラ、マグロ、牛肉、鶏肉、米など気を補うもの。反対に、辛いものや熱すぎるものは発汗を促してエネルギー漏れにつながるので注意しましょう。すぐにお腹がいっぱいになり満足に食べられない場合は、無理して一度にたくさん食べず、一食の量は少なめにして食事の回数を増やしても大丈夫。養生を続けると食べられる量が増えていきます。普段の過ごし方は、疲れる前に休憩することと、早めに就寝して1日の消耗をきちんとリセットすることを大切に。漢方薬では、気を補う補中益気湯や参苓白朮散などを使います。

気虚　気虚タイプのエネルギー補給

普通に過ごしているつもりでも、必要以上にエネルギーを消耗してしまうのが気虚タイプ。お腹が空いたときは上手に間食するのもひとつの方法です。

おすすめは梅干し入りのおにぎり。酸味には漏れ出るものを引き締める効果があります。
甘いスイーツや揚げものなどを選んでしまうと、脾（胃腸）が弱って気虚が進む原因に。甘いものがほしいときは、気を補う甘酒やナツメ、サツマイモなどを選んで。

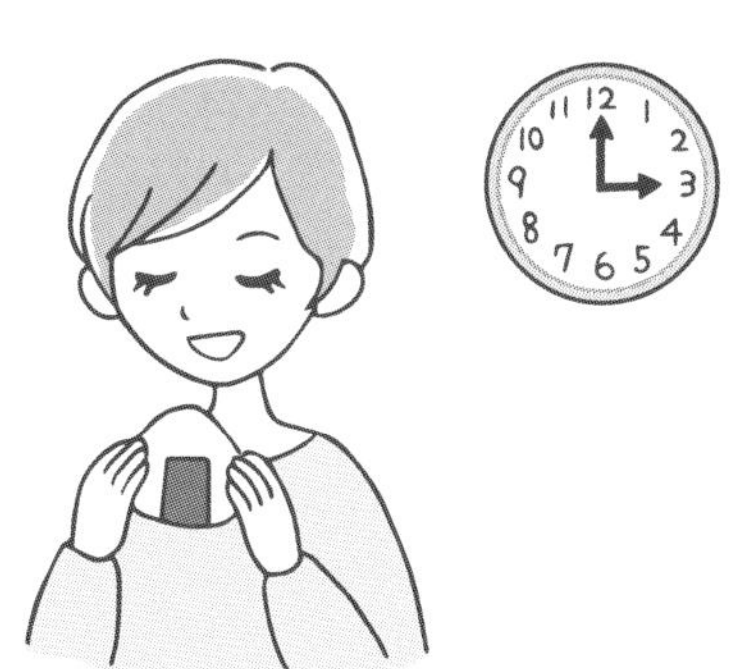

下痢・軟便

いい便の目安は、歯磨き粉くらいの軟らかさで、するんと排便ができて、紙でお尻を拭いてもそれほど汚れがつかない状態。便がゆるくなる原因をチェックして養生し、いい便を目指しましょう。

《❶脾虚タイプ》胃腸が弱く便の調子が不安定なとき

脾（胃腸）が弱く、軟便や下痢、便秘など便の調子が安定しないのが脾虚タイプ。脂っこいものを食べると便や胃腸の調子がわるくなったり、ちゃんと食べていても体力がつきにくく疲れやすいのも特徴です。脾を根本から元気にして、消化・吸収する力をつけましょう。一番大切なのはお食事。必ず温かいものをよくかんで食べます。おすすめの食べものは、キノコ類やイモ類、豆類、肉なら鶏肉や脂身の少ない豚肉、白身魚など。脾を補うお粥や、エネルギー漏れを防ぐ梅干しもいいでしょう。材料を細かく刻んだり、よく火を通してやわらかく調理するとより脾にやさしくなります。漢方薬では、脾を元気にする参苓白朮散や補中益気湯などを使います。また、便の状態がストレスに左右される場合は、「気滞タイプ」（162頁）もチェックしてください。

漢方薬

【❶脾虚タイプ】参苓白朮散・補中益気湯など
【❷寒邪タイプ】藿香正気散・人参湯など
【❸湿熱タイプ】葛根黄芩黄連湯・茵蔯五苓散など
【❹気滞タイプ】柴苓湯・逍遙散など

《②寒邪タイプ》急に便が水っぽくなったとき

体を冷やしたり、冷たいものや生ものを食べすぎた後に、便がゆるく水っぽくなるのが寒邪タイプ。便のにおいはあまり強くありませんが、腹痛を伴って激しく下すこともあります。おすすめの食べものは生姜やネギ、シソ、ヨモギ。薬味を効かせた温かい食事を摂り、胃腸にこもった冷え（寒邪）を発散させるのがポイントです。腹巻やカイロを使ってお腹を温めるのもいいでしょう。正しく養生すると回復は早く、また回復した後も冷たいものや生ものを控えると再発を予防できます。冬場だけでなく、夏場の冷房冷えや、アイスや果物、生野菜の食べすぎも原因になるのでご注意を。漢方薬では、寒邪を発散させる藿香正気散や人参湯などを使います。いつも便がゆるく水っぽい場合は、脾が弱ってもとから冷えているので、前頁の「脾虚タイプ」の養生も併せて行ってください。

《③湿熱タイプ》便がベタついてにおいが強いとき

便器にこびりつくような粘度の高い軟便をしたり、切迫感があって下した後もスッキリせず、便のにおいも強いのが湿熱タイプ。胃腸に湿熱（余分な水分と熱）がたまっている状態です。こんなときは、甘いものや脂っこいもの、辛いもの、お酒、タバコを控えて、煮物や蒸し料理、茹で料理などのあっさりした和食を心がけます。胃腸を直接冷やすと症状が複雑になるので、火が通ったものを選ぶのがポイント。においを伴うゲップが多い場合は未消化物がたまっているので、消化を助ける山楂子（148頁）もいいでしょう。便が改善した後も食養生を続けると再発を予防できます。美食家にも多いので、外食が続かないようにしたり、ご飯とお味噌汁とお漬物だけの粗食を食べて胃腸を休める日を作るのもおすすめです。漢方薬では、湿熱を追い出す葛根黄芩黄連湯や茵蔯五苓散などを使います。

・明け方に腹痛を伴って下す「五更瀉」は、脾と腎の陽気不足によって起こります。脾と腎を労わり、とにかく体を冷やさないようにして、外に出て日光を浴びるようにしましょう。寝巻の上着をズボンにインして寝るのもおすすめです。

便がゆるいときに食べたいお粥のメニュー

実は、うるち米は脾（胃腸）を元気にする「粳米」という生薬として使われています。体が弱っているときにお粥を食べるのはちゃんと理にかなっているわけです。

全タイプ　基本のお粥の作り方

【作り方】（1人分）

❶米50gと水300mLを小鍋に入れて強火にかける。

❷沸騰したら弱火にして、箸を1本挟むくらいの隙間をあけてフタをし、時々かき混ぜながら30分ほど炊く。

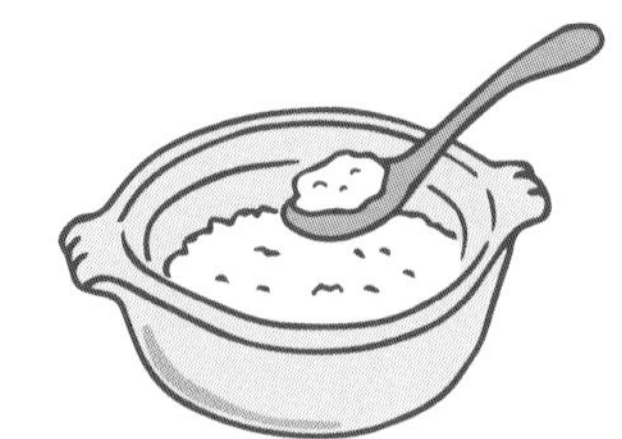

※やわらかくてもよくかみ、早食いせずゆっくり食べましょう。

脾虚　脾を補う山芋のお粥

ポイント 脾虚タイプは、普段からお粥を食べると脾を労われます。具を工夫すると飽きずに楽しめます。

材料（1人分）

米　50g
水　300mL
山芋（長芋）　30g（お好みで）
醤油や塩　適量

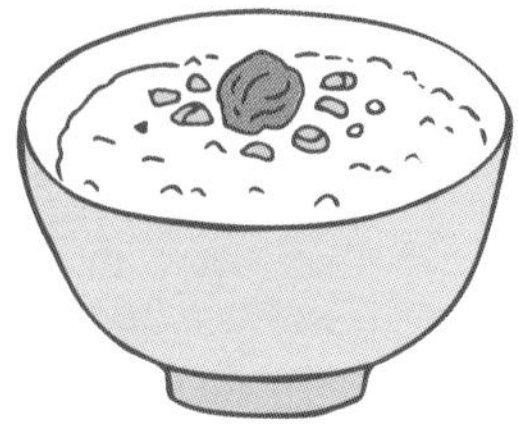

山芋には脾を元気にする健脾作用があるので特におすすめです。

【作り方】

米と水を小鍋に入れて強火にかける。沸騰したら弱火にして、少し隙間をあけてフタをし、時々かき混ぜながら30分ほど炊く。すりおろした山芋を入れて混ぜ、全体に火が通ったら、醤油や塩で味を調える。お好みでカツオ節やゴマ、ネギ、梅干しなどを添える。

寒邪　水っぽい下痢には生姜を味方につけて

ポイント

生の生姜には冷えを発散させる効果があるため、寒邪タイプの急性の下痢におすすめ。慢性的な水っぽい下痢には、胃腸を温める力が強い乾燥させた生姜があいます。

生の生姜
すりおろしたり
刻んで入れる

乾燥生姜
刻んで入れる

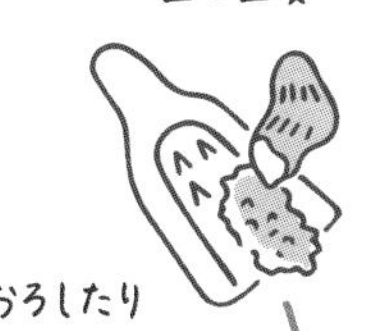

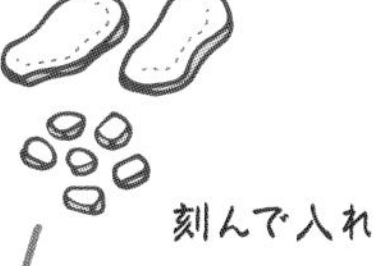

【乾燥生姜の作り方】

生姜をよく洗って水気を拭き、

３～４mm の厚さに薄切りにし、ザルなどに広げて干す。天日干しや陰干しで４～５日繰り返し干す（湿気るのを防ぐため、夜は取り込んで冷蔵庫内で保管する）と乾燥生姜の完成。

※外で干せない場合は、エアコンの近くで室内干ししても OK。

※生姜を使ったお粥は鶏がらスープの素やゴマ油ともよくあいます。

湿熱　湿熱を取り除くヨクイニン粥

ポイント　体にたまったいらない水と熱を取り除くヨクイニンは湿熱タイプにおすすめの食べもの。調理も簡単で気軽に取り入れられます。

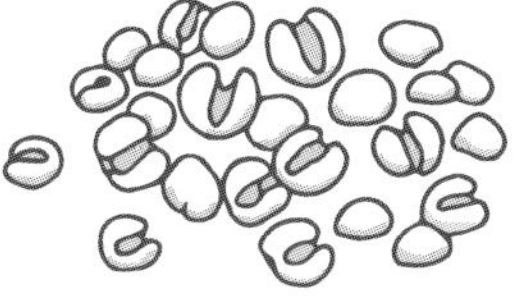

ヨクイニンは漢方薬局やオンラインショップなどで売られています。

材料（１人分）
米　25g
ヨクイニン　25g
出し汁（水でも可）　300mL
塩　少々
ゴマ油（お好みで）

【作り方】

ヨクイニンは一晩水につけて置くか、叩いて砕いておく。米とヨクイニン、出し汁を小鍋に入れて強火にかける。沸騰したら弱火にして、少し隙間をあけてフタをし、時々かき混ぜながら 30 分ほど炊く。塩で味を調え、最後にお好みでゴマ油を少し垂らして香りづけしたらできあがり。

※ヨクイニンはハトムギで代用できます。ハトムギはもともと茶色い種皮に覆われていますが、種皮を取り除いた白い種子も「ハトムギ」として市販されており、ヨクイニンと同じものなので同様に使えます。

《④気滞（きたい）タイプ》ストレスで便がゆるくなるとき

ストレスを感じて腸が緊張し、突然便がゆるくなったり、下痢と便秘を慢性的に繰り返したりするのが気滞（きたい）タイプ。ほかにも、イライラやクヨクヨしやすい、胸がつまる、ガスがたまる、緊張しすぎるなど、気の滞りによる症状を伴います。気の巡りをよくして腸の緊張をほぐしましょう。大切なのは、普段から心身の力をフッと抜く時間を作ること。森林浴やストレッチ、軽い運動、歌う、気の置けない友人と会話するなど、自分が心地よいと感じる方法でかまいません。緊張を感じたら何度かしっかり深呼吸したり、上に伸びるストレッチをするだけでも気が巡ります。また、普段から腹巻きをしたり、冷たいものの飲食を控えて胃腸を冷やさないようにすると、ストレスに負けにくくなりますよ。漢方薬では、気の巡りを整える柴苓湯（さいれいとう）や逍遙散（しょうようさん）などを使います。

気滞 こころを整えるハンドマッサージ

手をマッサージすると自律神経が整ってリラックスできるので、実際に医療の現場で行われることもあるようです。香りのいいハンドクリームやアロマオイルを使えば、気の巡りをよくする効果もアップします。

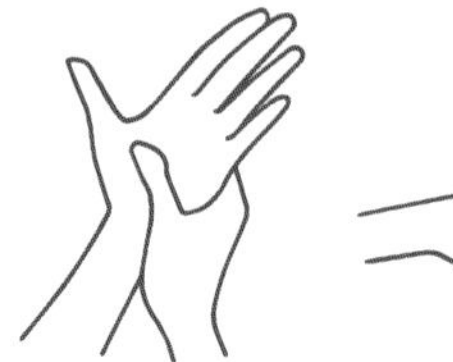
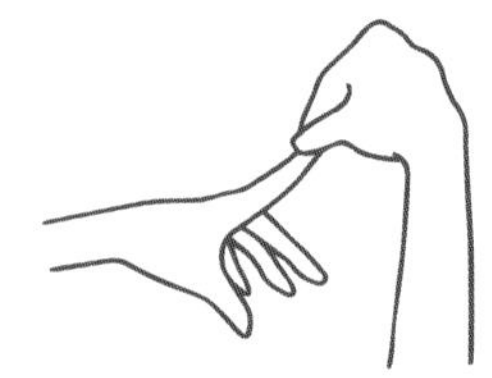
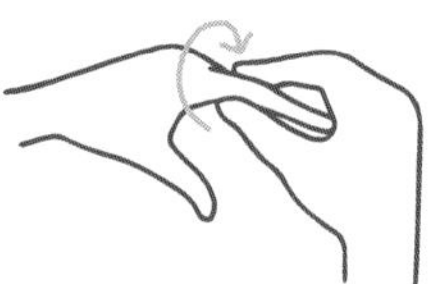

【マッサージのやり方】

❶手の平、指の1本1本にハンドクリームを塗り広げながら気持ちのいい強さでもむ。

❷指をそらしたり、指を回す。　❸手をぶらぶらさせる。

※気の巡りを整えるベルガモットなど柑橘系の香りが特におすすめ。

※アロマオイルを肌に使うときは、アロマオイルの専門家に相談するようにしてください。

便秘

便が何日も出ず、出ても硬くてコロコロしていたり、毎日出ていても残便感があってスッキリしなかったり、便秘の症状は人によって様々。必要な対策も様々です。

《❶陰血不足タイプ》便も全身も乾燥しているとき

腸が乾燥して便が出にくいのが陰血不足タイプの便秘。便は乾燥してコロコロしていることが多く、お肌や髪の毛、爪、目や口など、ほかの部分の乾燥も気になるのが特徴です。おすすめの食べものはハチミツやゴマ（黒白）、クルミ、松の実、クコの実、オクラ、小松菜、ほうれん草、アンズ、イチジク、プルーン、亜麻仁油、オリーブオイル。反対に、辛いものやお酒、タバコ、コーヒーは腸が乾燥するので控えめに。基本として、食事が偏らず不足しないようにするのも大切です。睡眠不足も陰血を消耗するので気をつけて。漢方薬では、陰血を補って便通をよくする潤腸湯や麻子仁丸などを使います。このタイプの人は舌のコケが少ない傾向があります。舌に黄色いコケがたまるようなら、次節の「熱結タイプ」をチェックしてください。

漢方薬

【❶陰血不足タイプ】潤腸湯・麻子仁丸など
【❷熱結タイプ】大黄甘草湯・桃核承気湯など
【❸気滞タイプ】加味逍遙散・通導散など
【❹脾虚タイプ】補中益気湯・人参湯・大建中湯など

《❷熱結タイプ》便が乾燥して舌のコケが黄色いとき

腸が熱をもって乾燥し、便が出にくいのが熱結タイプの便秘。便は硬く乾燥していることが多く、陰血不足タイプにも似ていますが、舌のコケが黄色いのが熱結タイプの特徴です。よくある原因は食生活の乱れ。お酒の飲みすぎやタバコ、辛いものや脂っこいもの、味の濃いもの、肉類の食べすぎに思いあたることがあれば、まずはそこを改善しましょう。

おすすめの食べものは、コンニャクやゴボウ、白菜、大根、ほうれん草、タケノコ、アロエ、バナナ、寒天、ツルムラサキ、豆腐。蒸し料理や煮物にして食べましょう。また、外食を控え、粗食（ご飯、具だくさんのお味噌汁、お漬物など）を食べて胃腸を休める日を作ると改善が早くなります。漢方薬では、腸の熱を取って便通をよくする大黄甘草湯や桃核承気湯などを使います。ただし長期的に飲めるものではないため、食養生を中心に改善を目指しましょう。

陰血不足 熱結 乾燥性の便秘にはハチミツがおすすめ

ハチミツは、腸を潤して便を出しやすくする力があるので「蜂蜜」という生薬としても使われます。便がコロコロするときにぜひ試してみて。

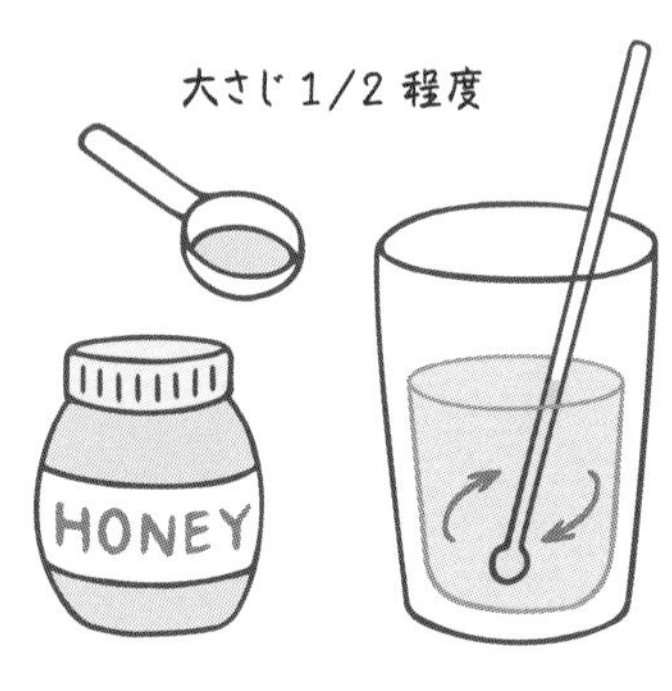

白湯に溶いて飲む

ハチミツ大さじ1/2を飲みやすい量の白湯に溶き、1日に1～2回飲む。陰血不足タイプの人は、黒ゴマやクルミ、松の実などを細かくすりつぶして入れるとより効果的。

※ハチミツは、1歳未満の赤ちゃんには与えないでください。

全タイプ　妊娠中の便秘対策

妊娠中は陰血が不足しやすいうえ、体に熱がこもりやすく便秘になりがち。なるべくやさしい方法で便が出るようにしましょう。

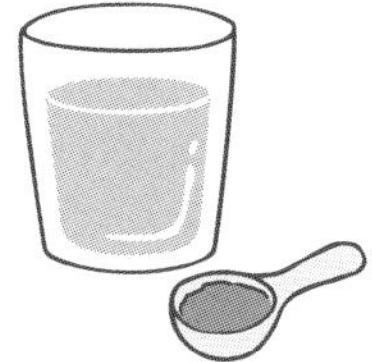
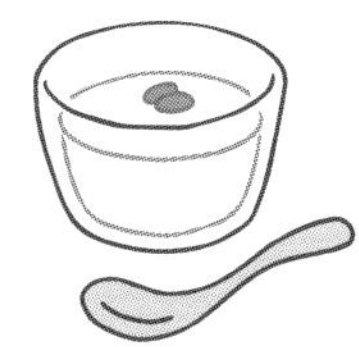
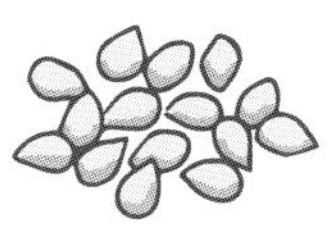

- 腸を掃除する青汁や、野菜ジュース（ミキサーで手作りしたものが◎）
- 腸を潤すハチミツや杏仁豆腐（89頁）、ゴマ
- 腸の熱を取るドクダミ茶やハブ茶、キウイフルーツ
- 生薬なら十薬、麻子仁、ケツメイシなど（必ず薬局で相談してからお飲みください）。

《③気滞タイプ》ストレスや運動不足があるとき

ストレスや運動不足で気が滞り、腸の動きがわるくなって便が出ないのが気滞タイプの便秘。ゲップやガスが増えたり、気分が落ち込んだり、イライラしやすいのが特徴で、月経前や生活が変わったときにも多いタイプです。体を動かすと気が巡るので、運動習慣をつけるのが症状を早く改善させるコツ。ウォーキングやジョギング、その場で足踏みなど、10～15分と短めでも毎日続けるのが効果的です。また、精神的に緊張すると便が出にくくなるので、夜ふかしせずに早く寝て、朝に余裕をもってトイレにいける時間を作りましょう。ストレスが多くて食事が乱れているなら、「食欲が止まらない」（154頁）や「食欲不振」（149頁）の項をチェックして、併せて改善しましょう。漢方薬では、気の巡りをよくする加味逍遙散や通導散などを使います。

・気滞タイプで便秘と下痢を繰り返す場合は、「下痢・軟便」の「気滞タイプ」（162頁）もチェックしてください。

気滞　脾をゆるめてスッキリ過ごす

精神的な緊張があると出なくなるのが気滞タイプ。出ないことが焦りにつながると余計に出なくなります。リラックスして向きあって。

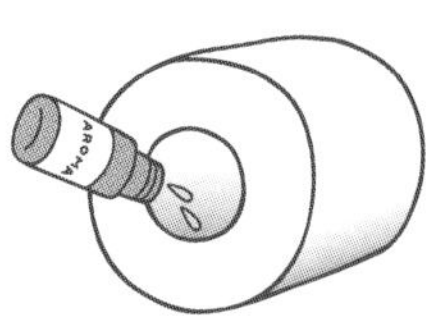

トイレットペーパーの芯にアロマオイルを数滴たらし、乾かしてから使う。
※ペーパーホルダーがプラスチックの場合はオイルと反応して変色する可能性があるので注意してください。

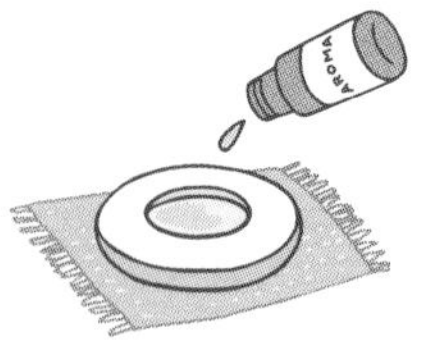

アロマストーンにアロマオイルを数滴垂らして置いておく。柑橘系の香りは気の巡りをよくする力が高い。自分の好きな香りでOK！

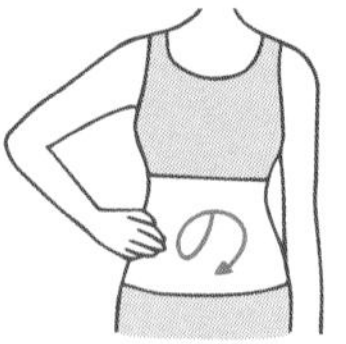

トイレに行く前にのの字マッサージ。おへそからのの字を書くように30周くらいマッサージする。出しにくくても焦っていきみすぎず、のの字マッサージをしてみて。

《❹脾虚タイプ》便を出そうとすると疲れるとき

便が出しづらく、排便後に疲れや息切れを感じるのが脾虚タイプの便秘。下剤を使うとお腹が痛くなって下痢をすることもあります。脾（胃腸）を元気にして、便を作る力と出す力をつけましょう。基本は、十分に火の通った温かいものをよくかんで食べること。ヨーグルトや生野菜のサラダは、脾を冷やすので体にあわず、代わりにカブやホウレン草、白菜、キャベツ、ニンジン、納豆（ひきわり）、お粥、甘酒など消化もよく脾を元気にする食べものがおすすめです。ゴボウやサツマイモなど、一般的に便通にいいとされる食物繊維が豊富なものは、脾が弱いと処理しきれず余計につまらせてしまうこともあるので注意が必要。少し時間はかかりますが、焦らず脾を整えましょう。漢方薬では、脾を元気にする補中益気湯などを使います。

脾虚が長引くと、お腹や全身の冷えを伴う陽虚タイプに発展することがあります。脾虚タイプの養生にあわせて、特に下半身を冷やさないように衣服にも気を配りましょう。漢方薬では、脾を温める人参（にんじん）湯（とう）や大建中湯（だいけんちゅうとう）などを使います。

脾虚（ひきょ）タイプの食物繊維の摂り方

脾（ひ）（胃腸）が弱く便を作るのが苦手な脾虚（ひきょ）タイプは、食物繊維もちょっと工夫して上手に摂りましょう。

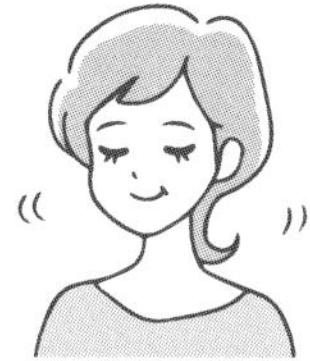

よくかむのがポイント。目標は40～50回

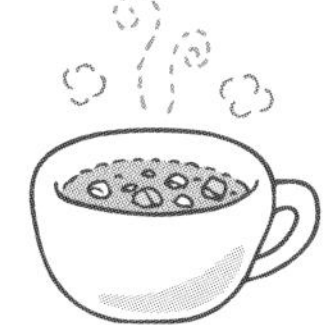

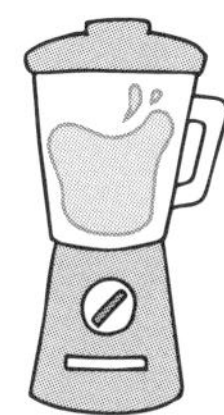

かめない場合は……舌でつぶせるくらいまでやわらかく煮込んだスープ（圧力鍋は脾虚タイプの味方）や、ミキサーで作った野菜ジュース（少し温めるとよりGood）

全タイプ　子どもの便秘対策

小さな子どもは腸内環境が未成熟なため、実は便秘の悩みが少なくありません。便通をよくすると同時に、腸内の環境も整えましょう。

腸内環境を整えるコツ

- 発酵食品…味噌、納豆、お酢、甘酒（子どもには米麹を使ったものがおすすめ）などは、腸内細菌のバランスをよくしてくれます。
- 温かいものを食べる…冷たいものを食べると腸が冷えて便を作る力と押し出す力が弱まります。
- 野菜や海藻類…野菜や海藻類に含まれる食物繊維が便の材料になります。

※早食いせずよくかむように伝えてあげてください。

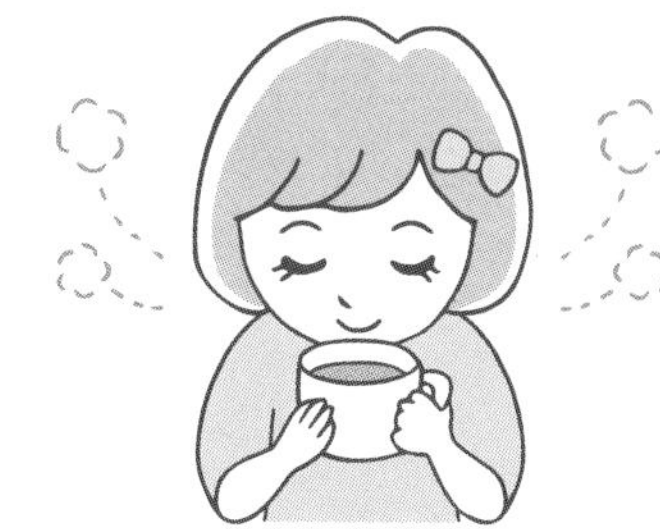

便秘がひどいときに使えるもの

麦芽糖（ばくがとう）、青汁、十薬（じゅうやく）、麻子仁（ましにん）など。

※１歳以上の子どものコロコロ乾燥便には、砂糖をハチミツで代用した食事もおすすめです。

月経痛・月経前後の不調

女性が一生で経験する月経は約450回といわれており、1回5日間として計算すると、一生のうち約6年間は月経中だといえます。なかには月経前後にも強い不調があり、1か月のなかで元気な日のほうが少ないという人も…。自分にあった養生を取り入れて、気持ちよく過ごせる日を増やしましょう。

《❶月経前の不調》月経1～2週間前から月経直前までの症状が気になる

月経前に不調が出るときに多いタイプには、巡りがわるい気滞血瘀タイプや脾（胃腸）が弱い脾虚タイプ、潤い不足の腎陰虚タイプがあります。

漢方薬

【気滞血瘀・瘀血タイプ】 逍遙散・加味逍遙散・血府逐瘀湯・冠心Ⅱ号方・桂枝茯苓丸など
【脾虚タイプ】 補中益気湯・六君子湯など
【腎陰虚タイプ】 知柏地黄丸・杞菊地黄丸など
【気血不足タイプ】 当帰養血膏・十全大補湯・帰脾湯など
【血寒タイプ】 温経湯・当帰四逆加呉茱萸生姜湯など
【血熱タイプ】 五味消毒飲・黄連解毒湯など

●**気滞血瘀タイプ**：月経前にイライラやクヨクヨが増える、胸や下腹部が張る、下腹部痛や頭痛や腰痛が起こる、便秘になる、過食してしまう、シミやクマが濃くなる、排卵痛が強い
●**脾虚タイプ**：月経前に眠気やだるさが増す、集中力が落ちる、胃がムカムカする、むくむ

●腎陰虚タイプ：月経前にほてりやのぼせが強くなる、睡眠が浅くなる、寝汗をかくようになる、腰がだるくなる

気滞血瘀タイプは、ストレスが原因で気血が滞っている状態。忙しい毎日を送る現代女性のほとんどに関係があります。ストレス自体が減らないときは、こまめな気分転換（279頁）が大切。また、1日15分でも運動してサッと汗をかいたり、太衝や行間のツボ（264頁）をマッサージすると、気血の巡りがよくなります。月経前は気分がふさいで前向きに過ごせない場合は、症状が出る前から対策するのがおすすめ。お出かけしたり、趣味に興じたり、気の置けない友人や家族と楽しく過ごしたりして、こころを満たしておきましょう。漢方薬では、気血の巡りをよくする血府逐瘀湯や加味逍遥散などを使います。

脾虚タイプは脾（胃腸）を労わりましょう。脾が元気になり、気の不足と水の滞りが改善できると体がスッキリします。普段から温かいものを食べることと、早食いせずによくかんで食べることがポイント。ハトムギやインゲン豆、黒豆、枝豆、里芋、スズキ、タイがおすすめです。月経前は、ホルモンの影響で多少だるさや眠気が増すので、ある程度は割り切って過ごすのも養生の1つです。漢方薬では、脾を元気にする補中益気湯や六君子湯などを使います。

腎陰虚タイプは潤いを大切に。長風呂やサウナなどの汗をダラダラかくものや、睡眠不足は潤いが消耗しやすいのでご注意を。山芋や黒ゴマ、イカ、アワビ、牡蠣、ホタテ、豚肉、卵、スッポン、クコの実など体を潤すものを摂り、潤いを消耗する辛いものやお酒、タバコは控えます。実は、腎陰虚タイプは月経後から排卵するまでの過ごし方がポイントです。この時期にしっかり潤いを蓄えておくと、月経前の症状を緩和できますよ。漢方薬では、腎陰を補う知柏地黄丸や杞菊地黄丸などを使います。

《❷月経中の症状》月経の前半、出血が多い期間の症状が気になる

月経中に不調が出るタイプには、巡りがわるい気滞血瘀タイプや消耗傾向の気血不足タイプ、冷えがこもっている血寒タイプ、熱がこもっている血熱タイプがあります。

●**気滞血瘀タイプ**：ギューッと絞られるような月経痛がある、月経血にレバー状の塊が混じる、月経血が赤黒い、月経が来ると便がゆるくなる

●**気血不足タイプ**：月経中に冷えを感じる、眠気やだるさや立ちくらみがある、クヨクヨする、月経血の色が淡い、血の不足が強い場合は月経量が少なく、気の不足が強い場合は月経量が多くなりやすい

●**血寒タイプ**：月経痛が強く、温めると顕著にラクになる、月経血の色が暗い

●**血熱タイプ**：月経血の色が鮮紅色、月経量が多くナプキンからあふれる

気滞血瘀タイプは、気血を巡らせることが大切。月経中は座りっぱなしにならないように、ストレッチをしたり、少し立ち歩いたりするように心がけて。普段からがんばりすぎると体に力が入って気血が滞るので、なるべく心身に余裕をもって過ごしましょう。食べものなら、黒豆やチンゲンサイ、ナス、菜の花、青魚、玉ねぎなど血の巡りをよくするものや、三つ葉やシソ、キンカン、グレープフルーツ、ユズの皮、カジキマグロ、カモミールなど気の巡りをよくするものがおすすめ。反対に、冷たいものやスイーツ、揚げものなど血を滞らせるものは控えめにするといつもの痛みがやわらぐはず。漢方薬では、気血の巡りをよくする冠心Ⅱ号方や逍遙散などを使います。

気血不足タイプは、栄養不足にならないようにご注意を。お食事が抜けたり、無理なダイエットをしないようにしましょう。おすすめは赤身のお肉や魚、黒ゴマ、ほうれん草、小松菜、ヒジキ、卵など血を補う食べもの。きちんと食べているのに気血が不足

するなら、脾の弱りや消耗しすぎが考えられるので、基本の食養生（18頁）や睡眠不足に気をつけてみて。また、月経中は運動や筋トレは控え、ストレッチ程度に留めると気血の消耗が防げます。漢方薬では、気血を補う当帰養血膏や十全大補湯、帰脾湯などを使います。

血寒タイプは、普段から体を冷やさないように気をつけて。足首を出すファッションや、短パンやスカートタイプのナイトウェアは避け、おへその上まであるショーツや腹巻、靴下を活用します。ショーツの内側に敷いて使う専用の温熱シートもよいでしょう。冷たいものや生ものの飲食を控え、毎日湯船につかって1日の冷えをリセットしましょう。食べものでは、ヨモギやラッキョウ、シナモン、ザーサイ、甘酒がおすすめです。漢方薬では、冷えを取って血の巡りをよくする温経湯や当帰四逆加呉茱萸生姜湯などを使います。

血熱タイプは、体に熱がこもらないように過ごしましょう。辛いものや脂っこいもの、お酒、タバコを控えめにし、海藻類や根菜、白身魚、脂身の少ないお肉などをメインにします。生姜やネギ、ヨモギ蒸し、ホットヨガ、サウナなどの温活は、体質にあわないことがあるのでやりすぎに注意。自分を責めたり誰かに怒ったりすると体に熱がこもるので、こまめにリフレッシュしてこころ穏やかに過ごしてみて。漢方薬では、体にこもった熱を取る五味消毒飲や黄連解毒湯などを使います。

《❸月経後の症状》月経の後半から月経後にかけて症状が気になる

月経後半から月経後にかけて不調が出るタイプには、消耗傾向の気血不足タイプ、血の巡りがわるい瘀血タイプがあります。

●気血不足タイプ：月経の後半から月経後に頭痛やめまい、だるさ、疲れやすさなどがある、血の不足が強い場合は月経量が少なく3日以内に終わること

があり、気の不足が強い場合は月経がだらだらと8日以上続くこともある、月経血の色が淡い

●瘀血タイプ：月経が終わりそうだと思ったらまた出血したりしてスムーズに終わらない、月経血にレバー状の塊が混じる、月経血が赤黒い

気血不足タイプは体の消耗に気をつけて。月経中は運動や過度な外出を控えてゆったり過ごし、気血の消耗を防ぎます。筋トレを習慣にしている人も出血が多い期間は控え、ストレッチ程度にして体を労わって。目を使いすぎると血を消耗するので、スマホやパソコンを見る時間を少し減らしてその分早く寝るのも大切。たっぷり寝た後に朝日を浴びて深呼吸すると、気が全身に行き渡ります。血を補う食材は、クコの実やにんじん、黒豆、黒ゴマ、ほうれん草、小松菜、ひじき、プルーン、レバー、イワシ、卵。気を補う食べものは、山芋やお米、豆類、キノコ類、イモ類、カボチャ、カブ、ブドウ、エビ、サケ、鶏肉、甘酒。漢方薬では、気や血を補う当帰養血膏や十全大補湯、帰脾湯などを使います。

瘀血タイプは運動習慣をつけてみて。1日10～15分と短くてもいいので継続することが大切です。普段の運動は下半身を動かすウォーキングや踏み台昇降、スクワットなどがおすすめ。骨盤底筋トレーニング（189頁）も下腹部の血の巡りをよくします。月経中は、激しい運動をすると血を消耗させるので、無理しない程度に歩いたり、ストレッチをするとよいでしょう。デスクワークの場合は、座りっぱなしにならないように、こまめにお手洗いに立ったりすることを心がけて。水分不足も血が滞る原因になるので、心当たりがある人はご注意を。おすすめの食べものは、青魚や玉ねぎ、ラッキョウ、ニラ、シシトウ、ナス、お酢、シラス干しなど血の巡りをよくするもの。反対に、スイーツや揚げものは血をドロドロさせるので控えましょう。漢方薬では、血の巡りをよくする冠心Ⅱ号方や桂枝茯苓丸などを使います。

あなたの月経は大丈夫？

人と比べることが難しい月経。健康的な状態を把握して自分の月経と比べてみましょう。

量（正常）：月経期間中の合計の量が、溶き卵１つ分くらいの量

・月経量が少なく、3日以内にスッキリ終わってしまう
⇒気血不足タイプ（170頁、171頁）、腎陰虚タイプ（169頁）をチェック

・１～２時間でナプキンからあふれてしまったり、就寝中に月経血が漏れたりするくらいに多い
⇒気血不足タイプ（170頁、171頁）や血熱タイプ（170頁）をチェック

色（正常）：赤褐色（ナプキンについてそれほど時間が経っていない状態）

・黒、赤黒
⇒気滞血瘀タイプ（168頁、170頁）、瘀血タイプ（172頁）をチェック

・暗い紫
⇒血寒タイプ（170頁）、気滞血瘀タイプ（168頁、170頁）、瘀血タイプ（172頁）をチェック

・薄い赤、朱色っぽい赤
⇒気血不足タイプ（170頁、171頁）をチェック

・バラのように濃く鮮やかな赤
⇒血熱タイプ（170頁）をチェック

質（正常）：少しだけトロみがある

・レバーのようなプルっとした塊があったり、全体的にドロドロしている
⇒気滞血瘀タイプ（168頁、170頁）、瘀血タイプ（172頁）をチェック

・水のようにサラサラで便器に落ちると瞬時に水に溶ける
⇒気血不足タイプ（170頁、171頁）、血熱タイプ（170頁）をチェック

全タイプ 月経痛のおすすめ養生

月経痛があるときに味方につけたい養生法。自分にあう方法を見つけてみて。

ツボ押し

・八髎穴…お尻の仙骨（平たい骨）の上に、左右に4つずつ並んでいます。

パートナーやご家族に押してもらうか、セルフなら、壁やイスと腰の間に手をグーにして置き、指の骨（第三関節）を腰に当て、少しもたれかかるようにするとカがいらずラクに押せます。
特に、温めるとラクになる月経痛や、腰痛や腰のだるさを伴う月経痛、下半身がだるくなる月経痛にGood！

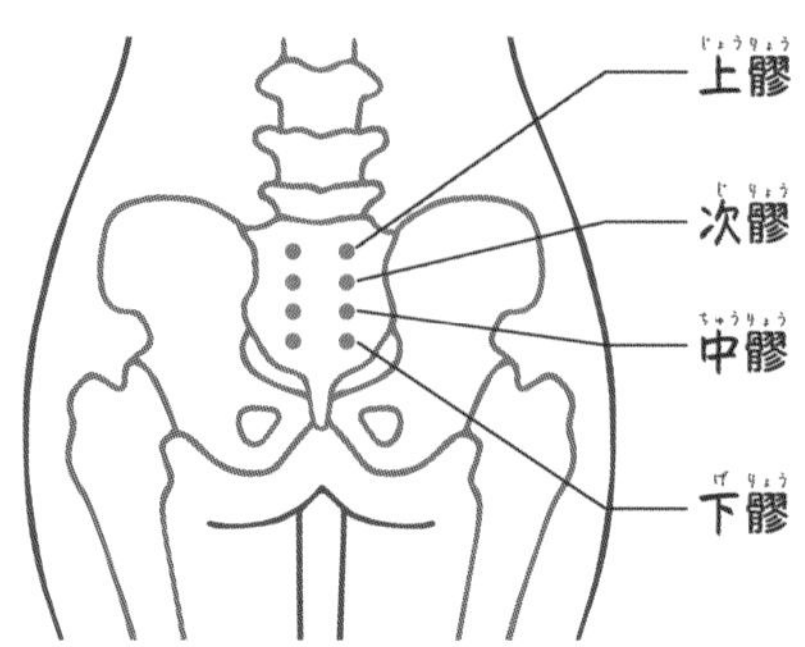

温活

・入浴…毎日湯船につかる習慣をつけて1日の冷えをリセットしましょう。
夏場でも、冷房や食べもので意外と冷えていることも。ただし、長風呂は気血を消耗するので5 ～ 15分くらいがベスト。痛みがあるときに熱い湯船につかると余計に痛みを感じる場合もあるので、そんなときは無理せず足湯でもOK。

・カイロ…冷えで悪化する月経痛なら、おへその下と腰（仙骨）をカイロで温めるのもおすすめ。カイロだと熱すぎる場合は、ショーツに貼る専用の温熱シートや湯たんぽ、小豆カイロ（129頁）など、自分が心地よく感じるものを探してみて。

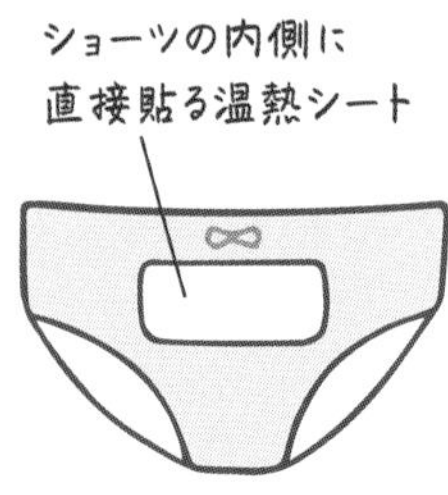

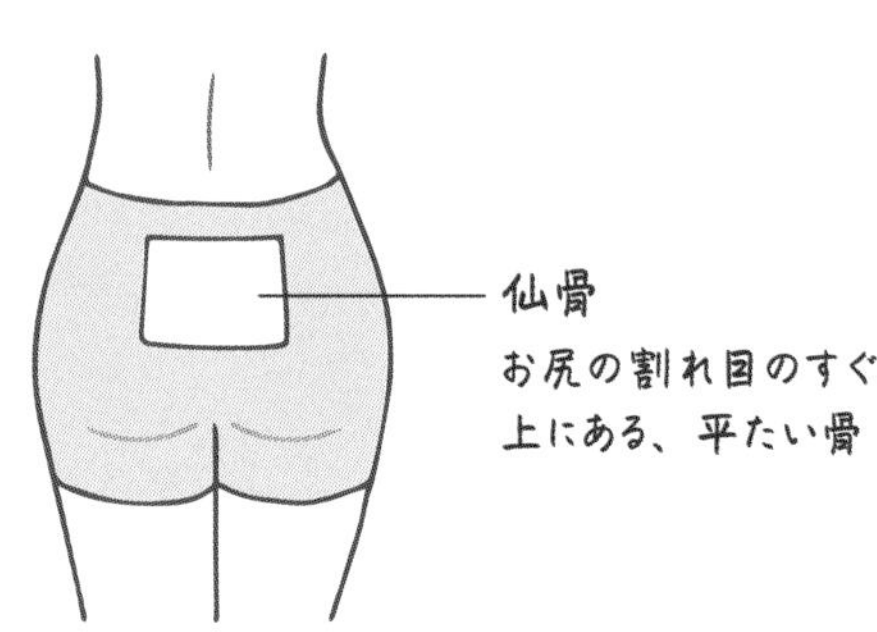

甘味

甘みには緩急止痛（緊張したものをゆるめ、痛みを止める）の効果があります。痛みがあるときに甘みがほしくなったら、体にやさしい甘みを選びましょう。

・甘酒…体を温める力があるので、冷えて痛む人におすすめ。
・ナツメ…気血を補うので気血不足タイプに特におすすめ。※精神を安定させてくれる効果も。
・プルーン…血の巡りをよくする効果が嬉しい。※出血が多い場合は食べすぎに注意。
・飴…べっこう飴や、砂糖と水飴だけで作った自然な飴を選んで。
※瘀血が気になる人は黒砂糖を使ったものを選ぶとGood
・玫瑰花茶…カップ１杯の熱湯に玫瑰花（気血の巡りをよくして痛みを止める）を7 ～ 8個入れて5分ほどおき、ハチミツをお好みで入れる。※気滞血瘀タイプに特におすすめ。

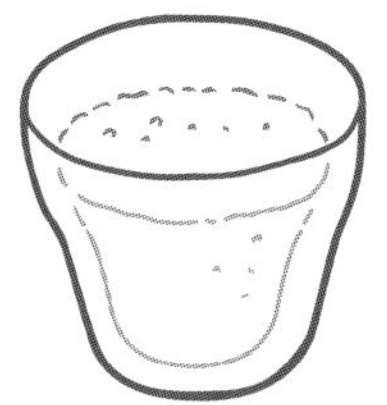
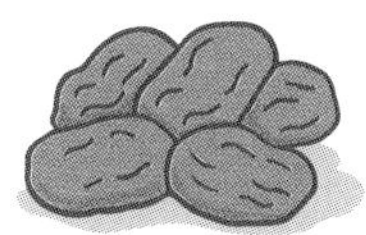
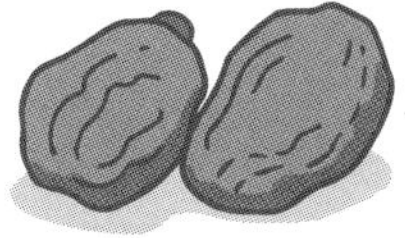

中医学から見た月経痛が起こるメカニズム

中医学では、月経痛が起こるメカニズムとして「不通則痛」と「不栄則痛」の２つを重視します。

・不通則痛（通じざればすなわち痛む）…気や血の巡りがわるいと痛む。
例 気滞血瘀タイプ、血寒タイプ

・不栄則痛（栄えざればすなわち痛む）…気や血が不足すると痛む。
例 気血不足タイプ

10 代や 20 代前半の人の痛みは不通則痛が主な原因になることが多く、20 代後半からは不通則痛と不栄則痛が複雑にからみあう場合が多くなります。

・月経痛の背景には、子宮や卵巣の病気が隠れていることがあります。我慢できないくらいひどい月経痛が続く場合は、一度婦人科を受診してみましょう。

全タイプ　月経周期にあわせた過ごし方

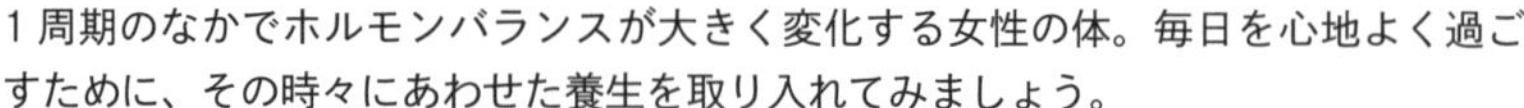

1周期のなかでホルモンバランスが大きく変化する女性の体。毎日を心地よく過ごすために、その時々にあわせた養生を取り入れてみましょう。

月経期

出血で気血が不足しやすい時期なので、激しい運動や長時間の外出を避けてゆっくり過ごして。気血不足タイプは特に無理しないようにしましょう。瘀血が気になる人は、軽いストレッチをしたり、同じ姿勢を取り続けないようにしてみて。

卵胞期

排卵に向けて気血や陰（潤い）が必要になる時期。バランスよく食べることと、早寝してたっぷり寝ることを心がけて。特に、気血不足タイプと腎陰虚タイプは卵胞期の過ごし方を大切に。脾虚タイプは、この時期から冷たいものや脂っこいものを控えめにすると、月経前のだるさが緩和されます。

黄体期

ホルモンの働きで排出力が低下する時期なので、食べすぎと運動不足に気をつけて。気血の滞りが気になる人は意識的に動くとGood！　ウォーキングやラジオ体操など、気持ちがいい程度に体を動かしてみて。血寒タイプは、冷たいものの飲食や、足首や下半身を出すファッションにご注意を。

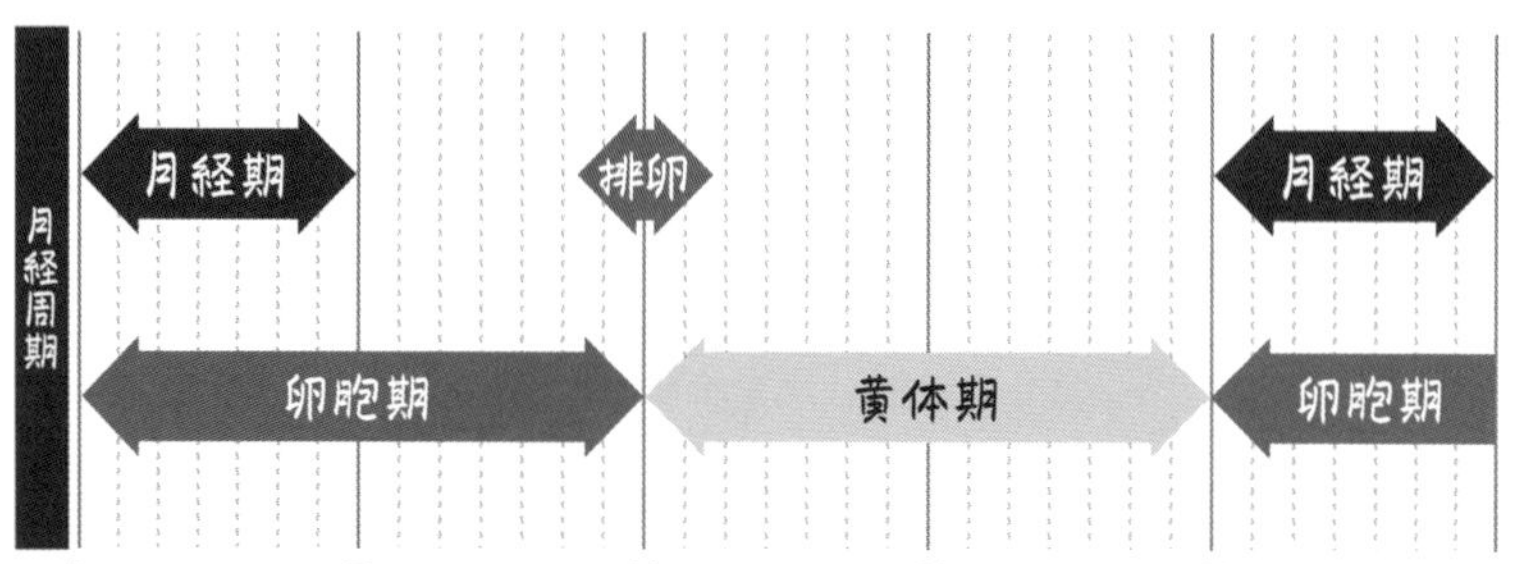

月経不順

月経周期はホルモンバランスの影響を受けて変化するので、月経周期を整えることは、体全体を整えることにつながります。まずは過去3か月を振り返って自分の周期を把握してみてください。

《❶月経周期が短い》月経周期が24日以下や、予定より1週間以上早まる

月経周期が短いときは、潤い不足の腎陰虚タイプや、ストレス過多で熱がこもった肝火タイプ、エネルギー不足の気虚タイプが考えられます。

漢方薬

［腎陰虚タイプ］知柏地黄丸・杞菊地黄丸など
［腎陽虚タイプ］人参鹿茸丸など
［肝火・気滞・気滞血瘀タイプ］加味逍遙散・逍遙散・芎帰調血飲第一加減など
［気虚・気血不足タイプ］補中益気湯・当帰養血膏・帰脾湯など
［痰湿タイプ］温胆湯・当帰芍薬散など
［血寒タイプ］温経湯など

●**腎陰虚タイプ**：体がかわいてほてりがち、舌のコケは少なめ、月経量が少ない、睡眠が浅い
●**肝火タイプ**：イライラが強くほてりがち、月経量は多めで鮮血、目が充血しやすい
●**気虚タイプ**：疲れやすく息切れしやすい、胃腸が弱い、どちらかというと冷える

・人参鹿茸丸：人参と鹿茸が入った中国の代表的な滋養強壮薬で、日本では、これを元にした漢方薬が様々な商品名で発売されています。ぜひ薬局で相談してみてください。

腎陰虚タイプには、黒豆や黒ゴマ、クコの実、ほうれん草、牡蠣、ハマグリ、ホタテ、豚肉、卵、スッポンなど体を潤す食材がおすすめ。反対に、辛すぎるものや熱すぎるものは控えめがポイントです。汗のかきすぎは潤いを消耗するので、長風呂を控えてその分長めに睡眠を取りましょう。漢方薬では、腎陰を補う知柏地黄丸や杞菊地黄丸などを使います。

肝火タイプはストレスをため込まないことが大切。こまめにストレスを発散したり、自分時間を満喫したり（279頁、280頁）と、意識してスケジュールに余裕をもち自分を追いつめないようにしましょう。おすすめの食べものはセロリやピーマン、ミント、緑茶、菊花茶（35頁）。漢方薬では、ストレスの影響をやわらげる加味逍遙散などを使います。

気虚タイプは食事と休息がポイント。温かいものをよくかんで食べて胃腸の消化を助け、しっかり気（エネルギー）を作りましょう。ヘトヘトになる前にこまめに休憩しながら過ごし、夜も早めに就寝すると気の消耗を防げます。おすすめの食べものは、お米、イモ類、キノコ類、豆類、カツオ、サケ、ブリ、鶏肉、豚肉、甘酒。漢方薬では、気を補う補中益気湯などを使います。

《❷月経周期が長い》月経周期が39日以上や、予定より1週間以上遅れる

月経周期が長いときに多いタイプには、体が冷えやすい腎陽虚タイプや、消耗傾向の気血不足タイプ、老廃物がたまっている痰湿タイプ、巡りがわるい気滞血瘀タイプ、冷えがこもっている血寒タイプなどがあります。

●**腎陽虚タイプ**：全身、特に下半身が冷える、足腰が疲れやすい、腰痛が起こりやすい、顔が青白い
●**気血不足タイプ**：力が出ず疲れやすい、貧血気味、月経量が少なく色が淡い、立ちくらみしやすい
●**痰湿タイプ**：オリモノの量が多い、体重が増えやすい、むくみやすい、月経前のだるさや眠気が強い

・月経周期とは、月経開始日から次の月経の前日までの日数のことをいい、正常範囲は25 〜 38日と定義されています。

●気滞血瘀タイプ：ストレスが多く肩がこりやすい、イライラやクヨクヨが多い、月経痛が強い、月経血にレバー状の塊が混じる

●血寒タイプ：肌や粘膜が乾燥する、月経血の色が暗い、月経痛が強く温めると軽減する

腎陽虚タイプは、陽気を生み出す腎（生殖をつかさどる）と脾（胃腸）を守ることが大切。体温以下のものを口にしないようにし、腰周りや下半身が冷えないように衣服に気をつけて。腹巻ならどちらも保温できます。腎兪のツボ（140頁）にお灸するのもいいでしょう。おすすめの食べものはクルミやエビ、ニラ、シナモン、ラッキョウ、ネギ、マグロ。漢方薬では、腎陽を補う人参鹿茸丸などを使います。

気血不足タイプは心身の消耗に気をつけて。食事を抜かないように意識し、肉や魚、豆類、キノコ類、卵、牡蠣などの気血を補うものを摂りましょう。睡眠が不足すると気血を消耗するので、スマホやテレビで夜ふかしするのは禁物。こころを消耗する悩みのタネからもなるべく距離を置き、無理せず過ごすことを心がけて。漢方薬では、気血を補う当帰養血膏や帰脾湯などを使います。

痰湿タイプは排出力のアップが課題。運動習慣をつけて巡りをよくしましょう。便秘がある場合はそのケアも大切（163頁）。食事は食物繊維や海藻類をたっぷり摂り、反対に甘いものや脂っこいものを減らします。胃腸を冷やすと排出力が下がるので、温かいものや火の通ったものを口にするように心がけて。漢方薬では、痰湿を追い出す温胆湯や当帰芍薬散があります。

気滞血瘀タイプはストレスの発散がポイント。気と血の両方が滞っているので、散歩やジョギング、ヨガ、ダンス、サイクリングなど体を動かせる方法がおすすめです。長時間同じ姿勢を取り続けたり、同じ作業をし続けたりすると体もこころもガチガチに。普段からこまめに伸びやストレッチをしてゆるませて。おすすめの食べものは、チンゲンサイや三つ葉、グレープフルーツ、カジキ、お酢、玫瑰花茶（97頁）、ローズヒップティー。漢方薬では、気血の巡りをよくする加味逍遙散や芎帰調血飲第一加減などを使います。

血寒タイプは普段からいかに体を冷やさないかがポイント。アイスや氷入りの飲みものはもちろん、生野菜のサラダやヨーグルト、フルーツも摂り過ぎると冷えにつながります。おすすめの食べものはヨモギやエシャレット、シナモン、ザーサイ、ラッキョウ、甘酒。丈の短いスカートや足首を出すファッションで下半身を冷やさないように気をつけて。漢方薬では、冷えを取って血の巡りをよくする温経湯などを使います。

また、月経周期が2〜3か月となったり、時には3か月以上来なかったりする場合は、《❹月経が来ない》（181頁）もチェックしてみてください。

《❸月経周期がバラバラ》3週間も経たずに来たり、40〜50日空いたりする

月経周期がバラバラなときに考えられるのは、生命力が消耗している腎虚タイプや気が滞っている気滞タイプです。

●腎虚タイプ：初潮から月経周期が乱れている、出産回数が多い、大きな病気をした、足腰が痛んだり疲れやすい、月経量が少ない

●気滞タイプ：ストレスが多くイライラやクヨクヨがある、月経前の胸や下腹部の張りが強い、ガスやゲップが多い

腎虚タイプは生命をつかさどる腎を労わって。腰は腎とつながりが深いので、腰に負担がかからないように姿勢や動作に気をつけたり、下半身を冷やさないようにすると腎を守れます。腎兪（140頁）や湧泉（265頁）のツボもおすすめ。体を酷使せずに睡眠

をたっぷりとり、とにかく消耗を防ぎましょう。腎にいい食べものは、黒豆や黒米、黒ゴマ、栗、クルミ、ウナギ、スッポン、枝豆、ブロッコリー、牡蠣、ホタテ。漢方薬では、冷えが強い腎陽虚タイプには人参鹿茸丸、乾燥傾向がある腎陰虚タイプには杞菊地黄丸などを使います。

気滞タイプは香りを味方につけて。香りは、気の巡りをよくしてこころをゆるませてくれます。三つ葉やキンカン、グレープフルーツ、シソなど香りのいい食べものや、カモミールティーやジャスミンティーなどのハーブティー、ベルガモットやラベンダーのアロマオイルや入浴剤を生活に取り入れたり、がんばっている自分へのご褒美にアロママッサージを受けるのもおすすめ。自分を癒す時間を大切にしましょう。漢方薬では、気の巡りをよくする、逍遙散や加味逍遙散などを使います。

《④月経が来ない》3か月以上月経が来ていない

2〜3か月以上月経が来ないときに多いタイプは、生命力が消耗している腎虚タイプや消耗傾向の気血不足タイプ、老廃物がたまっている痰湿タイプ、気が滞っている気滞タイプです。

●腎虚タイプ：足腰が痛んだり疲れやすい、初潮が来ない、初潮が来るのが遅かった、もともと月経周期が乱れやすい、出産回数が多い

●気血不足タイプ：力が出ずに疲れやすい、顔色がわるい（萎黄）、息切れしやすい、立ちくらみしやすい、動悸しやすい

●痰湿タイプ：体が重だるい、オリモノが多い、しこりのあるニキビができやすい、体重が増えやすい

●気滞タイプ：ストレスの多い毎日が続いている、大きなストレスがあった後に月経が乱れ始めた

・なかなか月経が来ない原因には、多嚢胞性卵巣症候群(卵胞がうまく成長せず排卵障害を起こす疾患）などの婦人科疾患もあります。3か月以上月経が来ない場合は一度婦人科を受診することも大切です。

腎虚タイプは生命力の源である精血を補いましょう。食べものならスペアリブや手羽元などの骨つき肉や、牡蠣、ウナギ、黒豆、山芋、カツオ、イクラ、スッポン。精血は脾（胃腸）で作られるので、冷たいものの飲食や早食い、ながら食べには気をつけて。腎兪（140頁）や命門（140頁）のツボをやさしく押したり、お灸をするのもおすすめ。体を労わって無理しすぎないようにし、夜は早めに就寝して精血を守りましょう。漢方薬では、腎と精血を補うものを選び、冷えが強い腎陽虚タイプには人参鹿茸丸、乾燥傾向がある腎陰虚タイプには杞菊地黄丸などを使います。

気血不足タイプは体の消耗にご注意を。食事量や睡眠は足りていますか？　気血を補う食べものは、肉や魚、豆類、イモ類、お米。三食しっかり食べましょう。きちんと食べているのに力が出ない場合は、脾（胃腸）が弱ってきちんと栄養を吸収できていない可能性があるので、基本の食養生（18頁）をチェックして脾を労わって。長時間休憩なしや睡眠を削って活動したり、ダイエットや運動をしすぎたりすると気血が消耗します。休息と睡眠を大切に。漢方薬では、気血を補う当帰養血膏や帰脾湯などを使います。

痰湿タイプは老廃物の排出を意識して。もしBMIが25以上あるなら、25より下を目指して減量するとそれだけで周期が整うこともあります。食事のポイントは、脂っこいものや甘いもの、お酒など痰湿がたまる原因を減らし、根菜類や海藻類、雑穀を摂ること。必ず温かく調理し、よくかんで食べるのが大切です。サッと汗をかけるくらいの運動と入浴（湯船につかる）の習慣をつけると排出力がさらにアップします。漢方薬では、痰湿を追い出す温胆湯や当帰芍薬散などを使います。痰湿タイプは気血の滞りを伴うことも多いので、ストレスが多くイライラしやすい場合は「気滞血瘀タイプ」（179頁）もチェックしてみてください。

気滞タイプはリラックスタイムを大切に。ついついがんばりすぎてしまうので、心身を休ませる時間を意識的に設けましょう。スケジュール帳にあらかじめ「お休みの日」という予定を入れておくのも方法の1つ。大きなストレスがかかったときになんとか気力で乗り切っても、時間が経ってから月経が来なくなるときもあります。ずっと気を張っている自分に気づいたら、一度肩の荷を下ろし、自分のしたいことを思いっきりして気分転換してみて。また、夜ふかしを避けるべく規則正しく生活すると、気の巡りがよくなり改善が早まりますよ。漢方薬では、気の巡りをよくする逍遙散などを使います。

《不正出血がある》月経時以外に出血する

月経時以外に性器出血が起こることを不正出血といいます。色は鮮やかな赤や薄いピンク、茶色などバラバラで、オリモノに混ざって出血だとわからないような場合もあります。量はお手洗いのときにトイレットペーパーにつくくらいの少量から、月経と間違えるほど多量と様々です。

婦人科を受診しても原因が見つからない不正出血は、中医学の考え方が味方になってくれます。中医学的には、生殖をつかさどる腎が弱っている腎虚タイプや、脾（胃腸）のエネルギーが不足している脾虚タイプに多い症状。腎虚タイプはもともと月経が乱れやすかったり、年齢的に閉経が近づいている場合に多く、脾虚タイプは胃腸のトラブルが多く、疲れたときや無理をしたときに出血しやすい傾向があります。1か月のほとんどをずっと出血しているような場合は、どちらも弱っていることも。「腎虚タイプ」（180頁）や、「気虚タイプ」（178頁）をチェックしてください。不正出血は、ほかにも血や気の滞りなど様々な要因が重なって起こる場合が多いので、セルフケアで改善できないときは、無理せず漢方の専門家に相談してみてください。

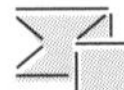

基礎体温から月経不順の原因を探ろう

月経周期が乱れているな…と思ったときは基礎体温を測ってみるのもおすすめ。ホルモンの働きや体調により上下する基礎体温から、自分の体の状態を知ることができます。

理想的な基礎体温のポイント

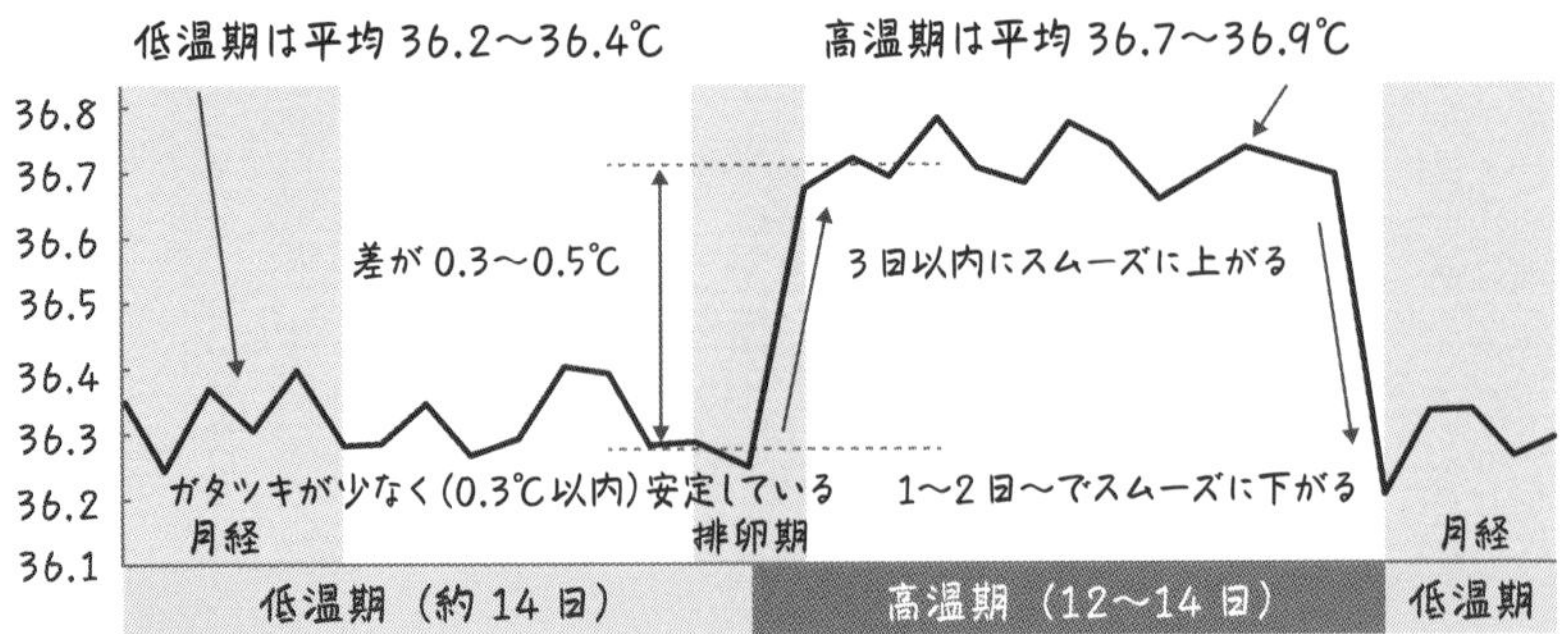

あくまで理想的な状態です。月経が乱れたときに体の状態を把握する目安にしてみてください。

チェックしたい基礎体温

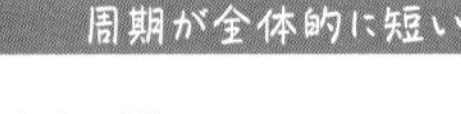

周期が全体的に短い

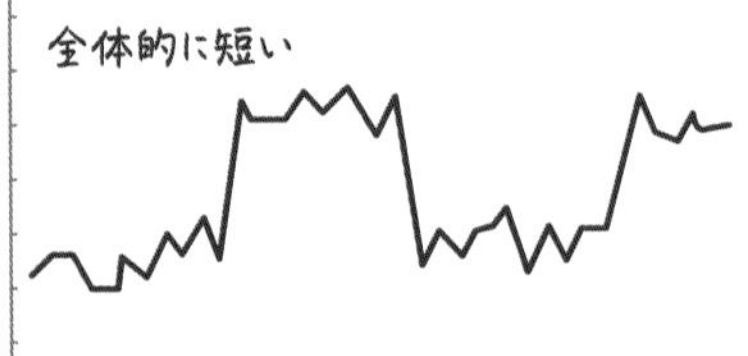

腎陰虚(じんいんきょ)タイプや気虚(ききょ)タイプに多い基礎体温。体温が高く、低温期でも36.5℃くらいあるなら腎陰虚タイプの可能性が高い。

腎陰虚タイプにおすすめ⇒ 45 頁、265 頁
気虚タイプにおすすめ⇒ 206 頁上段、210 頁

低温期が長い

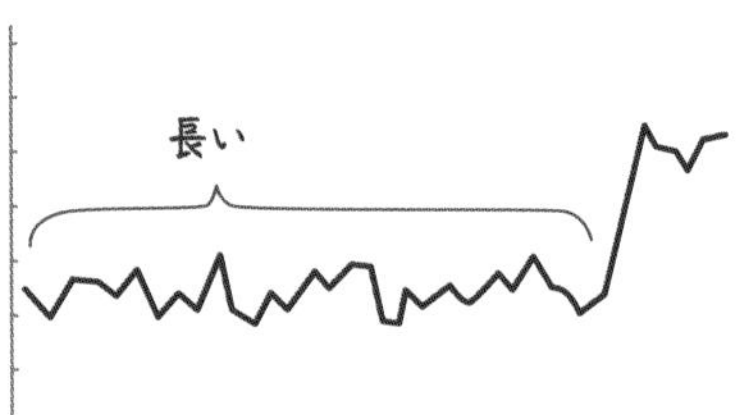

気血不足(きけつぶそく)タイプや腎陽虚(じんようきょ)タイプ、痰湿(たんしつ)タイプに多い基礎体温。体温が低く低温期は36.0℃を下回り、高温期も36.5℃程度の場合は腎陽虚タイプの可能性が高い。

気血不足タイプにおすすめ⇒ 136 頁、217 頁
腎陽虚タイプにおすすめ⇒ 220 ～ 221 頁
痰湿タイプにおすすめ⇒ 29 頁、190 頁

高温期が短い、高温期の途中で陥没する

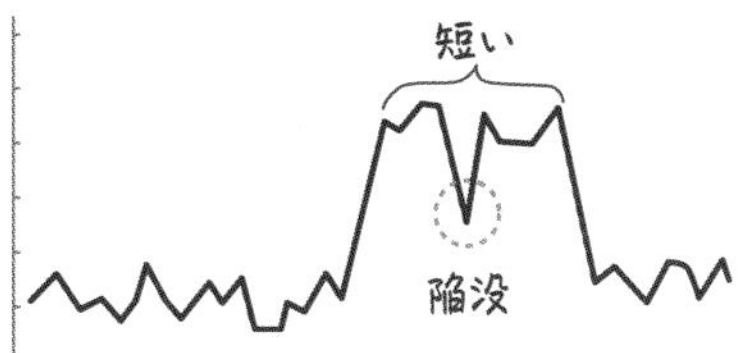

腎陽虚タイプや気血不足タイプに多い基礎体温。高温期への移行はなだらかで時間がかかることも。全身の冷えが強いなら腎陽虚タイプの可能性が高い。

腎陽虚タイプにおすすめ⇒ 127 頁、220 ～ 221 頁

気血不足タイプにおすすめ⇒ 136 頁、244 頁

体温がスムーズに上下しない

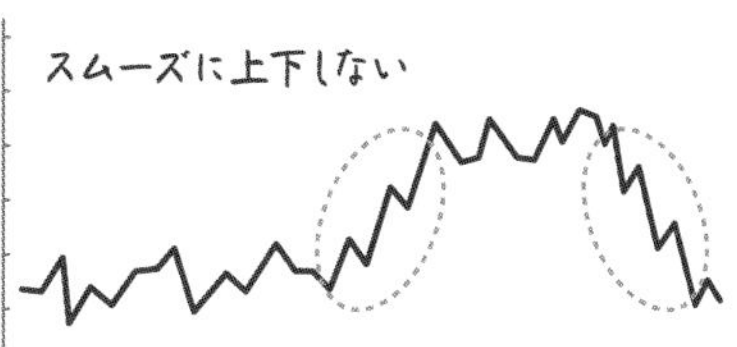

気滞血瘀タイプや痰湿タイプに多い基礎体温。体温が下がり切る前に月経が来ることも。ストレスが多く月経前にイライラする場合は気滞血瘀タイプの可能性が高い。

気滞血瘀タイプにおすすめ⇒ 81 頁、279 頁
痰湿タイプにおすすめ⇒ 29 頁、190 頁

体温のガタツキが激しい

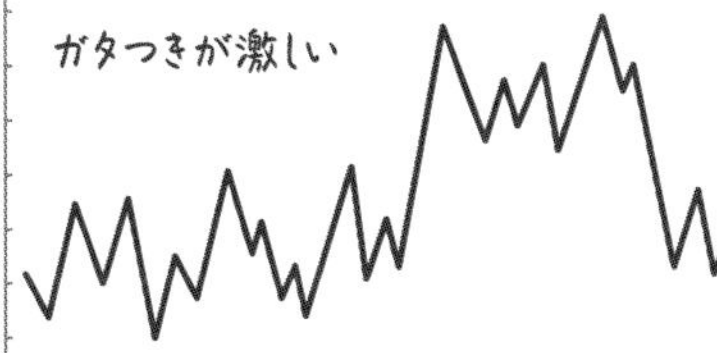

気滞血瘀タイプに多い基礎体温。夜中に何度も起きたり、起きる時間がバラバラな場合も。

気滞血瘀タイプにおすすめ⇒ 219 頁、279 頁

体温が二相性にならない

一相性

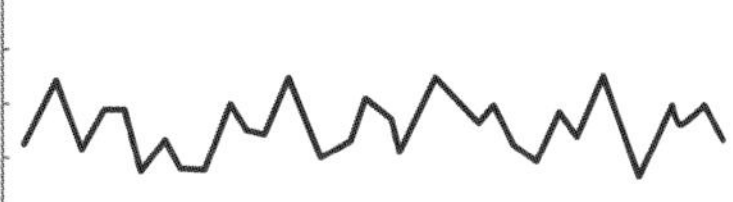

痰湿タイプや腎虚タイプ、気滞血瘀タイプに多い基礎体温。ドロッとしたオリモノが多い場合は痰湿タイプの可能性が高い。

痰湿タイプにおすすめ⇒ 29 頁、190 頁
腎虚タイプにおすすめ⇒ 140 頁、287 頁
気滞血瘀タイプにおすす⇒ 279 頁、284 頁

子宮筋腫・子宮内膜症

30歳以上の女性の3～4人に1人が抱えているといわれる子宮筋腫や子宮内膜症。気血の滞りや老廃物の蓄積など、様々な要因がからみ合って起きています。

《❶瘀血タイプ》月経血が赤黒く、塊が混じるとき

婦人科疾患を抱える人すべてに共通するのが瘀血。瘀血とは、血の巡りがわるくなったものや、本来あるべきでないところにある血のことです。月経血が赤黒く塊が混じったり、月経痛がある場合は、特にこの傾向が強いのでしっかり対策しましょう。

漢方薬

【❶瘀血タイプ】 桂枝茯苓丸加薏苡仁・田七人参など
【❷痰湿タイプ】 温胆湯・芎帰調血飲第一加減など
【❸気滞タイプ】 逍遙散・加味逍遙散など
【❹血熱タイプ】 五味消毒飲など

まずは、血を滞らせるものをチェック。下半身を冷やすファッションをしたり、冷たいものや生ものをよく口にしていませんか？ 甘いスイーツや揚げもの、脂身の多いお肉も血を滞らせる原因になります。逆に意識したいものは、青魚や納豆、菜の花、こんにゃく、ザーサイ、お酢、味噌など血の巡りをよくして解毒を助ける食べもの。また、運動習慣がないなら、ウォーキングやその場足踏み（124頁）など簡単なものから始めましょう。座りっぱなしが多い場

・子宮筋腫とは、子宮にできる良性の腫瘍です。子宮内膜症は、本来あるはずのないところに子宮内膜ができる疾患で、そのなかでも、卵巣に子宮内膜ができたものをチョコレート嚢胞と呼びます。

合はこまめにお手洗いに立つように意識してみて。

漢方薬では、血の巡りをよくする桂枝茯苓丸加薏苡仁や田七人参などを使います。

《②痰湿タイプ》症状の進行が速い、多発しているとき

いらない水が老廃物としてたまったものを痰湿と呼びます。婦人科疾患を抱える人に多いですが、子宮筋腫や子宮内膜症が多発している場合や、急にサイズが大きくなった場合、水腫があると言われた場合は特に注意が必要です。この水は水分摂取量とはあまり関係がありません。チェックすべきはお酒や味の濃い食べもの、油分や糖分が多い食べものなど。これら水をため込むものを控えるのが先決です。おすすめの食材は里芋やこんにゃく、フキ、エノキ、ハマグリ、昆布、ワカメ、シシャモ、ヨクイニン（161頁）など水の巡りをよくするもの。必ず火を通して食べましょう。いらない水が抜けてくると体も軽くなりますよ。漢方薬では、水はけをよくする温胆湯や芎帰調血飲第一加減などを使います。

《③気滞タイプ》イライラ、ストレスが多いとき

神経を使うことが多い人、自分を責めやすい人、ストレスやイライラが多い人にも、婦人科疾患が多い傾向があります。気が滞ると、血や水の巡りもわるくなるからでしょう。大切なのはため込まないことなので、ストレスを感じたら、車の中やカラオケで歌ったり、泣ける映画や本の力を借りて号泣したり、運動して汗をかいたり、紙にグチを思いっきり書いて捨てたりして発散させて。こころがスッキリする方法を選ぶのがポイントです。三つ葉やシソなどの香味野菜、キンカンやユズなどの柑橘類を普段の食事に取り入れるのもおすすめ。香りには気を流す効果があります。スケジュールがつまりすぎたときにも起こりやすい気の滞り。心身のゆとりを大切に、なるべくのびのび過ごしましょう。漢方薬で

・タイプは1つだけに限らず、いくつかを併せもつ場合が多いです。

は、気の巡りをよくする逍遙散や加味逍遙散などを使います。

《④血熱タイプ》月経痛がひどい、出血量が多いとき

中医学では、体に起こる炎症を「熱」と表現します。月経血が鮮やかな赤色で量がとても多い場合や、子宮腺筋症などで月経痛が強い場合に多いです。基礎体温は、低温期でも36・5℃前後だったり、高温期は37℃を超えるような場合も。気をつけたいのは体の温めすぎ。体によさそうなホットヨガやヨモギ蒸し、サウナもこの場合は逆効果になります。生姜や唐辛子の摂りすぎ、辛いものの食べすぎ、お酒やタバコにもご注意を。代わりに、昆布やひじき、アシタバ、空心菜、セロリ、チンゲンサイ、ハトムギ、緑茶などいらない熱を取るものを摂りましょう。イライラしたり怒ったりすると体に熱がこもるので、なるべく楽しく笑って過ごしてみて。漢方薬では、いらない熱を取る五味消毒飲などを使います。

全タイプ　睡眠は最高のデトックス

体の修復や解毒は寝ている間に行われています。睡眠が不足すると、デトックスがうまくいかないだけでなく、炎症を起こす物質の分泌も増えるそうです。日付が変わるまでにお布団に入り、なるべく7時間以上睡眠を取ることを意識しましょう。

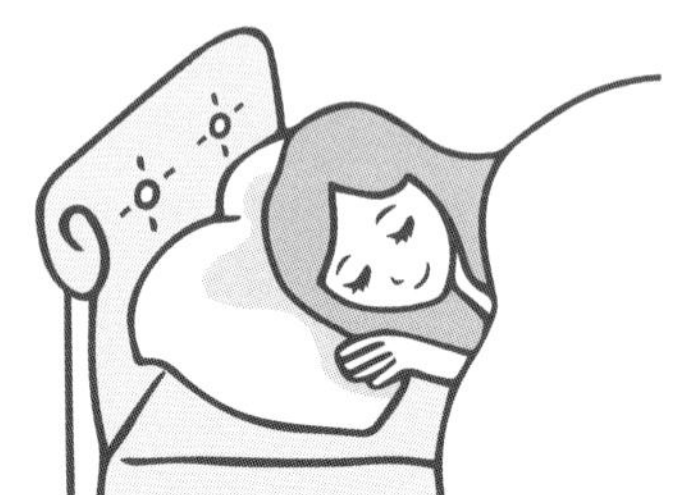

睡眠の質を上げるポイント

❶晩ご飯が遅くなる場合は少なめに。
❷寝酒はしない。
❸23時～3時の睡眠を大切に（21頁）。
❹寝る30分前にスマホやテレビをやめる。
❺寝る前にストレッチをする（132頁）。

※睡眠の質がわるい人は262頁もチェックしてください。

・子宮腺筋症は、子宮内膜に似た組織が子宮の筋肉のなかに散らばってできる疾患です。以前は子宮内膜症の一種と考えられていました。

全タイプ　下腹部の血流をよくするトレーニング

子宮筋腫(しきゅうきんしゅ)や子宮内膜症(しきゅうないまくしょう)の最大の原因は瘀血(おけつ)。下腹部の血流をよくして滞りを改善すると、つらい症状もやわらぎます。※痛みが出る場合は無理して行わないでください。

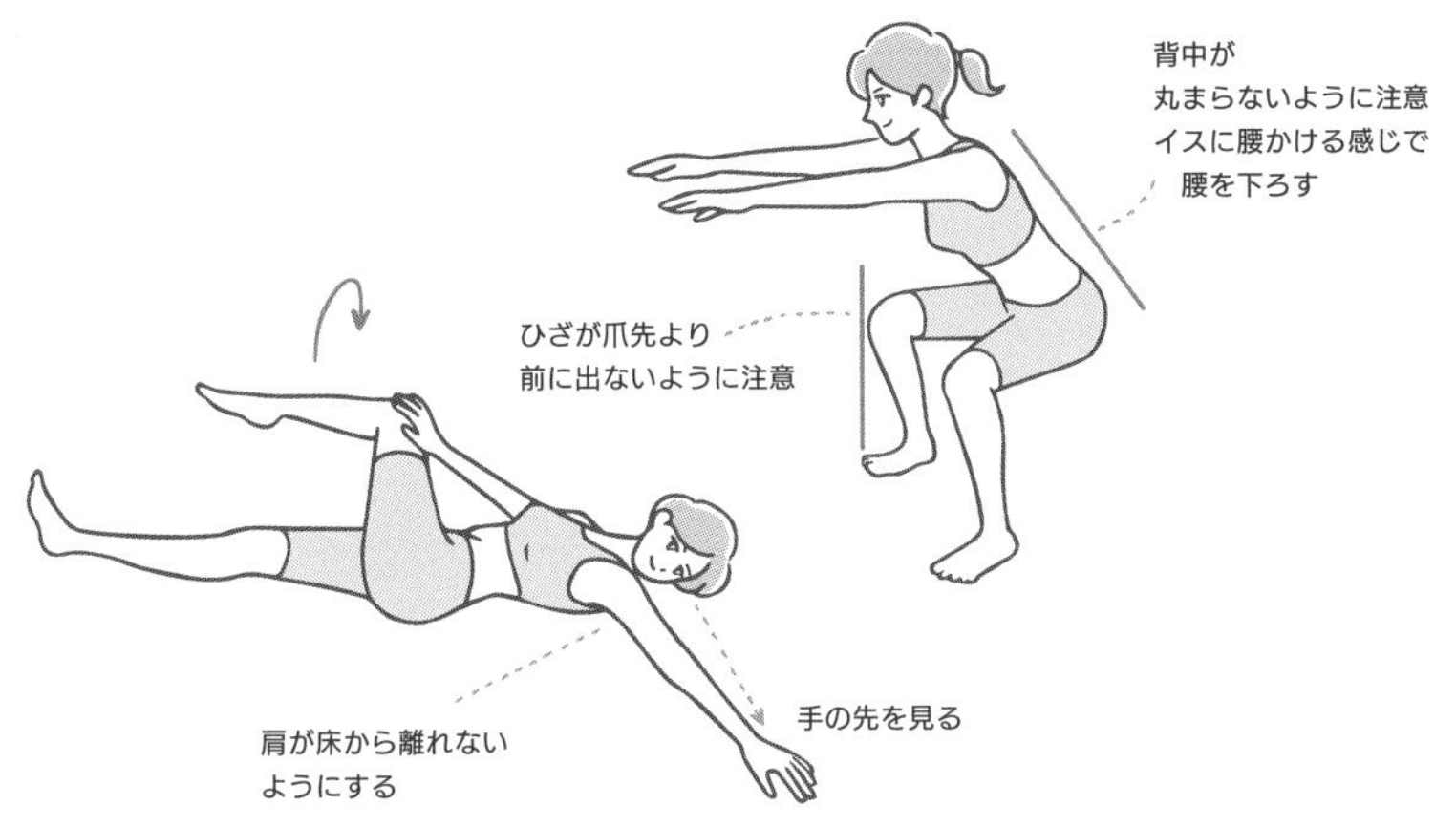

スクワット

❶足を肩幅より少し広めに広げる。

❷両手を前に真っ直ぐ伸ばす（前にならえの状態）。

❸ひざが足のつま先よりも前に出ないように気をつけながら、お尻を引くように落とす。

骨盤底筋トレーニング

❶骨盤をやや後傾させて座る（イスの背もたれに少しもたれる感じ）。

❷肛門～膣～尿道までを上に引き上げるように締める（お手洗いを我慢するときをイメージする）。

❸５秒ほどキューッと力を入れて、ゆるめるを何回か繰り返す。

※慣れたら、デスクワーク中や通勤電車の中、おうちで本を読んでいるときなどいつでもできるのがGood！

骨盤ストレッチ

❶仰向けになり、両手を肩の高さでまっすぐ横にのばす（Tの字になる）。

❷右ひざを90度に曲げ、右ひざを左手で押さえながら左に倒す。

❸深呼吸しながら30秒間キープする。

❹反対側も同じようにする。

全タイプ 食事は和食中心に

婦人科疾患は、食生活の欧米化に伴って増えているともいわれています。食事は和食中心のあっさりしたものを心がけて巡りをよくしましょう。

積極的に摂りたいもの

和食の基本「ま・ご・わ・や・さ・し・い（豆類、ゴマやナッツ類、ワカメや昆布などの海藻類、野菜、魚（特に青魚）、シイタケなどのキノコ類、イモ類）」

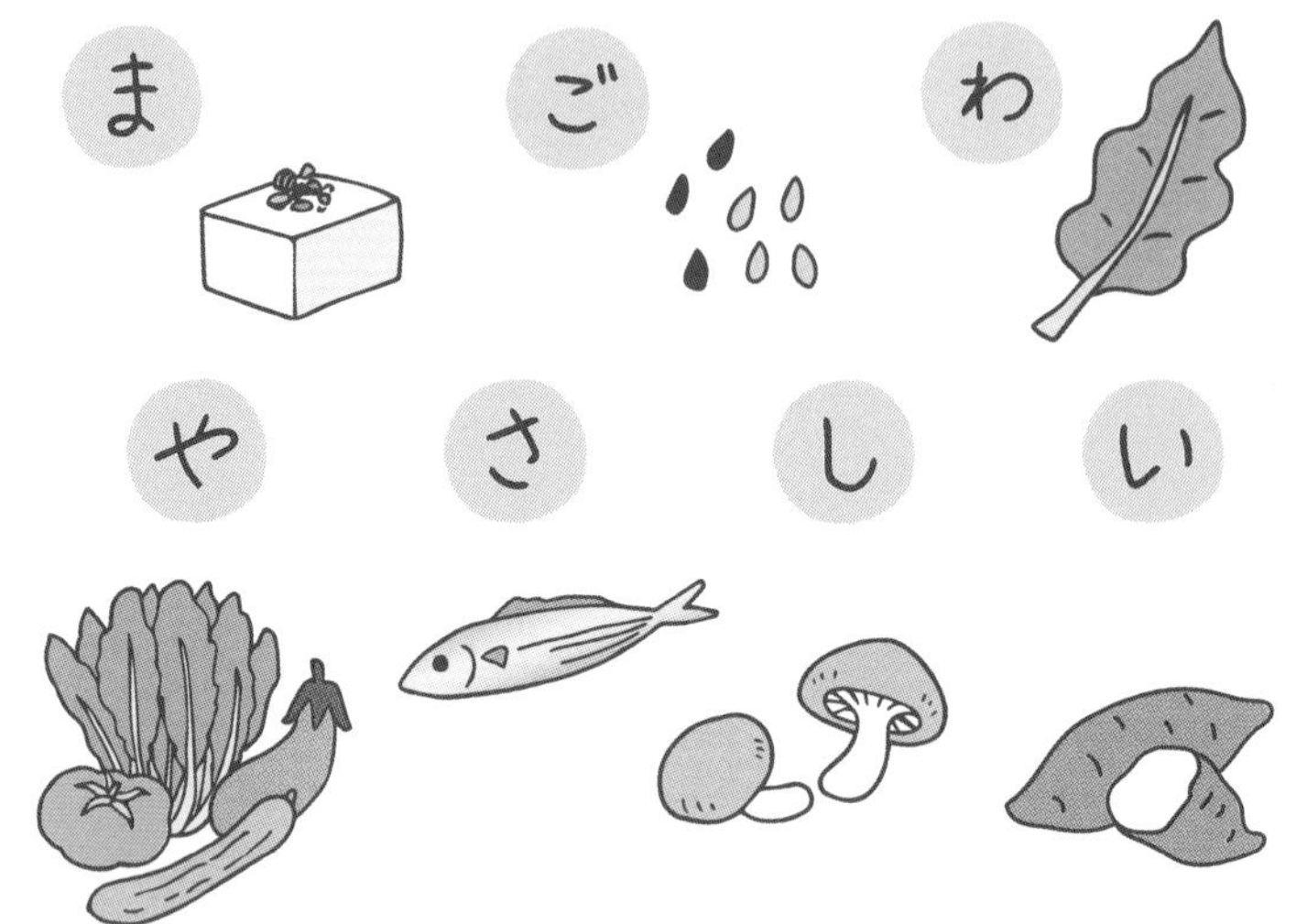

控えめにしたいもの

揚げものなど脂っこいもの、タレやソースがたくさんかかった味の濃いもの、糖分たっぷりのスイーツ

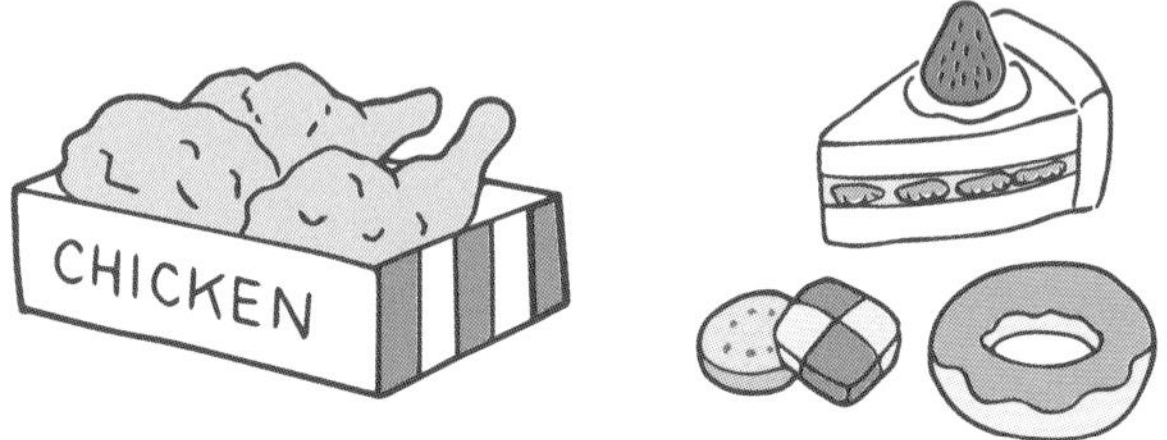

オリモノの悩み

オリモノが多くて不快、においが気になって落ち込む…。婦人科で「問題なし」と診断されると、安心する一方で途方に暮れてしまいますね。そんなときは、中医学的な体質をチェックしてみましょう。

《❶湿熱タイプ》オリモノの色やにおいが気になるとき

オリモノが黄色く色づいたり、においが気になるのが湿熱タイプ。舌に黄色いコケがつきやすいなら、湿熱（老廃物が熱をもったもの）がたまっている証拠。食生活を見直してみて。お食事のチェックポイントは脂っこいものや甘いもの、辛いものの食べすぎや、お酒の飲みすぎ。思い当たるものを減らしつつ、ゆで野菜や蒸し野菜を意識的に摂ってデトックスしましょう。おすすめの食べものは緑豆モヤシや空心菜、トウモロコシ、トウモロコシのひげ、クレソン、冬瓜、白菜、レタス、スベリヒユ、昆布。イライラも湿熱をためる原因になるので、こまめなストレスの発散（279頁）を心がけ、肩の力を抜いて過ごしてみて。また、便通がわるい場合は、「便秘」（163頁）をチェックしてケアすると湿熱を排出しやすくなります。漢方薬では、湿熱を追い出す竜胆瀉肝湯などを使います。

漢方薬

【❶湿熱タイプ】竜胆瀉肝湯など
【❷脾虚タイプ】参苓白朮散・当帰芍薬散など
【❸腎陽虚タイプ】人参鹿茸丸・八味地黄丸など

・オリモノは時間が経つと多少は黄色く変化することがあります。出てきたばかりのオリモノが黄色い場合は湿熱タイプです。

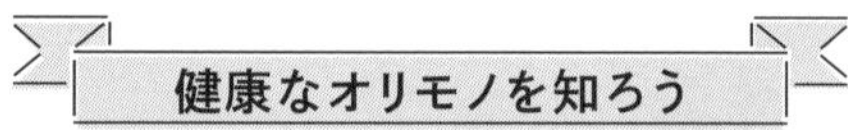

健康なオリモノを知ろう

オリモノは子宮や膣からの分泌物で、通常の場合は膣内の環境を整えるために働く大切なもの。まずは健康なオリモノの状態を確認してみましょう。

健康なオリモノ

・量：普段は下着が汚れるほど多くは出ない。排卵の頃や月経前、妊娠中には量が増え、下着が汚れることも。

・色：普段は透明～乳白色。月経前は少しクリーム色になる場合も。

※下着について時間が経つと黄色に変わるので、トイレットペーパーについたオリモノをチェックしましょう。

・におい：無臭～少し酸っぱいにおい。

全タイプ　オリモノが気になるときは…

湿熱（しつねつ）タイプは、「陰部の蒸れ」がお悩みの原因となることも。下着の汚れを防ぎたいときは、通気性のいい医療用ガーゼがおすすめ。

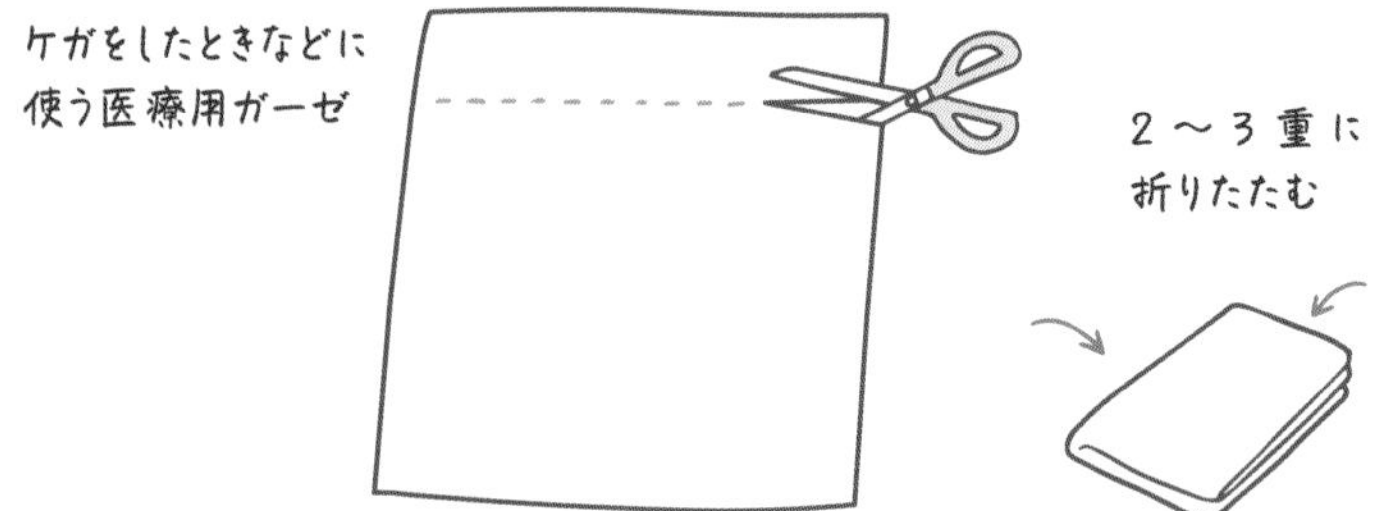

パンティーライナーは蒸れやすいので注意が必要。医療用ガーゼを適当な大きさにカットし、2～3重に折りたたんでショーツにのせて使う（こまめに交換し、使い捨てる）。通気性もよく快適！

※下着は綿やシルクなど天然素材のものを選ぶとGood！

※ストッキングやガードルは蒸れやすいので控えめに。

・異常なオリモノには感染症などの病気が隠れていることも多いので、まずは婦人科を受診することが大切です。

・オリモノに血が混ざって茶色くなる場合は、183頁をチェックしてください。

《②脾虚(ひきょ)タイプ》胃腸が弱くて白いオリモノが多いとき

白っぽいオリモノの量が多く、便秘や軟便など胃腸のトラブルが起こりやすいのが脾虚(ひきょ)タイプ。水分代謝をつかさどる脾(ひ)（胃腸）が弱って水があふれている状態です。おすすめはインゲン豆やレンズ豆、キャベツ、銀杏、ハトムギなど脾の働きを助ける食べもの。よくかんで、食べすぎないように気をつけます。脾が冷えると悪化するので、冷たいものや生ものは注意が必要。朝食はヨーグルトとサラダだけという人は、温かいスープも一緒に摂るなど工夫しましょう。また、睡眠中にお腹が出ないようにパジャマの上をズボンインするとより脾を労われます。腹巻きも強い味方です。思い悩むと脾が弱るので、悩みのタネとは少し距離を置いて過ごしてみて。漢方薬では、脾を元気にして水はけをよくする参苓白(じんりょうびゃく)朮散(じゅつさん)や当帰芍薬散(とうきしゃくやくさん)などを使います。

《③腎陽虚(じんようきょ)タイプ》足腰が弱くて白いオリモノが多いとき

白っぽいオリモノの量が多く、足腰のだるさや痛み、夜間頻尿などが起こりやすいなら腎陽虚(じんようきょ)タイプ。体が弱ってホルモンバランスが崩れている状態です。生命力をつかさどる腎(じん)を元気にしたいので、ニラやエビ、栗、ヨモギ、ノビル、烏骨鶏(うこっけい)、シナモンがおすすめ。おへその上まで覆うショーツや、腰周りに温かい生地が使われている温活用のショーツを身につけたり、ショーツの内側に敷く専用の温熱シートを使うのもいいでしょう。立ちっぱなしは腎を傷つけるので、立ち仕事の場合はこまめに休憩して無理しないようにします。夜はたっぷり睡眠をとって1日の疲れをリセットすると、腎が元気になり全身のエイジングケアにつながりますよ。漢方薬では、腎を元気にする人参鹿茸丸(にんじんろくじょうがん)や八味地黄丸(はちみじおうがん)などを使います。

・人参鹿茸丸(にんじんろくじょうがん)：人参(にんじん)と鹿茸(ろくじょう)が入った中国の代表的な滋養強壮薬で、日本では、これを元にした漢方薬が様々な商品名で発売されています。ぜひ薬局で相談してみてください。

全タイプ オリモノと腸を整えるぬか漬け

膣の善玉菌と悪玉菌のバランスがいいと膣内の環境が整い、オリモノの健康も保たれます。この膣内細菌のバランスを「膣内フローラ」といい、腸の細菌のバランスが関係しています。腸を整えて、膣も整えましょう。

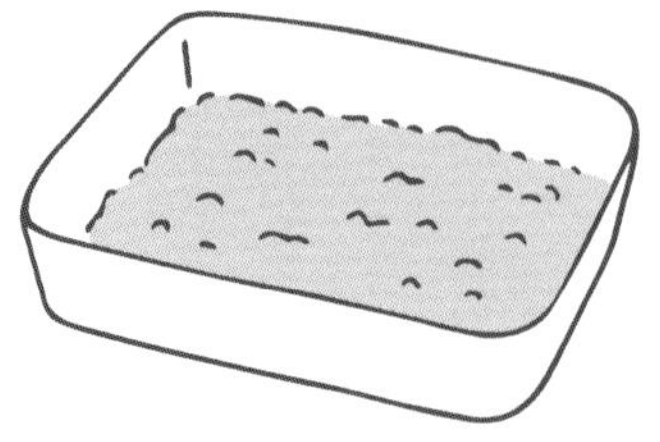

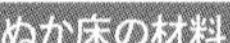

ぬか床の材料

米ぬか　1kg
ぬるま湯　1L（米ぬかと同量）
塩　100g（米ぬかの10％程度）
唐辛子　2本
昆布やカツオ節、干しシイタケなど
　10g ～（お好みで）
捨て野菜（にんじんや大根、キャベツなど余った野菜の切れ端）
　1回100gほど

【作り方】

❶容器に米ぬかとぬるま湯、塩を入れてよく混ぜ合わせる。
❷昆布やカツオ節、干しシイタケなどを入れ、混ぜ合わせる。
❸唐辛子を入れる。
❹ぬか床の発酵を促すために捨て野菜を入れる。
❺手でギュッギュッと押しながら平らにする。
❻25℃くらいの涼しい所で保管し、1日1 ～ 2回しっかりかき混ぜる。
❼3 ～ 4日したら捨て野菜を取り替える。
❽❼を2週間ほど繰り返したらぬか床の完成。
❾自分の好きな野菜を漬ける。

ここから先は冷蔵庫（野菜室がGood）で保管OK。3 ～ 4日に1回しっかりかき混ぜて。はじめての場合はにんじんやキュウリが失敗しにくくおすすめ。冷蔵庫の場合、にんじんは2 ～ 3日、キュウリは1 ～ 2日で漬かります。

※自分でぬか床を作るのがめんどうな場合は、買ったその日から漬けられる便利なぬか床も売られているのでチェックしてみて。

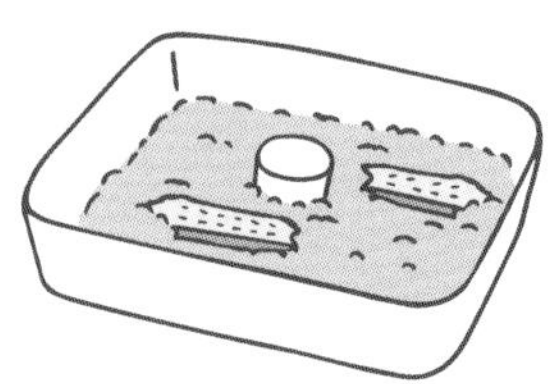

容器の側面についたぬかはきれいに拭き取る（カビの予防）

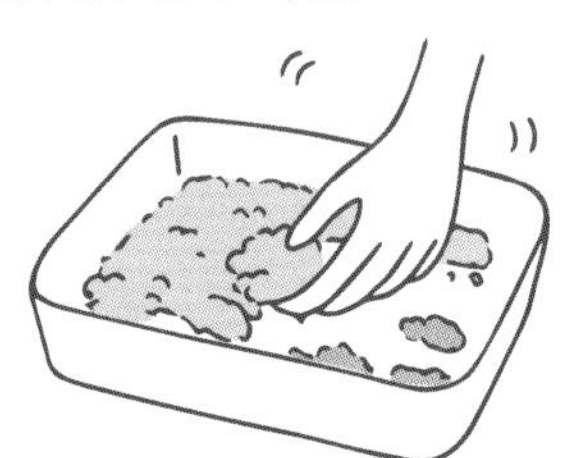

❼泌尿器・生殖器を整える

腎陽虚　脾虚　冷えによるオリモノに効果的な温活

白っぽいオリモノが多くて足腰がだるいときや、冷えるとオリモノが増えるときは、温活で労わるのがおすすめ。「止帯(したい)」の効果がある関元(かんげん)と中極(ちゅうきょく)を温めて。

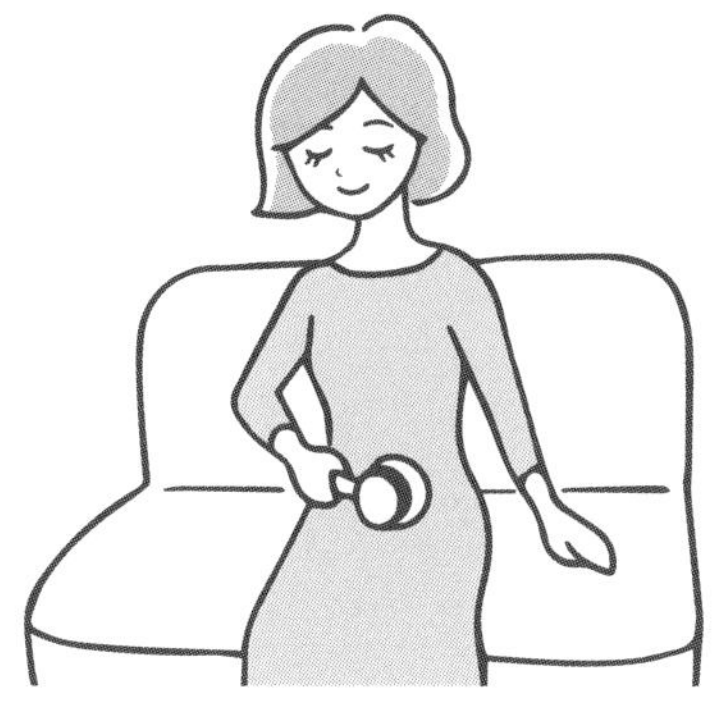

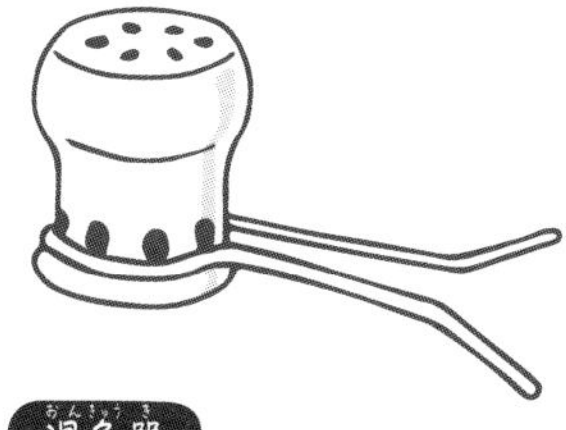

温灸器(おんきゅうき)
温灸材を燃やして使うタイプと、火を使わない電子タイプのものがある。

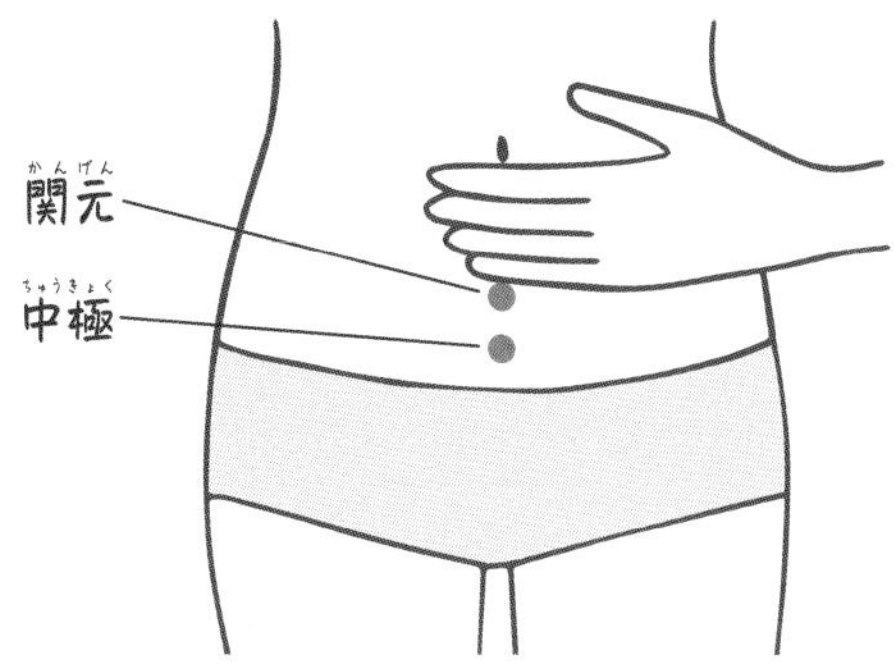

関元(かんげん)　おへそから指４本分ほど下がったところ
中極(ちゅうきょく)　おへそから指４本分と親指１本分ほど下がったところ

どちらのツボも「止帯(したい)＝異常なオリモノを止める」の効果や月経を整える効果があります。
※温灸器がない場合は、ペットボトルの裏やカイロでもOK。

陰部のかゆみ・乾燥

デリケートゾーンのトラブルはなかなか人に相談しづらく、精神的な負担も大きいお悩みの1つ。中医学の考え方は心強い味方です。

《❶湿熱(しつねつ)タイプ》陰部のかゆみやにおいが気になるとき

陰部にかゆみがあり、黄色いオリモノが出ることが多く、においも気になるのが湿熱(しつねつ)タイプの陰部のトラブル。食事が乱れているときやイライラが続いているとき、夏の湿気が多い時期に起こりやすいタイプです。控えたほうがよい食べものは、甘いものや脂っこいもの、味の濃いもの、辛すぎるもの、お酒など湿熱（老廃物が熱をもったもの）をためるもの。代わりに、空心菜やセリ、昆布、緑豆、ゴーヤ、白菜、干し柿、小豆（70頁）、ハトムギ（224頁）を摂りましょう。ストレスの発散も大切で、体を動かして汗をかくとストレスも湿熱も発散できるため、気持ちがいい程度の運動を習慣にしてみて。また、便秘があるなら163頁をチェックして排出力アップを目指すのも必要です。もう1つ気をつけたいのは下着の蒸れ。綿やシルクなどの天然素材でできた下着に替えたり、ストッキングを履く頻度を減らすと、それだけで改善する場合もあります。漢方薬では、湿熱を追い出す竜胆瀉肝湯(りゅうたんしゃかんとう)などを使います。

漢方薬

【❶湿熱(しつねつ)タイプ】 竜胆瀉肝湯(りゅうたんしゃかんとう)など

【❷肝腎陰虚(かんじんいんきょ)タイプ】 杞菊地黄丸(こぎくじおうがん)・知柏地黄丸(ちばくじおうがん)など

・デリケートゾーンにかゆみやオリモノの異常があるときは、感染症やその他の疾患である場合もあるので、まずは婦人科を受診することが大切です。

湿熱　湿熱（しつねつ）を追い出す昆布のお出汁

老廃物をため込みがちな湿熱（しつねつ）タイプにはあっさりした和食があいます。特に、出汁を昆布で取ると湿熱の排出力がアップしますよ。

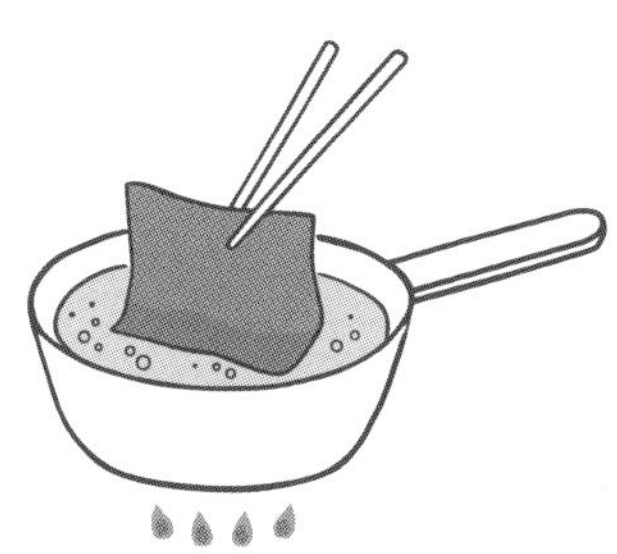

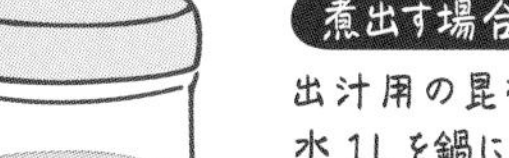

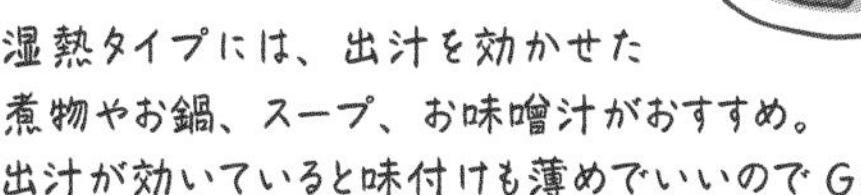

煮出す場合

出汁用の昆布10gに対し水1Lを鍋に入れ1時間ほどつけておく。弱火にかけ、沸騰直前で火を止めて昆布を取り出してできあがり。

水出しの場合

ピッチャーに水と昆布を入れ、冷蔵庫で一晩置いてできあがり。

《②肝腎陰虚（かんじんいんきょ）タイプ》陰部の乾燥が強いとき

陰部が乾燥してかゆみが出たり、下着がすれて痛みを感じるのが肝腎陰虚（かんじんいんきょ）タイプの陰部のトラブル。授乳中や閉経前後、萎縮性膣炎のときなどに多いタイプで、湿熱（しつねつ）タイプとの大きな違いは乾燥が強くてオリモノが少ないか、ほとんど出ないことです。おすすめは、クコの実や山芋、黒豆、黒ゴマ、アワビ、牡蠣、スッポン、ホタテ、卵など陰（いん）（潤い）を補う食べもの。反対に、辛いものやお酒、コーヒーは潤いを消耗させるので控えめに。毎日7時間以上たっぷり睡眠を取り、加えて骨盤底筋トレーニング（189頁）で膣の血流をよくするとより潤いやすくなりますよ。また、専用の保湿クリームを使うと、粘膜が傷ついて余計に乾燥するのを防げます。体の内側と外側、両方から潤しましょう。漢方薬では、陰を補う杞菊地黄丸（こぎくじおうがん）や知柏地黄丸（ちばくじおうがん）などを使います。

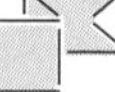

全タイプ デリケートゾーンが乾燥する原因と注意点

陰部が乾燥する原因には体の内側と外側の両方に原因があります。普段の生活のなかに工夫できるポイントがないか、チェックしてみて。

デリケートゾーン専用保湿クリーム

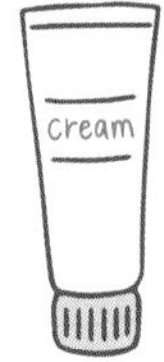

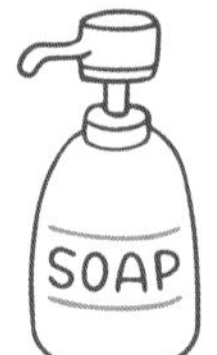

デリケートゾーン専用ソープ

❶閉経前後、授乳中

⇒エストロゲンの分泌が低下し、膣が乾燥しやすくなります。保湿クリームを活用しながら、潤いを補う養生を取り入れて。膣が乾燥してパートナーとの性交渉がうまくいかない場合は、ホルモンの変化によるものでお互いのせいではないことを伝えて、専用の潤滑ゼリーを使うのも方法の1つ。

❷洗いすぎ

⇒ボディータオルでゴシゴシ洗うと粘膜が傷つき乾燥の原因に。手でやさしく洗うのが正しい方法です。ソープもデリケートゾーン専用の弱酸性のものを使うとより刺激をやわらげられます。

❸拭きすぎ

⇒お手洗いに行ったとき、トイレットペーパーで陰部をこするように拭いていませんか？　ペーパーを当てて、吸い取るようにやさしく拭きましょう

❹お酒の飲みすぎ

⇒お酒には利水作用があり、体を脱水状態にしてしまいがち。毎日のように飲んでいる場合は休肝日を作るのが大切。

❺喫煙

⇒喫煙で血流がわるくなると膣の分泌液が減り、乾燥につながります。禁煙を目指しましょう。

❻脱毛

⇒脱毛すると陰部を覆うものがなくなり乾燥しやすくなります。保湿クリームを活用してみて。

❼抗アレルギー薬や抗うつ薬の服用

⇒抗アレルギー薬や抗うつ薬は体液の分泌を減らして乾燥につながることも。副作用の少ないものに変えられる場合もあるので、医師に相談してみてください。

膀胱炎を繰り返す

ほとんどの女性が一生に一度は経験するといわれる膀胱炎。なかには何度も再発し、スッキリと治り切らない場合や、抗菌薬がなかなか効かない場合もあります。そんなときこそ中医学の出番です。

《❶湿熱タイプ》生活に乱れがあったとき

脂っこいものや甘いものの食べすぎ、お酒の飲みすぎ、陰部の不衛生などが原因となって起こるのが湿熱タイプの膀胱炎。排尿時の灼熱感や痛みが強く、急性の膀胱炎に多いタイプです。症状があるときにおすすめなのは、小豆やハトムギ、アケビ、緑豆、レンズマメ、セリ、冬瓜、トウモロコシ、トウモロコシのひげ、レタスなど尿の出をよくして湿熱を排出する食べもの。特に、小豆は赤小豆という生薬として使われるくらい効果が高いので、症状が気になるときは小豆の煮汁（70頁）をお茶代わりに飲むのもいいでしょう。舌に黄色いコケがたまりやすい人やオリモノが黄色くなる人は、症状がないときも食事に気をつけると膀胱炎を予防できます。漢方薬では、湿熱の排出を促す五淋散や竜胆瀉肝湯などを使います。

漢方薬

【❶湿熱タイプ】五淋散・竜胆瀉肝湯など
【❷肝火タイプ】清心蓮子飲・加味逍遙散など
【❸気虚タイプ】補中益気湯・玉屏風散など
【❹腎陽虚タイプ】牛車腎気丸・八味地黄丸など

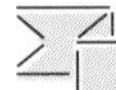 膀胱炎の基本の養生

膀胱炎の症状があるときや膀胱炎を繰り返すときに気をつけたい基本の養生。見落としやすいポイントもチェックしましょう。

❶陰部を清潔に保つ

毎晩入浴して陰部を清潔に保ちましょう。ソープのすすぎ残しは雑菌が繁殖する原因になるのでご注意を。

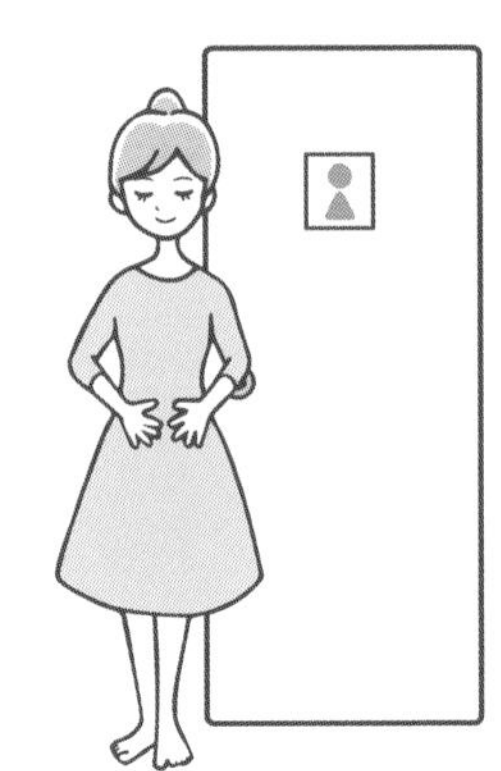

❷通気性のいい下着を身に着ける

下着の蒸れも膀胱炎につながります。コットン（ガーゼ）やシルクなど蒸れにくい素材を選ぶとGood！　ストッキングやガードルは蒸れやすいので控えましょう。

❸お手洗いにこまめに行く

お手洗いを我慢すると、膀胱に入った雑菌が増殖しやすくなります。逆に、少し違和感があるくらいのときにしっかり水分を摂ってこまめにお手洗いに行くと、それだけで治ってしまうことも。

❹トイレットペーパーは「前から後ろ」

膀胱炎の原因の１つは大腸菌。トイレットペーパーで拭くときは必ず前から後ろと意識し、肛門周辺にいる大腸菌を塗り広げないようにしましょう。

❺ウォシュレットは控えめに

強い水流でウォシュレットを使うと、肛門付近の大腸菌が水しぶきと一緒に尿道に入ってしまいます。外出先のトイレは、そもそもウォシュレットのノズルが汚れていることもあるので使用しないほうがベター。

❻月経時はこまめにナプキンを取り替える

汚れたナプキンをつけたままでいると雑菌が繁殖しやすくなります。たとえそれほど汚れていなくても定期的に取り替えて。

❼下腹部を冷やさない

下半身が冷えると腎と膀胱が弱り、膀胱炎につながります。下半身の薄着に気をつけて、ショーツは股上が深くおへそ辺りまであるものを選ぶとGood！

❽症状があるときは性交渉を避ける

性交渉によって雑菌が尿道に入ってしまうこともあります。症状があるときは性交渉を避けましょう。症状がないときも、性交渉の後にお手洗いに行くようにすると膀胱炎の予防ができます。

《❷肝火タイプ》ストレスやイライラが多いとき

ストレスやイライラが多いときになりやすいのが肝火タイプの膀胱炎。尿の出しづらさや痛み、残尿感にあわせて下腹部が張るのが特徴的。ストレスが原因で熱がこもっている状態です。肝火タイプは症状があるときとないときでおすすめの食材が変わります。普段は肝の働きを整える柑橘類やお酢、緑茶がいいですが、症状があるときに摂ると痛みが増す場合もあるので様子を見ながら食べましょう。膀胱の熱を取って尿の出をよくするセロリはどちらのときもおすすめです。症状があるときはとにかくしっかり水分を摂ってこまめにお手洗いへ行くと、こもった熱も取り除けます。また、気分転換を意識的に行い、あまり根をつめ過ぎないようにリラックスして過ごしましょう。漢方薬では、こもった熱を取る清心蓮子飲や加味逍遙散などを使います。

肝火　肝火をおろすセロリのスープ

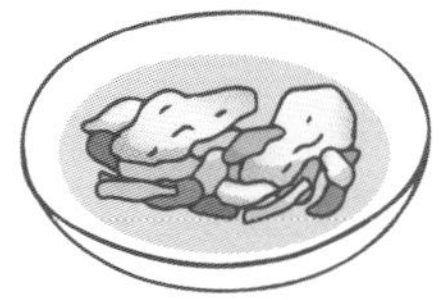

肝にこもった熱を尿から排出させるセロリは、肝火タイプの膀胱炎にピッタリ。薄味で仕上げるのが膀胱炎を早く治すコツです。

材料（2人分）

手羽元　5本（約300g）
セロリ　1/2本
水　400mL
ローリエ　1枚
塩　小さじ1/2
コショウ　少々
パセリ　お好みで

【作り方】

❶セロリは茎を5mm程度の斜め切りに、葉は食べやすい大きさに切る。茎と葉は分けておく。
❷鍋に手羽元とセロリの茎、水、半分にちぎったローリエを入れ、中火にかける。
❸沸騰したら弱火にしてアクを取りながら10分ほど煮る。
❹セロリの葉と塩を入れ、3～4分ほど煮たら、分量外の塩とコショウで味を調えてできあがり。
❺お好みでパセリをちらす。

《③気虚タイプ》疲れやすく感染症にかかりやすいとき

体力不足ですぐ息切れしたり、よくカゼをひいたり、疲れると膀胱炎になったり、膀胱炎を繰り返したりするのが気虚タイプ。痛みは弱いかない場合が多く、尿がしっかり出切らず、尿切れがわるい特徴があります。気（エネルギー）を補って膀胱を元気にし、尿をスッキリ出せるようにしましょう。気を補うものは、お米やイモ類、豆類、キノコ類、イワシ、スズキ、サワラ、タイ、ヒラメ、鶏肉。よく火が通ったものをしっかりかんで食べて消化を助けるのがポイントです。普段から、休憩をこまめに取り無理しないことと、夜ふかしせずに睡眠時間を長めに取ることを心がけると気の消耗を防げます。そして、気持ちいい程度に運動すると気の働きがよくなりますよ。漢方薬では、気を補う補中益気湯や玉屏風散などを使います。次節の「腎陽虚タイプ」を兼ねることも多いので、併せてチェックしてください。

気虚　気を補う豆ごはん

気虚タイプにおすすめの主食は、気を補うお米。同じく気を補う豆類と併せて豆ごはんにするとさらに元気がわいてきます。なかでもエンドウ豆には尿の出をよくする効果もありおすすめです。

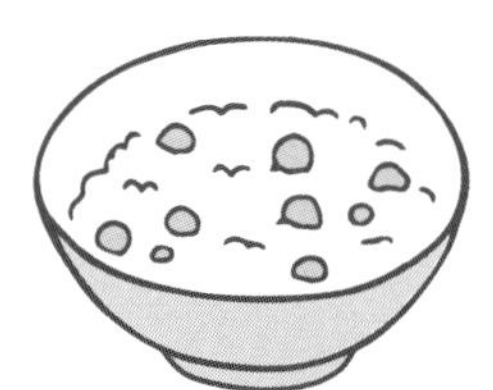

材料（米３合の場合）

米　3合
ウスイエンドウ
1パック～米の半分までの量（お好みで）
塩　小さじ1

【作り方】

❶お米はあらかじめ30分ほど浸水しておく。水は通常量でいい。
❷ウスイエンドウと塩を入れ、通常通り炊く。
❸炊きあがったら10分ほど蒸らし、その後しゃもじで豆をつぶさないようにさっくり混ぜあわせてできあがり。

※グリーンピースでも作れます。その場合は、あらかじめサッと湯がいてからお米と炊くようにしてください。

・無菌性の間質性膀胱炎もそれぞれの体質に分けて考えます。

《④腎陽虚タイプ》体の衰えや足腰の弱りを感じるとき

痛みはそれほど強くありませんが、尿切れがわるくてポタポタと続き、疲れると悪化するのが腎陽虚タイプの膀胱炎。気虚タイプと似ていますが、こちらは加齢や足腰のだるさ、弱りを伴うのが特徴です。中医学では、腎と膀胱は互いに影響し合う関係で、腎が弱ると膀胱の症状が出やすいと考えます。おすすめは、黒豆やタイ、エビ、栗、キャベツ、ブロッコリー、ブルーベリーなど腎を元気にする食べもの。特に、黒豆は尿の出もよくしてくれます。普段の生活では、気虚タイプと同じように休息と睡眠が大切。しっかり体を休めると腎が元気になります。過労や出産、慢性病も腎を弱らせるので、当てはまる場合は特に無理しないように気をつけ、体の回復を優先させて。漢方薬では、腎陽を補う牛車腎気丸や八味地黄丸などを使います。

腎陽虚　腎陽虚タイプは下腹部を守って

腎陽虚タイプは冷えると膀胱炎になりやすいので、下腹部を守るのがとっても大切。おへそまであるショーツや腹巻パンツは強い味方です。

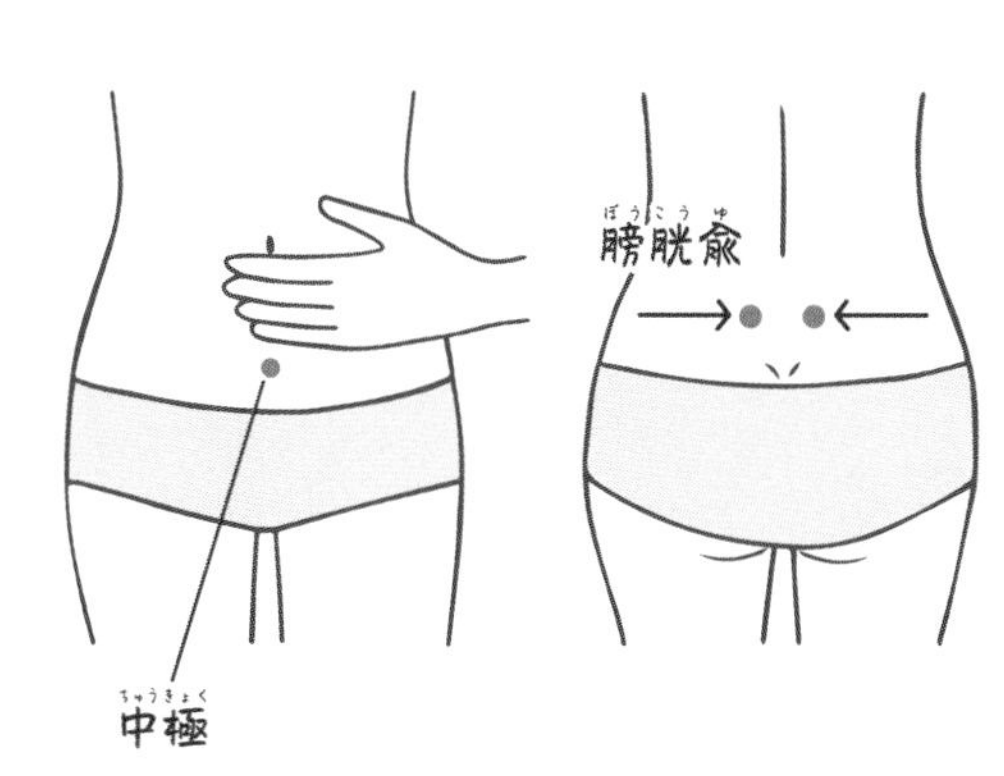

・素材はコットン（ガーゼ）やシルクを選ぶと蒸れずに適度に保温してくれます。
・おへその下には中極（195頁）、その裏（背中側）には膀胱兪というツボがあります。どちらも膀胱の働きと関係するツボなので、ここが冷えないように意識するとGood！　お灸もおすすめです。

・体の衰えや足腰の弱りを伴う膀胱炎で、冷えよりもほてりやのぼせが気になる場合は、腎陰虚タイプも考えられます。黒豆や黒ゴマ、クルミ、山芋、クコの実、ホタテなどの腎陰を補うものを食べ、睡眠を長めにたっぷり取りましょう。

頻尿

お手洗いが近くて仕事や趣味に集中できない、心配で外出しづらい、夜中に何度も目が覚めて休めない…。お手洗いの不安がなくなれば、毎日をもっと自由に過ごせるはず。

《❶腎虚タイプ》体や足腰の弱りが気になるとき

加齢で体が衰えたり、慢性病や出産などで体を消耗したときに多いのが腎虚タイプの頻尿。尿が近い、夜間尿が気になる、少し冷えただけでトイレに行きたくなるなどの症状があり、頻尿のほかに、足腰の弱さやだるさを感じるのが特徴的。腎の状態は発育にも関係するので、年齢が上がってもなかなか治らないお子さんの夜尿症にもこのタイプが多いです。特におすすめの食べものは、クルミや栗、山芋。冷えが強い場合はエビもいいでしょう。腰にある腎兪（140頁）や膀胱兪（203頁）のツボを冷やさないようにするのも大切。腎の弱りを防いで頻尿を改善できます。また、骨盤底筋の弱りから頻尿になることも多いので、ぜひ骨盤底筋トレーニング（189頁）も取り入れて。漢方薬では、冷えが強い腎陽虚タイプに

漢方薬

【❶腎虚タイプ】 八味地黄丸・六味地黄丸・知柏地黄丸など
【❷気虚タイプ】 補中益気湯・人参湯・附子理中湯など
【❸心神不安タイプ】 清心蓮子飲・桂枝加竜骨牡蛎湯など

・夜間の頻尿には瘀血（血の滞り）も関係します。脂っこいものや味の濃いもの、お酒を控え、日中にしっかり体を動かして巡りをよくしましょう。

は八味地黄丸、乾燥傾向やほてりが気になる腎陰虚タイプには六味地黄丸や知柏地黄丸などを使います。

《②気虚タイプ》疲れたら頻尿になるとき

疲れたときに悪化するのが気虚タイプの頻尿。尿量は多く色は薄いか透明で、尿の回数が増えたり、ひどい場合は漏らしてしまうことも。仕事や家事が忙しく疲れ気味の人や、過度なダイエットをしている人、冷たいものばかり食べている人に多いタイプです。不足している気（エネルギー）を補いましょう。まずは気を作る脾（胃腸）を労わるため、冷たいものや生ものは控えて、温かいものをよくかんで食べます。味付けは薄味がポイントで、食材は、お米や山芋などのイモ類、栗、キノコ類を選びましょう。普段の生活では無理しないことが一番大切。疲れる前に休憩することと、たっぷり睡眠を取ることを心がけて。気虚タイプも骨盤底筋が弱りやすいので骨盤底筋トレーニング（189頁）がおすすめ。漢方薬では、気を補う補中益気湯などを使います。気虚タイプが進むと、頻尿に加えて全身の冷えが強く便もゆるい陽虚タイプに発展することがあります。気虚タイプの養生に加え、腹巻きやカイロで腹部を温かくして過ごすのが大切。漢方薬では、脾を温める人参湯や附子理中湯などを使います。

《③心神不安タイプ》緊張や不安を感じると頻尿になるとき

精神的なストレスで頻尿になるのが心神不安タイプ。発表会や大事な会議があると頻尿になる、お手洗いに行けない状況で余計に行きたくなる、急に尿意を感じて間に合わずに漏れてしまうなどの症状があります。おすすめの食べものはナツメやチンゲンサイ、アサリ、イワシ、ホタテ、牡蠣など心神を安定させるもの。反対に、コーヒーや紅茶、果物ジュースは頻尿につながります。早寝早起きを心がけたり、ストレスをこまめに発散させたり（279頁）、体が冷えないよう飲食物や衣服に気を配るのも効果

腎虚 気虚 脾と腎を補う山芋のお粥

山芋は、脾と腎を元気にし引き締める力をつける効果が高く、「山薬」という生薬として使われます。エネルギー不足の腎虚タイプや気虚タイプにおすすめです。

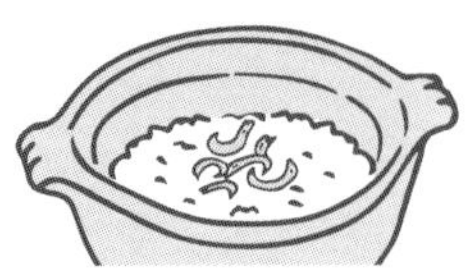

材料（1人分）

水　300mL
米　50g
山芋（長芋）　30g（お好みで）
塩　適量（なるべく薄味を意識して）
乾燥小エビや黒ゴマ　適量

【作り方】

❶米と水を小鍋に入れて強火にかける。
❷沸騰したら弱火にして箸を1本挟むくらいの隙間をあけてフタをし、時々かき混ぜながら30分ほど炊く。
❸すりおろした山芋を入れて混ぜ、塩で味付けし、フタをして10分ほど蒸らしてできあがり。

冷えが気になるときは仕上げに乾燥小エビを散らし、ほてりが気になるなら黒ゴマを散らすとGood！

全タイプ 夜間頻尿に夕方の足上げ体操

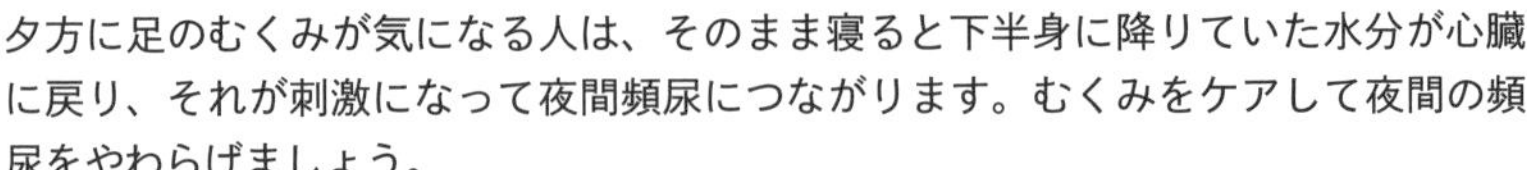

夕方に足のむくみが気になる人は、そのまま寝ると下半身に降りていた水分が心臓に戻り、それが刺激になって夜間頻尿につながります。むくみをケアして夜間の頻尿をやわらげましょう。

仰向けになった状態で足元にクッションや座布団を引いて高くし、15分ほどリラックスして過ごす。足首を曲げ伸ばししたり、足を揺らしたりするとより効果的。

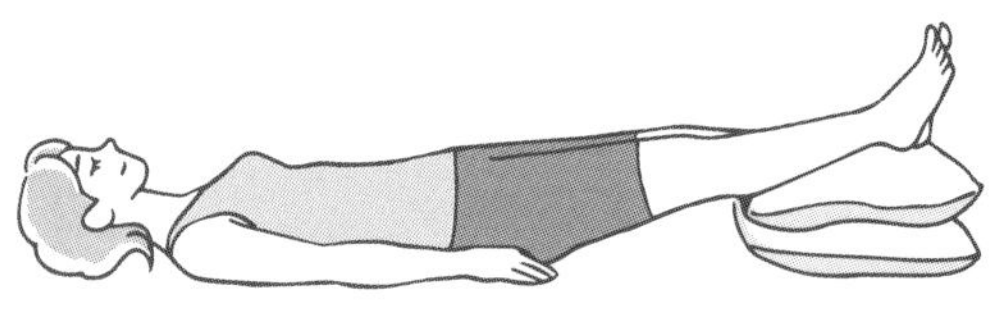

※寝る前に何度かお手洗いに行けるように、夕方に行いましょう。
※昼間にあまり動かない人は、夕方に30分ほどウォーキングして下半身の血の巡りをよくするのもおすすめ。

的。精神活動をコントロールする心と肝が整い、心神が安定しやすくなります。また、自宅で尿意を感じたときに深呼吸をしたり、気を逸らしてしばらく尿意をやり過ごす練習をしておくと、いざというときの自信につながります。漢方薬では、心神を安定させる清心蓮子飲や桂枝加竜骨牡蛎湯などを使います。

心神不安　心神を安定させる幸せ習慣

心神を安定させる脳内ホルモンであるセロトニン。近年、この働きが乱れると頻尿につながることがわかってきました。心神不安タイプはセロトニンの分泌を高める習慣を取り入れてみて。

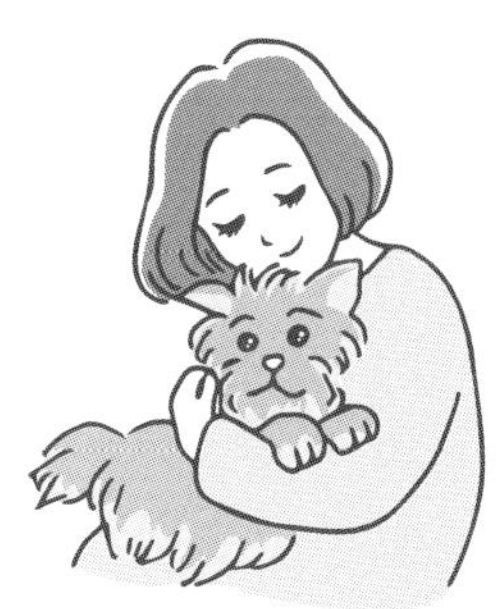

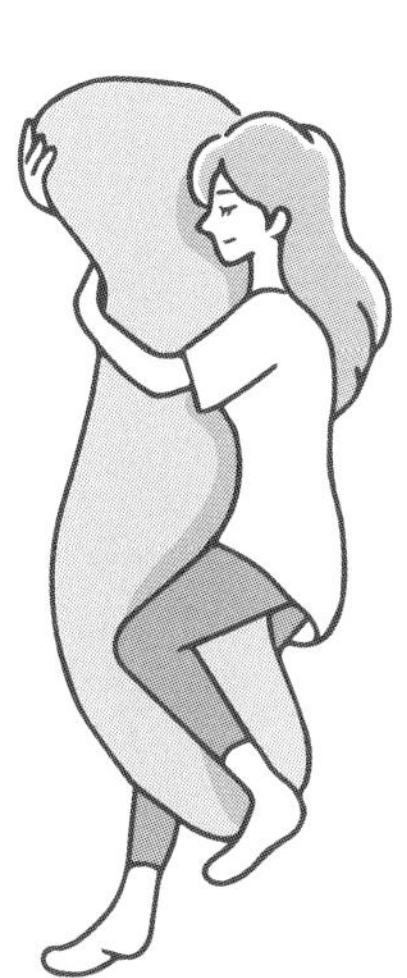

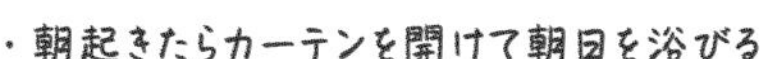

・朝起きたらカーテンを開けて朝日を浴びる
・口角をキュッと上げる
・家族やペットとハグをする（セルフハグもおすすめ）
・ストレッチや運動で体を動かす
・肌触りのよい寝具で寝る（抱き枕を抱いて寝るのもGood）
※嗅覚を刺激すると脳の働きがよくなるのでアロマもおすすめ。こころを落ちつけるラベンダーやベルガモットがGood！

だるい・疲れやすい

だるさや疲れにもいろいろな種類があるのをご存知ですか？　寝ても回復しないのは、エネルギー切れ以外が原因かもしれません。それぞれの原因にあわせたケアができると、体調管理が上手になりますよ。

《❶気虚タイプ》体力不足ですぐに疲れるとき

気（体を動かすエネルギー）が不足して疲れやだるさが出るのが気虚タイプ。人より体力が続かず息切れしやすかったり、朝はエンジンがかかりづらく、寒くなると活動力がより低下する傾向があります。

漢方薬

【❶気虚タイプ】 生脈散・補中益気湯・六君子湯など
【❷陽虚タイプ】 人参湯・人参鹿茸丸・八味地黄丸など
【❸陰血不足タイプ】 当帰養血膏・杞菊地黄丸など
【❹気滞タイプ】 逍遙散・加味逍遙散など
【❺痰湿タイプ】 藿香正気散・平胃散など

食事はお米を主食とし、イモ類や豆類、キノコ類、魚や肉など気を補うものが不足しないようにするのが大切。生ものや冷たいものは気を消耗させるので避けましょう。疲れたときは甘酒や豆乳、ナツメなど気を補うおやつでエネルギーチャージ。疲れる前にこまめに休むのがポイントです。睡眠もたっぷり7～8時間取れると回復が早まります。また、ウォ

・人参鹿茸丸：人参と鹿茸が入った中国の代表的な滋養強壮薬で、日本では、これを元にした漢方薬が様々な商品名で発売されています。ぜひ薬局で相談してみてください。

ーキングや筋トレなど無理のない範囲で運動習慣をつけると気の働きがよくなりますよ。漢方薬では、気を補う生脈散や補中益気湯、六君子湯などを使います。

《❷陽虚タイプ》体力不足と全身の冷えがあるとき

気虚タイプと似ていますが、より全身の冷えが強いのが陽虚タイプ。陽気（全身を温める力）が足りず、活動する元気がわかない状態で、寒くなると顕著に朝が弱くなります。朝起きたらまずカーテンを開けて陽の光を浴び、体内の陽気をスイッチオン。日光浴をすると、自然界の陽気が体内の陽気を養ってくれます。お食事は気を補うものに、体を温めるエビやニラ、ラッキョウ、シナモン、マグロ、羊肉などをあわせて。温かいものを口にするようにし、生ものは少なめに。果物は常温に戻すかレンジで温めましょう。衣服にも気を配り、特に下半身の薄着を避けると陽気を守れます。気虚タイプの養生も併せて行うとより効果的です。漢方薬では、陽気を補う人参湯や人参鹿茸丸、八味地黄丸などを使います。

《❸陰血不足タイプ》夕方に体調がわるくなるとき

産後や更年期、月経中から月経後にかけて多いのが陰血不足によるだるさ。陰血（潤いと栄養）が足りない消耗タイプで、めまいや立ちくらみ、目の疲れ、不眠などの悩みを伴うことが多く、夕方頃に不調が出やすい傾向があります。クコの実、ナツメ、にんじん、レバー、お肉、タコ、ブリ、カツオなどの赤い食材や、プルーン、黒豆、キクラゲ、ひじき、ブドウ、ウナギ、イワシなどの黒い食べものがおすすめ。必ずお食事を抜かないようにしましょう。出血で陰血を失いやすい月経中は特に無理せずゆったり過ごすことを心がけて。睡眠は7〜8時間と長めに、かつ23時までにお布団に入ると陰血の消耗を防げます。漢方薬では、陰血を補う当帰養血膏や杞菊地黄丸などを使います。

《❹気滞タイプ》気疲れが気になるとき

精神の消耗が激しく、体力的な疲れよりも気疲れが気になるのが気滞タイプ。イライラが多かった日や神経をたくさん使った日、嫌なことがあった日に多い疲れで、脳の疲れともいえます。疲れたときは体を休めるだけでなく、ストレッチや散歩、深呼吸、瞑想、入浴など、ストレスを発散させて巡りをよくすることも考えてみて。リラックスタイムにハーブティーやジャスミンティー、グレープフルーツ、ミカン、キンカンなど香りのいいものを摂るのもおすすめです。ストレスが多い日はニュースやSNSから距離を置くのも得策。情報を減らして脳とこころに余裕を作りましょう。漢方薬では、気の巡りをよくする逍遙散や加味逍遙散などを使います。

全タイプ　休憩は疲れる“前”にとろう

疲れやすさやだるさを感じる人に気にかけていただきたいのが休憩の取り方。疲れる“前”に休憩することが消耗を防ぐコツです。

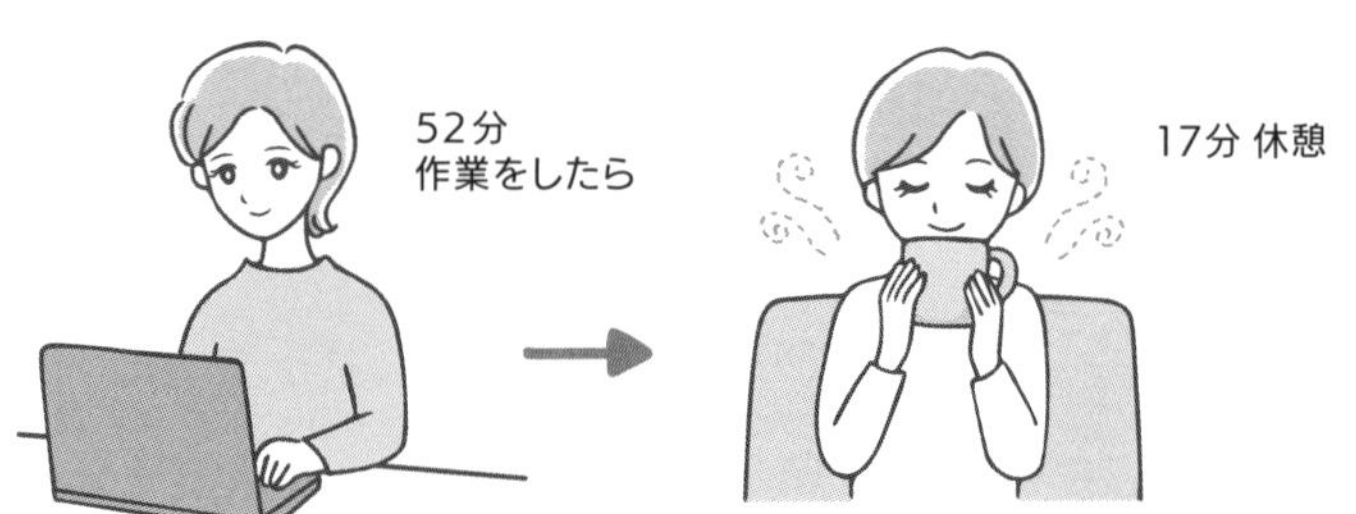

❶時間を決めて休憩する

「○○ができたら休憩しよう」よりも、「○時になったら休憩しよう」と考えてみて。予定した時間に作業が終わらなくても、まずは少しでも休憩するのがポイント。

❷先に休憩する

「あとこれだけやったら休憩しよう」と考えると、意外と時間がかかり結局がんばり続けてしまうことも。「あとこれだけがんばるために一旦休憩しよう」と考えてみて。

❸52-17の法則を使う

アメリカで発表された「52-17の法則」。休憩なしで作業を続けるより、52分作業し17分休憩するほうが効率的と研究でわかったそう。上手な休憩のとり方に応用できる考え方ですね。

体質別　おすすめの休憩の仕方

気虚(ききょ)や陽虚(ようきょ)、陰血不足(いんけつぶそく)タイプにはエネルギーチャージのための休憩、気滞(きたい)タイプにはリフレッシュのための休憩がおすすめ。自分の体質にあわせて休憩すると元気がわいてきますよ。

気虚&陽虚タイプにおすすめ

・15 ～ 20分ほど仮眠する
・おやつを食べる（ナツメ、クルミ、栗、サツマイモ、ブドウ、ヘーゼルナッツ、おにぎりがGood）
・温かい飲み物をのむ（甘酒［212頁］、豆乳、ココアがGood）

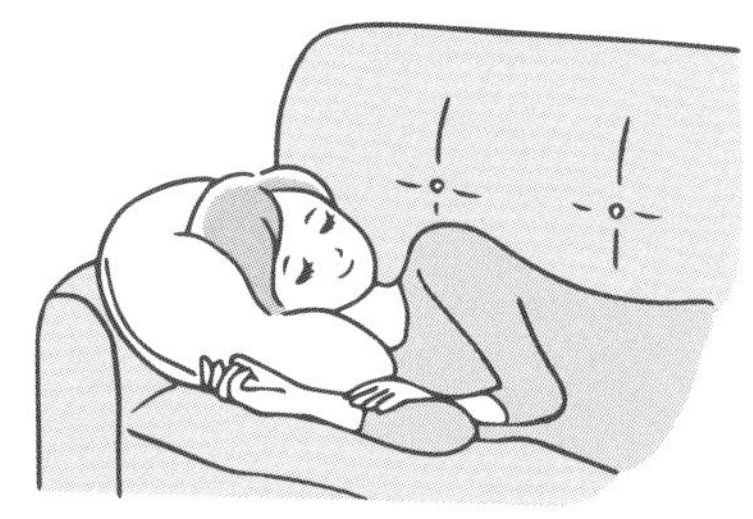

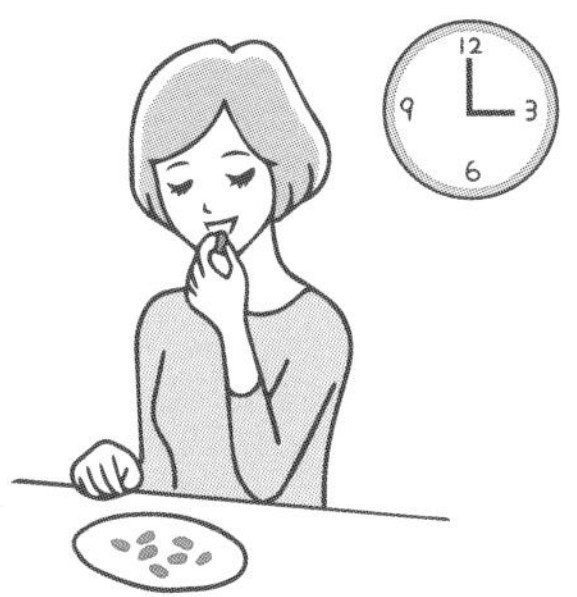

陰血不足タイプにおすすめ

・おやつを食べる（クコの実、ナツメ、イチゴ、レーズン、プルーン、ブドウがGood）
・15 ～ 20分ほど仮眠する
・スマホの使用は避ける（目を使うと陰血が消耗します）

気滞タイプにおすすめ

・ストレッチや深呼吸、少し外出する
・ハンドクリームを塗る、アロマを焚く、香水をふる（いい香りをかぐだけで気が巡りラクになることも）
・スマホの使用は避ける（情報が多いと頭が休まらず気が滞る）

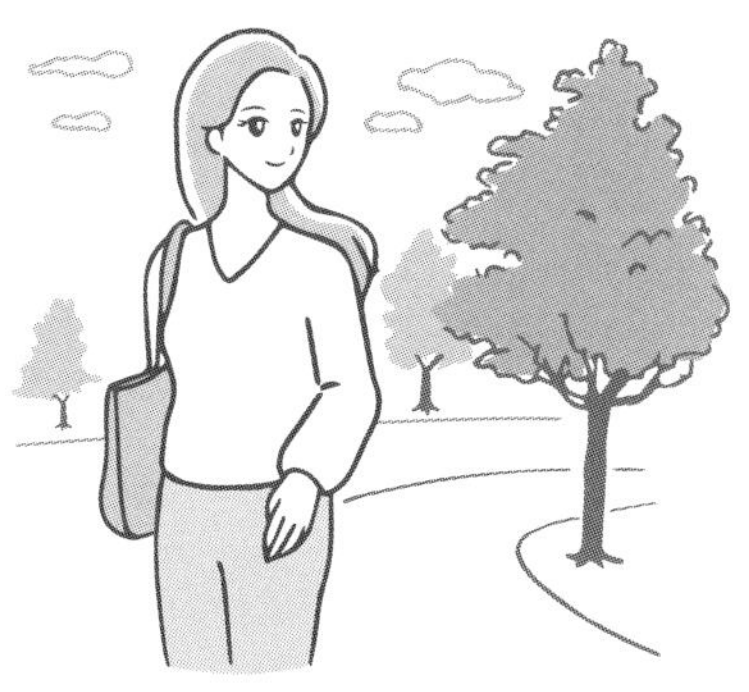

気虚 陽虚 陰血不足 疲れた体に～甘酒の作り方～

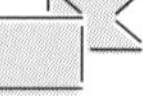

お米からできた甘酒は気（エネルギー）を補い胃腸を整えてくれるので、疲れたときのおやつにピッタリ。お休みの日にぜひ作ってみてください。

材料

乾燥米こうじ　200g
水　400mL

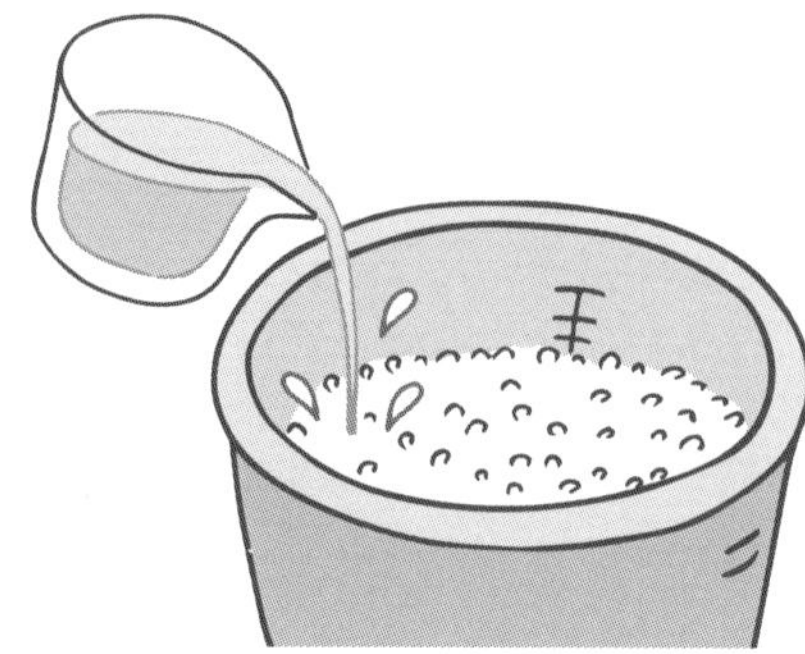

【作り方】

❶炊飯器に乾燥米こうじと水を入れ、混ぜる。

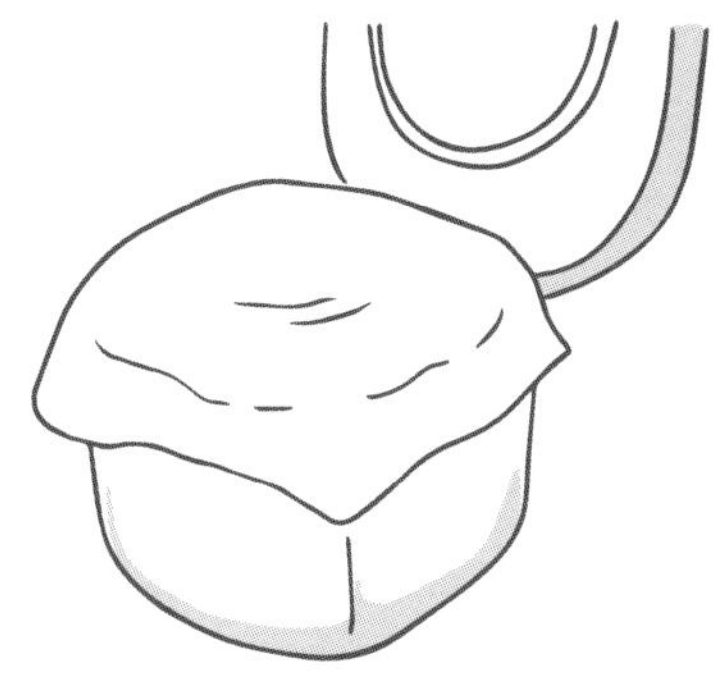

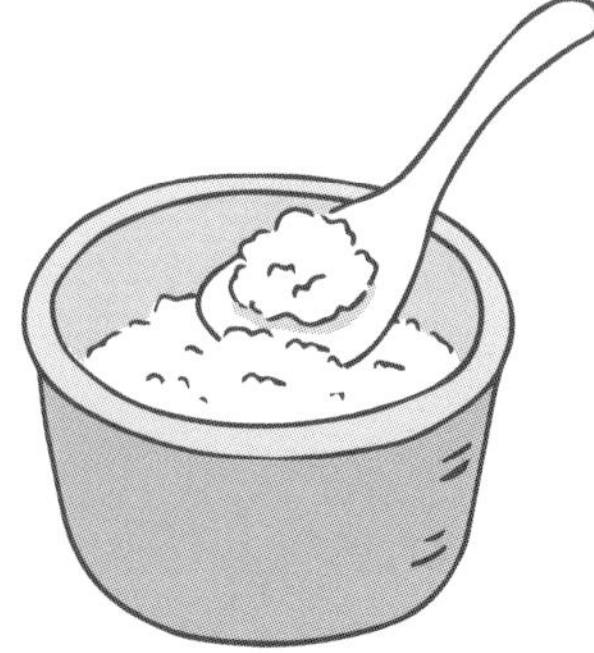

❷炊飯器のフタを開けたまま、濡れ布巾をかぶせ、保温ボタンを押す。

❸3～4時間後かき混ぜ、また濡れ布巾をかぶせて保温を続ける。

❹3～4時間経ちドロッとしたらできあがり。

❺できあがった甘酒は冷蔵庫で保存し、1週間以内に飲み切る。

※お好みの濃さになるようにお湯で割ってお飲みください。

※気虚タイプはココアパウダー、陽虚タイプは生姜やシナモン、陰血不足タイプはイチゴをトッピングするとGood！　気滞タイプはレモンや柚子を入れ、イライラが強いときは量を控えめにするのがおすすめです。

《❺痰湿（たんしつ）タイプ》だるさが天候に左右されるとき

雨の日や湿気の多い時期にだるさが増すのが痰湿（たんしつ）タイプ。痰湿（いらない水や老廃物）が体にたまっていると、重だるさという形で表われることがあり、舌の上にコケがベッタリつくのが特徴です。脾（ひ）（胃腸）を元気にして代謝をよくし、痰湿を排出させましょう。

おすすめの食べものはインゲン豆や枝豆、モヤシ、里芋、トウモロコシ、ハトムギ、海藻類、ピリ辛のもの。温かく調理し、よくかんで食べて消化を助けるのがポイントです。味の濃いものや脂っこいもの、甘いもの、冷たいものは控えるほど体が軽くなります。また、10～15分程度の運動を習慣にして定期的に汗をかくと、痰湿がたまりにくくなりますよ。

漢方薬では、痰湿を排出させる藿香正気散（かっこうしょうきさん）や平胃散（へいいさん）などを使います。

痰湿　雨の日の食事のポイント

雨の日は体のなかにも湿気がたまり、それが重だるさの原因になります。ポイントは脾（ひ）（胃腸）を労わること。体の水はけをよくして、雨の日もさわやかに過ごしましょう。

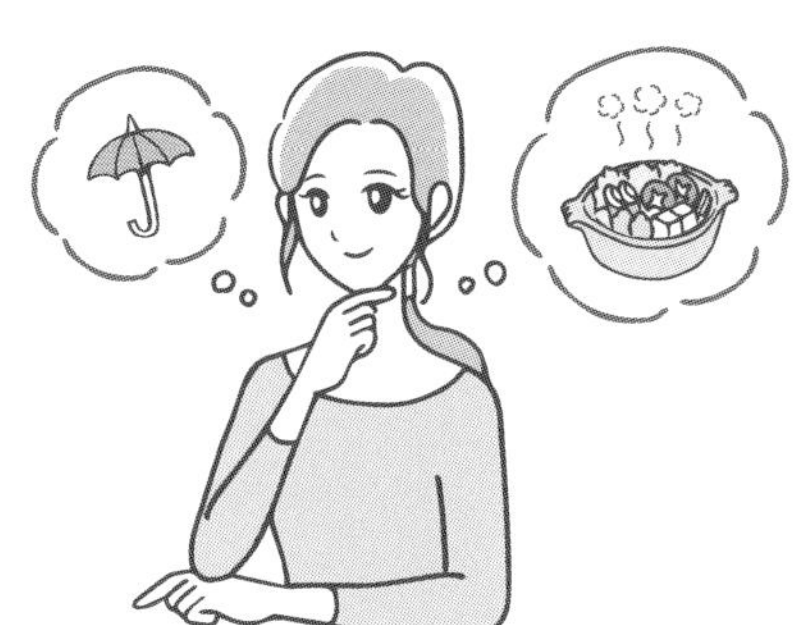

❶体温以上のものを口にする。

❷よくかんで食べる。

❸いつもより少な目（腹６～７分目）に食べる。

❹煮物、茹で物、蒸し物を選ぶ（煮物やスープ、鍋、けんちん汁、豚汁、せいろ蒸しなど）。

❺水はけをよくするものを食べる（根菜類や海藻類、貝類、トウモロコシ、モヤシ、インゲン豆、ハトムギ［224頁］など）。

※気圧の変化を教えてくれるスマホアプリを活用し、天気が崩れる前日から気にかけるとGood！

冷え性

「冷えは万病のもと」といわれるくらい、様々な不調につながる冷え性。タイプにあわせて養生し、心身ともにポカポカを目指しましょう。

《❶瘀血タイプ》手足が冷えて肌が暗くくすむとき

血が滞って手足が冷えるのが瘀血タイプ。すべての冷え性に関わるタイプで、肩や首のこり、頭痛、顔のくすみ、月経痛など様々な症状につながります。積極的に食べたいのは、イワシやサバ、サンマ、黒豆、ニラ、ミョウガ、玉ねぎ、菜の花、お酢、味噌など血の巡りをよくするもの。反対に、甘いものや脂っこいものは血を滞らせます。長時間同じ姿勢でスマホやパソコンを見るのは避け、こまめにストレッチしたり立ち歩くのも大切。階段を使ったり、駐車場では少し遠いところに車を停めて歩くのも効果的です。毎晩必ず湯船につかるのも忘れずに。漢方薬では、血の巡りをよくする冠心II号方や桂枝茯苓丸、温経湯などを使います。瘀血タイプは他のタイプと一緒に起こるので、併せてチェックしてみて。

漢方薬

【**❶瘀血タイプ**】冠心II号方・桂枝茯苓丸・温経湯など
【**❷気血不足タイプ**】当帰養血膏・当帰四逆加呉茱萸生姜湯・十全大補湯など
【**❸陽虚タイプ**】八味地黄丸・真武湯・附子理中湯など
【**❹気滞タイプ**】逍遙散・四逆散など

・ゾクゾクと寒気がする急性の冷えなら、「カゼ」の風寒邪タイプ（232頁）をチェックしてみてください。

瘀血　血の巡りをよくするちょいトレ

血の巡りをよくするためには、こまめに運動することが一番の近道。生活に無理なく取り入れられると続けやすくなります。

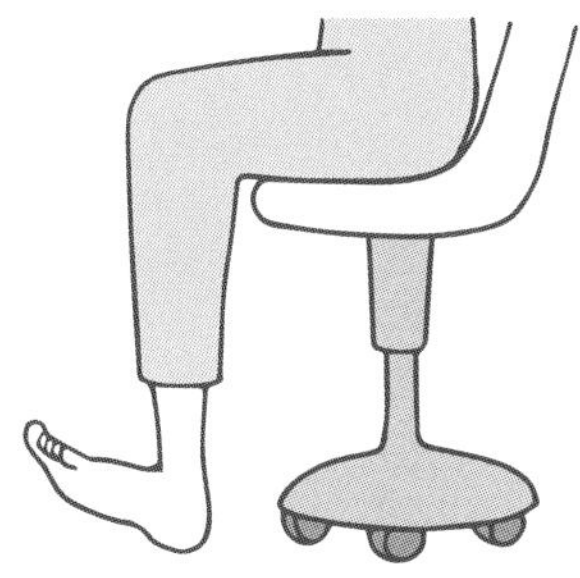

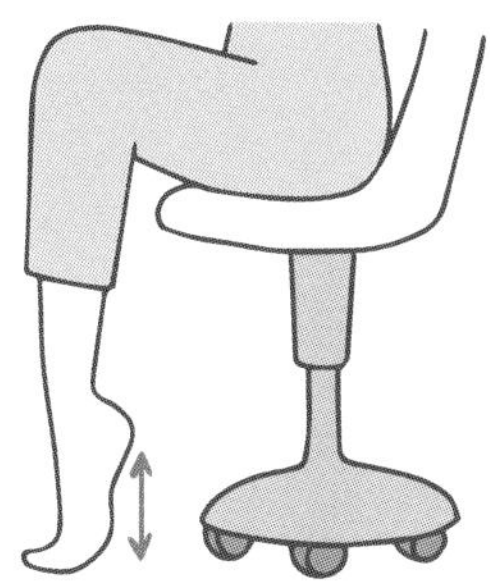

イスに座っているときに…

❶足の爪先を上げる。

❷爪先を元に戻し、今度はかかとを上げる。

❸かかとを下ろし、再度爪先を上げる。

❹❶〜❸を10回ほど繰り返す。

1日何回か気づいたときに行うとGood！

髪を乾かしているときに…

❶立ったまま体重を爪先側にのせ、かかとを少しだけ浮かす（ひざを少しだけ曲げる）。

❷かかとを下ろし今度はかかとに体重をのせ、爪先を少しだけ浮かす（浮かさなくてもOK）。

❸１〜２を繰り返す（ゆりかごのように前後に揺れるイメージでラクに続ける）。

歯を磨いているときに…

❶足を肩幅に開き、爪先を外に向けて開く。

❷股関節を外側に開きながら、上半身が倒れないようにまっすぐ腰を落とした後、元の姿勢に戻る。

❸❶〜❷を繰り返す。

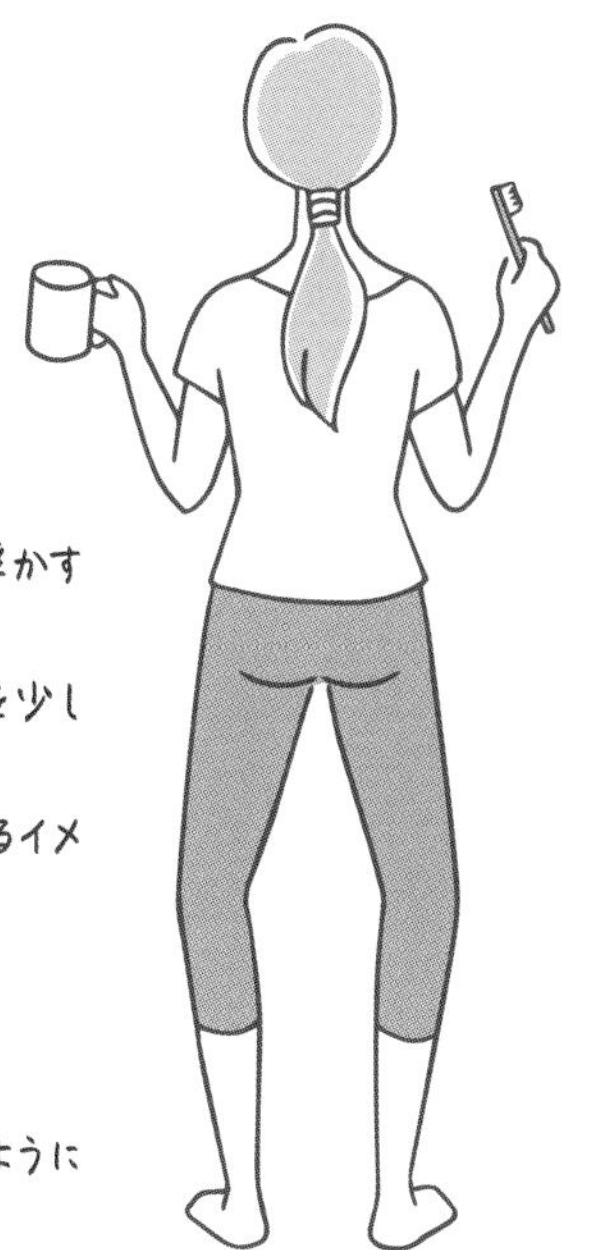

《❷気血不足タイプ》手足が冷えて顔色が白っぽいとき

顔色が白か黄色っぽく、疲れやすくて手足が冷えるのが気血不足タイプ。手足を動かしても温まらない、お風呂上りでもすぐに冷える、月経中に冷えが強くなるなどの特徴があります。おすすめの食べものはヨモギやナツメ、イワシ、サケ、マグロ、サバ、ブリ、鶏肉、羊肉、鹿肉など気血を補い体を温めるもの。特に、肉や魚などのタンパク質を毎食摂るように心がけて。朝食抜きやダイエットは冷えを悪化させるのでご注意を。7～8時間を目安に、長めに睡眠を取ると気血の消耗を防げますよ。漢方薬では、気や血を補う当帰養血膏や当帰四逆加呉茱萸生姜湯、十全大補湯などを使います。胃腸の調子を崩しやすい場合は、基本の食養生（18頁）や「胃腸を整える」（142頁～）をチェック。栄養をしっかり吸収できるようにしましょう。

《❸陽虚タイプ》全身が冷えて元気が出ないとき

全身が冷えて、他の人と比べても明らかに寒がりなのが陽虚タイプ。平熱が36℃を下回る人や、夏の冷房で弱りやすい人に多く、舌の色が淡白でぽってりしているのが特徴です。体を温める陽気が足りないので、エビやニラ、カブ、シシトウ、ニンニク、羊肉、ミョウガ、マグロ、シナモンなど温める力が強い食べものがおすすめ。冷たいものはもちろん、生ものも控えめが大切です。日中は外に出て日光浴をすると陽気が元気になり、夜は外気に肌をさらさないようにすると陽気を守れます。冬は下半身の防寒を心がけ、足首は絶対に出さないで。夏は薄着で無防備に寝るよりも、エアコンで快適な室温に保って布団をかけて眠るほうが元気に過ごせますよ。漢方薬では、陽気の働きを助ける八味地黄丸や真武湯、附子理中湯などを使います。ポイント養生は218頁をチェックしてください。

気血不足 朝食を食べると冷えにくくなる

気血(きけつ)が不足して温められない気血不足(きけつぶそく)タイプは、栄養を摂ってから１日をスタートすることが大切。温かいご飯とお味噌汁、タンパク質を忘れずに、気血を体に巡らせましょう。

「氣」の漢字の成り立ち

氣―お米から出る湯気
米―お米

だからお米は気を補う力が強い

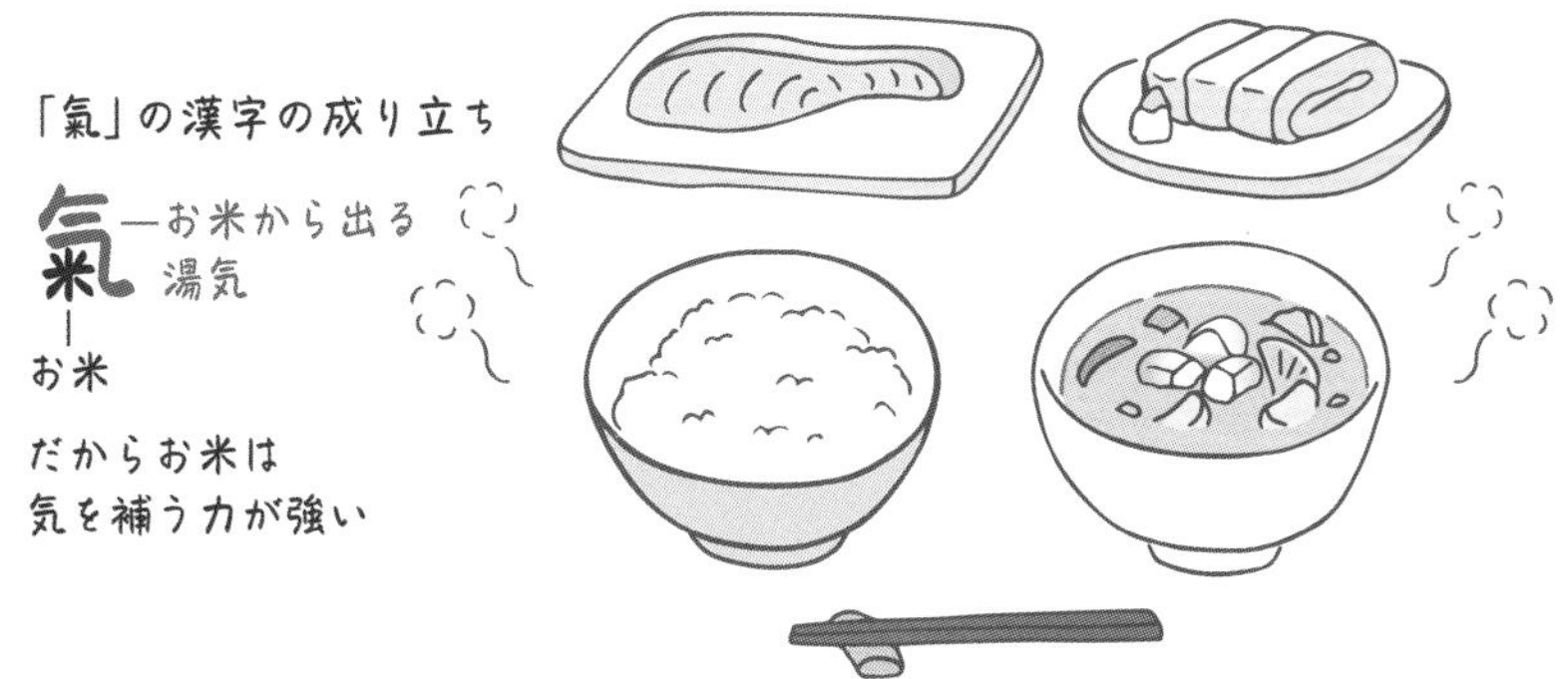

主食はお米がおすすめ

「気」という漢字はもともと「氣」と書き、「米」と「气（温かいお米から出る湯気）」からできています。気を補う基本はやっぱりお米。温かいご飯が元気の源です。

忙しい朝は具だくさんのお味噌汁で乗り切ろう

朝食が抜ける理由で多いのが、時間がないから。そんなときは具だくさんのお味噌汁がおすすめ。時短でもしっかり栄養が摂れて体も温まります。

❶鍋に水を入れる（お椀で測る）。

❷野菜を鍋に切り入れる（キッチンバサミで切るか、手でちぎる）。

❸サバの水煮缶を汁ごと鍋に入れ、火にかける。

❹野菜がやわらかくなったら火を止め、味噌を溶き入れる。

❺できあがり。

※おすすめの野菜…血を補うほうれん草やにんじん、小松菜、気を補うキノコ類やイモ類、体を温めるニラやネギなど

※サバは血を補い、巡りもよくしてくれる嬉しい食材。水煮缶を使うと出汁を取る手間がいらず、簡単に美味しいお味噌汁ができます。

陽虚 冬の冷えは夏に治す

中医学には「春夏養陽」「冬病夏治」という知恵があります。春夏にしっかりと陽気を養い、冬に多い冷えなどの不調を予防する考え方です。

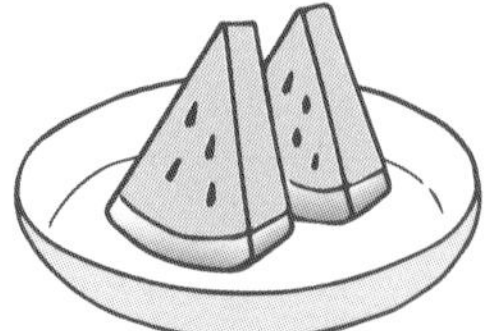

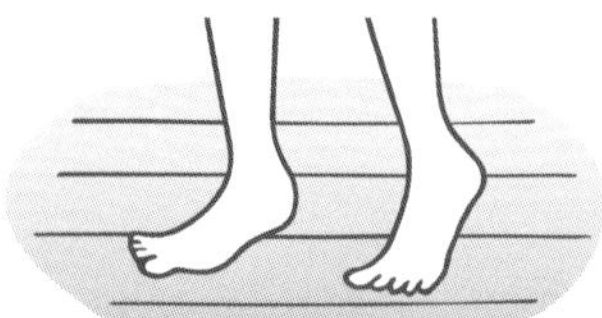

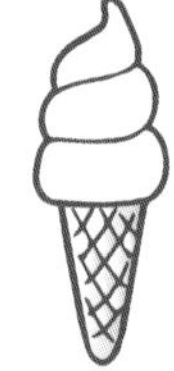

陽虚タイプが避けたい夏の過ごし方

1. 生ものや冷たいものの飲食
2. スイカやメロン、梨など寒涼性（体を冷やす）の果物の食べすぎ
3. エアコンや扇風機の風に直接当たる
4. 素足で過ごす
5. 疲れるくらい汗をダラダラかく
6. シャワーだけで済ます
7. 部屋にこもりきりで日光を浴びない
8. 夜ふかし

※中国には、冬病夏治の一環で、三伏天（7月中旬～8月中旬の夏の最も暑い時期）に、生姜など冷えを取る生薬が入った軟膏を湿布する養生法があります。多くの人が病院を訪れるそうです。

《④気滞タイプ》緊張すると手足が冷たくなるとき

いつも気を張っていて手足が冷えるなら気滞タイプ。ストレスがありイライラ・クヨクヨしやすい人に多く、緊張すると手が冷たくなる人もいます。意外だと思いますが、一番大切なのは自分を癒すひとときをもつこと。アロママッサージやストレッチ、森林浴、旅行、音楽鑑賞など、自分の好きなことで構いません。手浴や足湯（283頁）で末端を温めたり、目や耳をホットタオルや小豆カイロ（129頁）で温めるのも、副交感神経が働きリラックスできます。食べものならシソやバジル、三つ葉、キンカンなど香りのいいもの、飲みものならジャスミンティーや玫瑰花茶

・寒暖差に弱く、寒くて着こむと今度は暑くて汗をかいてしまうような場合は、「カゼ」の衛気不足タイプ（234頁）をチェックしてみてください。

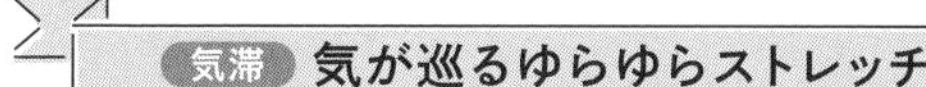

体をゆらゆら揺らすと、自然と力が抜けて気が巡ります。揺らして気持ちがいいところを見つけたらどんどん揺らしましょう。

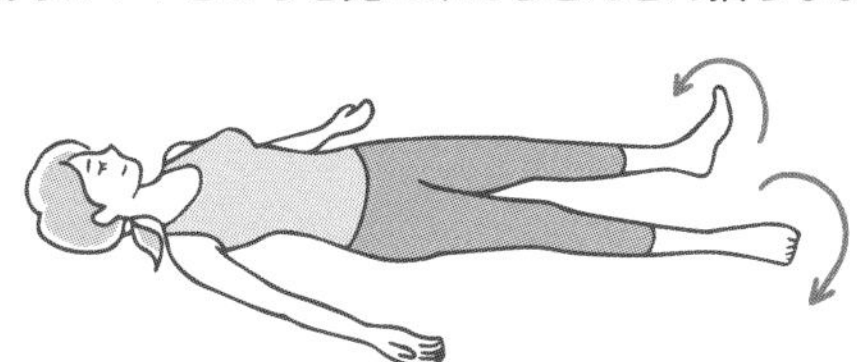

足のゆらゆらストレッチ

1. 仰向けに寝転がって体の力を抜く。
2. 足首をバイバイするように外側に揺らす。
3. 慣れてきたら徐々に太ももの付け根から揺らす。
4. 気持ちがいい程度に続ける。

腰のゆらゆらストレッチ

1. 肩幅に足を開いて立ち、体の力を抜く。
2. 左右のかかとに交互に体重を乗せながら、1・2、1・2と体を揺らす。
3. 1分ほど続ける。

（97頁）がおすすめ。張りつめた気をふっとゆるませて、血をすみずみまで巡らせましょう。漢方薬では、気の巡りをよくする逍遙散や四逆散などを使います。

しもやけ

冬になると毎年しもやけを作ってしまうのは、足先の血流がわるくなるから。気血が足りない気血不足タイプ（216頁）と血の巡りがわるい瘀血タイプ（214頁）があわさっていることが多いので、各頁をチェックしてみてください。一度できてしまったしもやけには、紫雲膏もおすすめです。

冷えのぼせ

下半身は冷えるのに、上半身や顔はのぼせる。冷えのぼせが気になる場合は、血の巡りがわるい瘀血タイプ（214頁）や気の巡りがわるい気滞タイプ（218頁）、潤い不足の腎陰虚タイプ（257頁）をチェックしてみてください。

全タイプ 冷え性に取り入れたい冬の過ごし方

寒い日のお洋服チェックポイント

寒い日のお洋服は3首（首・手首・足首）と耳を守るのがポイントです。どれも皮膚が薄くて血管が近く、全身の冷えにつながりやすい部分。忘れがちなのは耳。百脈（全身の経絡）につながる耳を冷やすと全身が冷えます。しっかり守りましょう。

マフラーもしくは
ハイネックの
トップス
帽子もしくは
耳当て
手袋や袖の
長いアウター
足首の出ない
タイツやブーツ

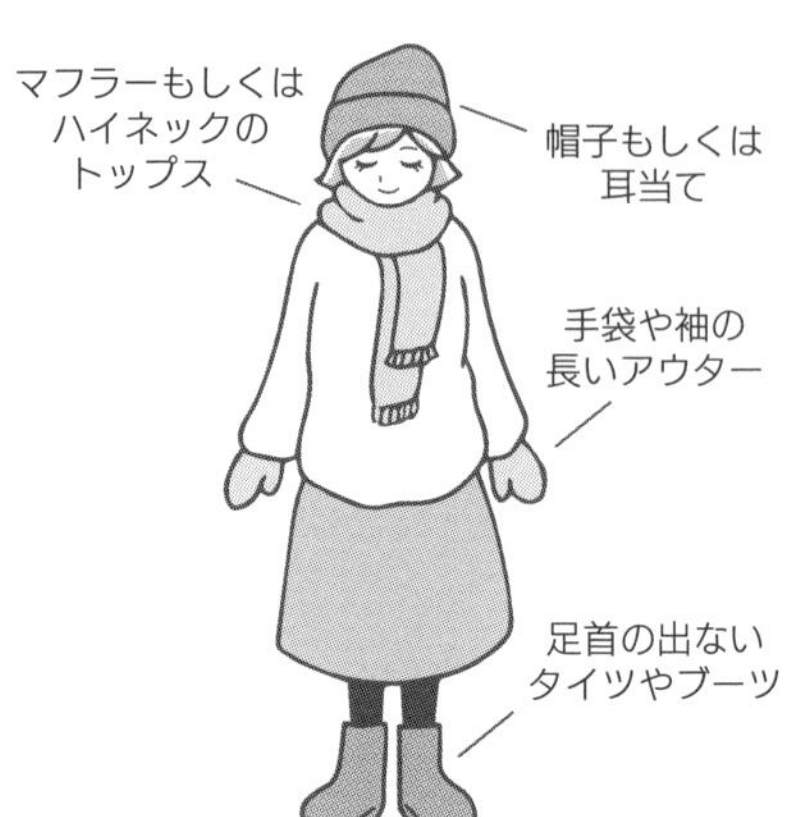

・おすすめのカイロの位置

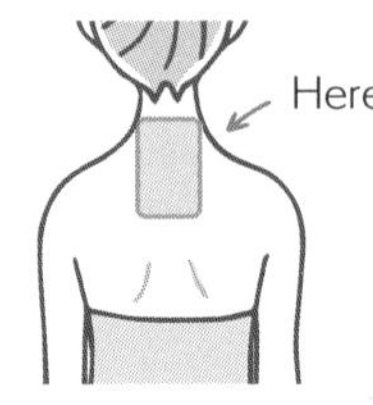

風門（237頁）のツボの上。冷えを発散させる力があるので、ゾクゾクするときにGood！

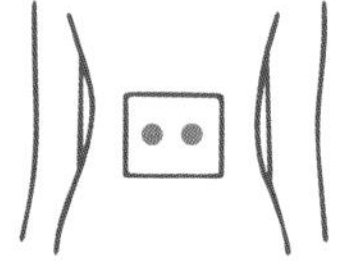

腎兪（140頁）のツボの上。陽気の働きを助けるので、全身が温まります。

上手な暖房器具の使い方

電気毛布や電気コタツは暖かくて気持ちいいけれど、使いすぎに注意。外側から体温以上の熱を加え続けると、体内の陽気が弱り、体温を保つ力が弱くなります。

暖房で部屋全体を暖めたら、後はなるべく重ね着で対応するのがGood。サーキュレーターを使って空気を循環させると上手に部屋全体を暖められます。

布団が冷たくて電気毛布が必要な場合は、寝る前に暖めて睡眠中は切るようにしましょう。

寝る前に布団乾燥機をかけるのもおすすめ。しっかり布団が乾いていると、保温効果を最大限に発揮させることができます。

逆に、ジメジメの冷たいお布団は体温を奪ってしまうこともあるのでご注意を。

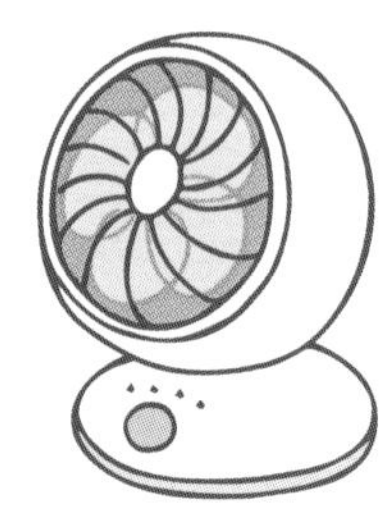

冷え性で気をつけたい冬の食材

冬によく食べられる食材のなかにも、寒涼性（体を冷やす性質）のものがあります。冷え性の人は食べすぎないように注意し、食べるときは少し工夫しましょう。

（寒性：とても冷やす　涼性：少し冷やす）

・カニ（寒性）…温性（温める性質）のエビやネギと一緒に食べる、味噌鍋にする。
・柿（寒性）…電子レンジで焼く。
・そば（涼性）…温性のエビやマイタケ、鶏肉、ネギと一緒に食べる。
・豆腐（涼性）…薬味と一緒に食べる、湯豆腐にする。
・ビール（寒性）…日本酒やウイスキー、焼酎、ワインに替える。

※その他の気をつけたい食べもの
・生もの…胃腸を冷やすので冷え性の人は控えめに。
・生姜…生の生姜は汗をかかせて熱を下げる作用、熱した生姜は胃腸を温める作用があるので、冷え性の人はよく火を通して食べて。

体の芯から温まる寒い日のお風呂の入り方

なかなか温まりにくい冷え性の人はついつい長風呂しがちですが、長風呂は気や陰（潤い）を消耗しやすいので注意が必要。長風呂しなくても温まる方法を試してみて。

❶かけ湯をして湯船につかる。
❷3分ほど経ち、体が少し温まったら（まだ少し寒いかもしれませんが）湯船を出て顔を洗い、再度湯船につかる。
❸さらに3分ほど経ったら湯船を出て、頭を洗って再度湯船へ。
❹（繰り返し）体を洗って湯船へ、最後にゆっくり5～10分つかる。

※体を洗う順番は、早く洗えるところから行うのがおすすめ。
※1回1回の入浴時間は短くても、出たり入ったりしているうちに体が芯から温まります。
※脱衣所を小さなファンヒーターなどで暖めておくと、温度変化による体への負担と湯冷めを防げるのでGood！

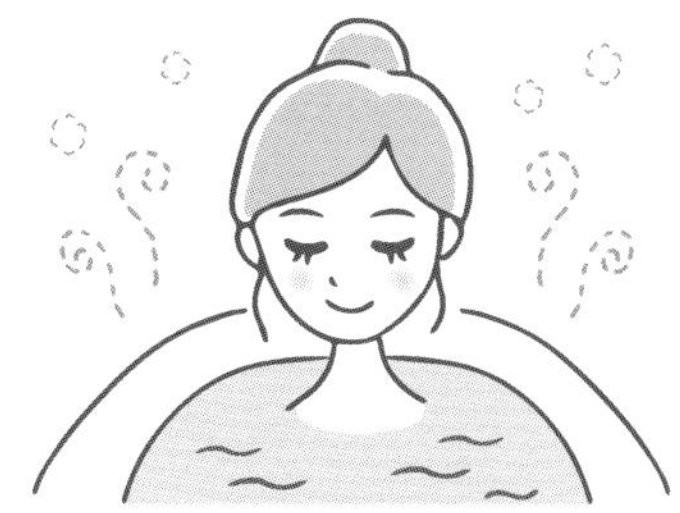

むくみ

むくみは、誰もが経験する身近な症状。重だるさや鈍痛を伴うこともあり、つらい症状ですね。本書では、慢性的なむくみについてご説明します。

《❶脾虚タイプ》胃腸のトラブルが多いとき

食欲不振や軟便など、胃腸のトラブルが出やすい人に多いのが脾虚（胃腸の弱り）によるむくみ。水分代謝に関係する脾が弱り、いらない水が停滞している状態です。おすすめの食べものは、サヤインゲン、白菜、エンドウ豆、黒豆、キャベツ、ナズナ、サツマイモ、里芋、ハトムギ、タイ、スズキなど脾を養って水はけをよくするもの。温かく調理し、よくかんで食べるのが鉄則です。肥甘厚味（242頁）と夜遅くにたくさん食べることはむくみに直結するので気をつけて。脾虚タイプのなかでも、朝は顔がむくみやすく、疲れてくると足がむくんでくる場合は、脾の弱りによって気血が不足している可能性があります。脾虚タイプの養生にあわせて、白身のお魚や鶏肉、豚肉、豆腐など消化しやすいタンパク質を意識して摂るようにしましょう。漢方薬では、脾の働きを助けて水はけをよくする五苓散や防己黄耆湯、当帰芍薬散などを使います。

漢方薬

【❶脾虚タイプ】 五苓散・防己黄耆湯・当帰芍薬散など

【❷腎虚タイプ】 牛車腎気丸・真武湯など

【❸瘀血タイプ】 桂枝茯苓丸・当帰芍薬散など

《②腎虚タイプ》腰のトラブルが多いとき

普段から腰がだるくなったり痛くなったりしやすい人に多いのが腎虚（体の衰え）によるむくみ。尿量の減少や夜間頻尿など、お小水のトラブルが多い場合もあります。ニラ、エビ、マグロ、シナモンなど腎の働きを助けるものに、ハトムギや里芋、白菜、トウモロコシ、トウモロコシのひげ、スズキ、タイ、など水はけをよくするものを併せて食べるのがおすすめ。下半身を冷やすと腎が弱るので、夏場は素足に気をつけ、冬場は腹巻やカイロで温かく過ごします。お腹が冷えると腎も冷えるので、口にするものは温かいものを。立ちっぱなしや中腰が続く体勢も腎に負担がかかるので気をつけて。立つときは反り腰にならないようにお腹を少しひっこめてまっすぐ立ち、腰に負荷がかかりすぎないようにしましょう。漢方薬では、腎を元気にして水はけをよくする牛車腎気丸や真武湯などを使います。

《③瘀血タイプ》デスクワークが多いとき

デスクワークなどで座りっぱなしが続いたときに、血の巡りがわるくなって足がむくんでくるのが瘀血タイプ。肩こりを伴う場合も多く、まずは座りっぱなしにならないのが一番。こまめにお手洗いに立ったり、飲み物を取りに行ったり、1時間に1回は立ち歩けるように工夫してみて。座りっぱなしが続く場合は、座りながらできるトレーニング（215頁）を取り入れたり、移動の際はなるべく階段を使ったり、お家でストレッチやマッサージをして血を滞らせたままにしないことが大切。食べものなら、黒豆やナス、ニラ、玉ねぎ、スモモ、シシャモ、サバなど血や水の巡りをよくするものがおすすめ。冷えると余計に血が滞るので、飲食物と下半身のファッションに気をつけて。漢方薬では、桂枝茯苓丸や当帰芍薬散などを使います。

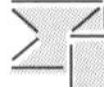

全タイプ　むくみやすいときにケアしたいツボ

水の巡りと関係するツボが並んでいるひざから下。ここを冷やすとむくみにつながります。夏場も素足やストッキングで過ごすと冷房で冷えるので気をつけて。

陰陵泉

内くるぶしから上にあがり、太い骨（ひざの内側）にぶつかるところで、押すとひびくところ。

足三里

ひざのお皿の下から指４本分下で、すねの少し外側、押すとひびくところ。

三陰交

内くるぶしの一番ふくらんだ場所から指４本分あがったところ。

むくんだときは、押したりマッサージしたり、お灸をするとGood！　三陰交はホルモンバランスにも関わる大切なツボなので、足首を出すファッションは控えめに。

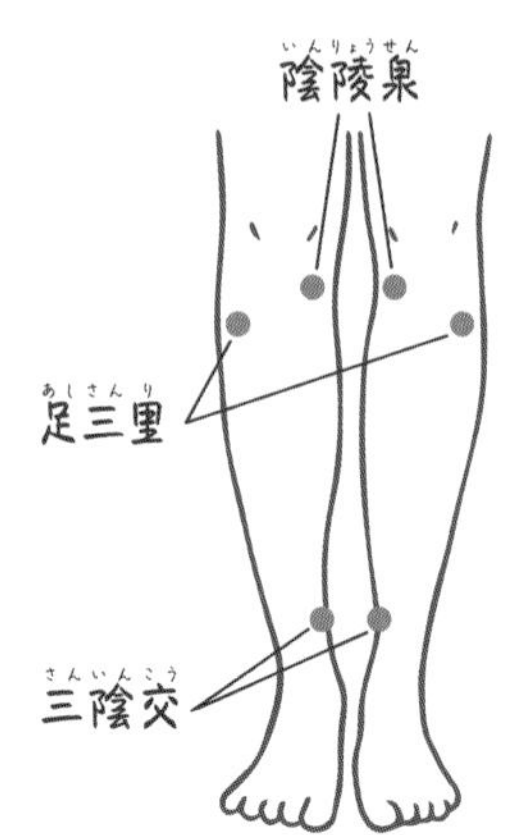

脾虚　水はけをよくするハトムギご飯

脾を元気にして水はけをよくするハトムギ。白米と一緒に炊くと手軽に食べられます。食感もよく美味しいですよ。

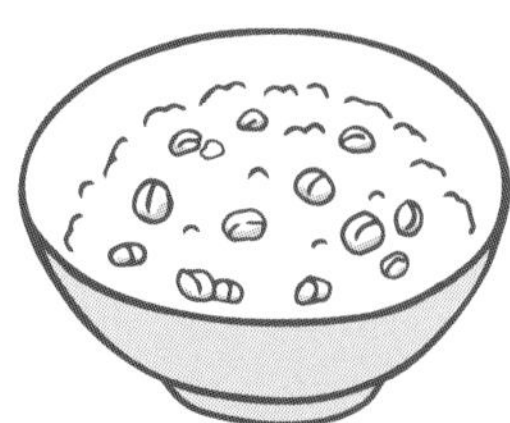

材料（米２合の場合）

米　2合
ハトムギ　1/2合
（お好みで増やしてもOK）
水　3合
（ハトムギを増やした場合、水も少し増やす）

【作り方】

❶ハトムギは、水が透明になるまで洗い、３～４倍の水につけて一晩置く。

❷ハトムギ、米、水を炊飯器に入れて通常通りに炊き、できあがり。

・ハトムギは、茶色い種皮が取り除かれた白いものを使ってください。ヨクイニンと同じものなので、ヨクイニンでも構いません。

全タイプ　座りっぱなしむくみと立ちっぱなしむくみ

座りっぱなしむくみと立ちっぱなしむくみでは、養生のポイントが少し違います。自分のむくみにあわせて対策しましょう。

座りっぱなしむくみ：瘀血（おけつ）対策がポイント！

- 気づいたときにこまめにかかとを上げ下げ（215頁）。
- 足元が冷えると余計に血が滞るので、靴下やレッグウォーマーを使って冷えない工夫をしてみて。

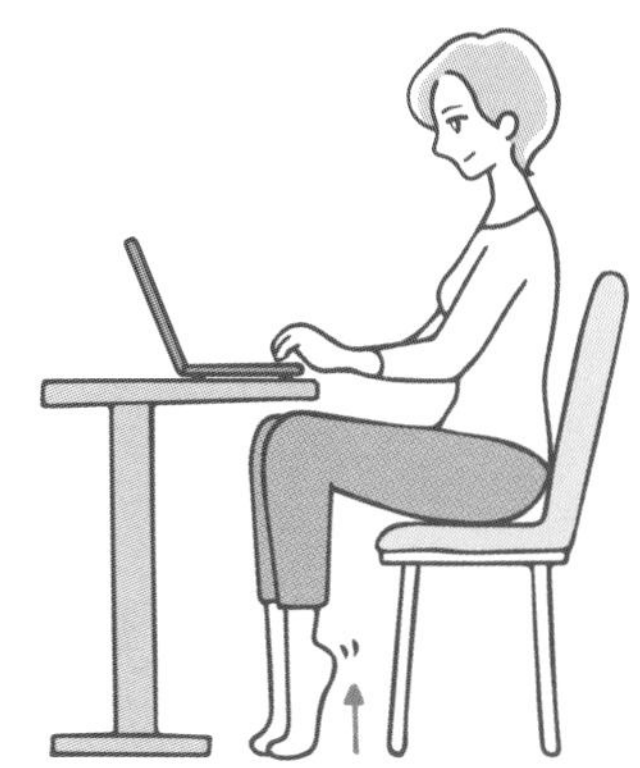

座りっぱなしによるむくみは、物理的に血が滞ることが大きな原因。座りっぱなしにならないようにこまめに立ち歩いたり、座りながらでもできる運動を取り入れて血を巡らせましょう。

立ちっぱなしむくみ：瘀血対策に気虚（ききょ）対策を併せて

立ちっぱなしむくみは、血の滞りに加えて気（エネルギー）の不足も関係します。

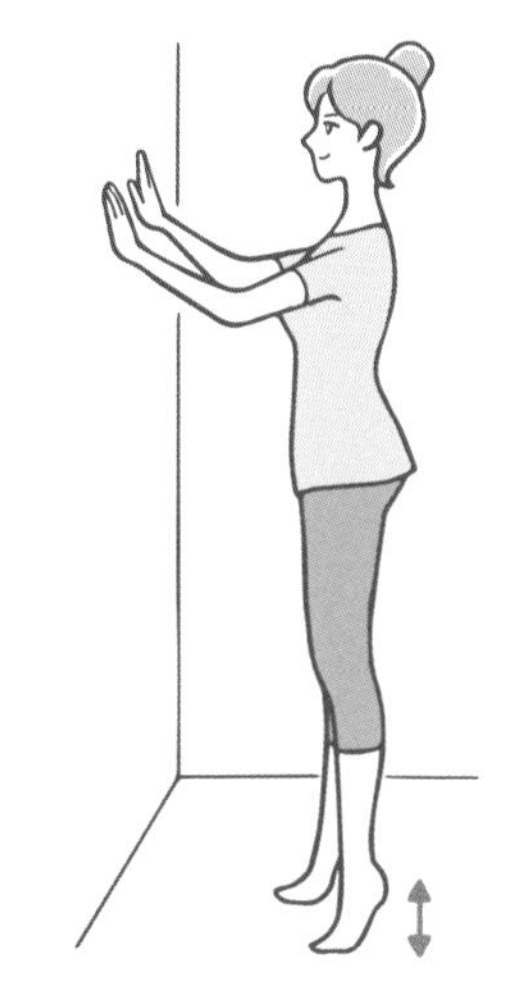

ふくらはぎを鍛える「カーフレイズ」

❶ 両足を肩幅に開き、壁やイスの背もたれに手を添えて体を支えながら、かかとをゆっくりと上げる。

❷ ゆっくりとかかとを下ろし、もとの姿勢に戻る。

20〜30回を1セットとして、1日に2〜3回行う。歯磨きをしながら行うとGood！

血を心臓へ送り返すための気が不足している状態。休憩をきちんと取って気の消耗を防ぎ、冷たいものの飲食を控えて脾（ひ）（胃腸）を労わりましょう。

適度に筋肉をつけて
気の働きを助けましょう。

全タイプ お酒のむくみ対策

枝豆は、お酒による不快な症状をやわらげる「解酒(げしゅ)」の作用をもつ食べもの。水はけをよくする力もあるので、飲酒翌日のむくみや二日酔いにピッタリ。ほかに緑豆やシジミ、小豆の煮汁（70 頁）にも解酒の作用があります。漢方薬では茵蔯五苓散(いんちんごれいさん)などが使われます。

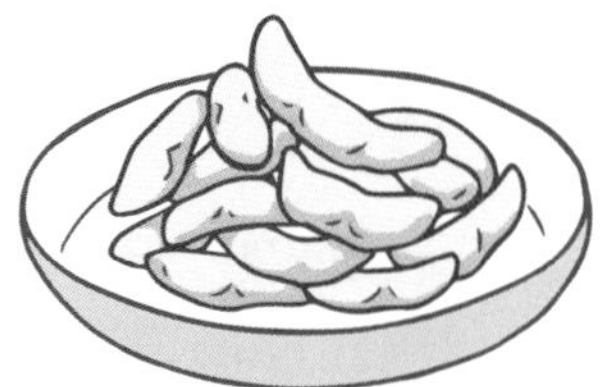

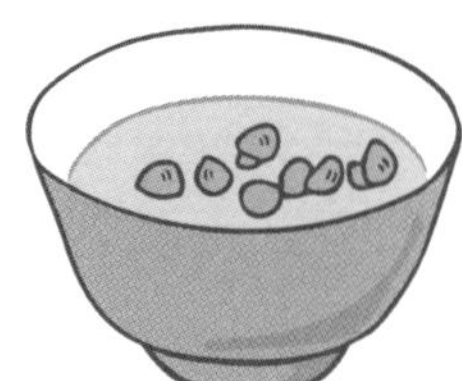

水分代謝をつかさどる脾(ひ)（胃腸）が冷えるとむくみやすくなります。キンキンに冷やしたお酒も美味しいけれど、むくみやすい人は熱燗やぬる燗も選んでみて。

顔のむくみは肺(はい)を整えてケア

中医学では、顔や上半身のむくみは肺(はい)の弱りと関係が深いと考えます。よく顔がむくむ人は、肺も労わってみましょう。

おすすめ

- 朝日を浴びて深呼吸
- 有酸素運動
- たっぷり睡眠

控えたいこと

- 猫背
- うつぶせ寝

肺が圧迫されて弱るのでご注意を。

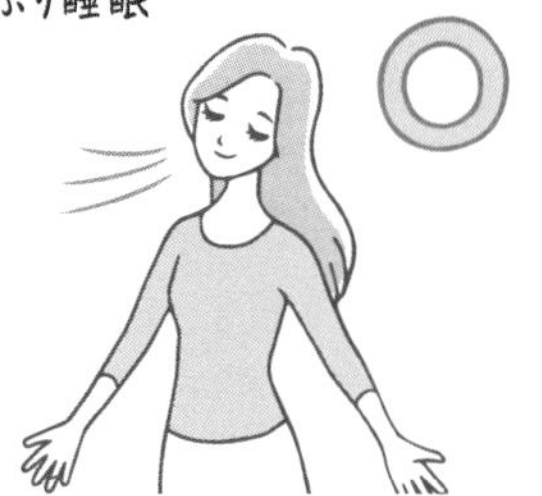

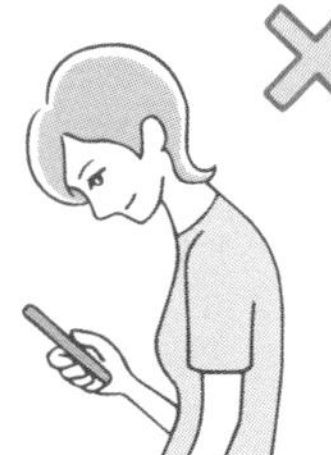

肺が圧迫される猫背

スマホ使用時に猫背になっている人が多いのでご注意を

column

中医学でダイエット

中医学を応用したダイエット方法なら、体質にあわせて対策することで体のバランスが整い、無理なく健康的な体重を目指せます。「中医ダイエット」とも呼ばれています。

●気虚(ききょ)タイプは労わってやせる

体力がなく運動が苦手で、あまり食べていないのに体重が増えるのが気虚(ききょ)タイプ。気（エネルギー）不足で代謝が落ちているので、食事制限や激しい運動によるダイエットは気を消耗して逆効果になりがち。食事はバランスよく摂り、冷たいものや生ものを控えて脾(ひ)（胃腸）を元気にすると代謝がアップします。無理をしすぎず、余力を残して１日を終えることがダイエット継続のコツです。

●痰湿(たんしつ)タイプは減らしてやせる

濃い味やこってりした料理が好きな人、美食家に多い痰湿(たんしつ)タイプ。おすすめは、痰湿（老廃物）の原因になるものを少し減らすこと。外食の頻度を１回減らす、お酒を飲むのを週に１日減らす、ご飯をよそってから１割減らす、料理に使う調味料を１割減らす、スイーツや揚げものの頻度を１回減らす…などです。代わりに、野菜や海藻類を少し増やすと排出力がアップしますよ。

●瘀血(おけつ)タイプは流してやせる

座りっぱなしや立ちっぱなしが多く、血中コレステロールや血圧も高くなりやすいのが瘀血(おけつ)タイプ。階段を使ったり、駐車場では少し遠めに車を停めたり、生活のなかで体を動かして血流をよくしましょう。１日の終わりは、夏でもシャワーで済ませず湯船につかると体が温まり血流もアップ。マッサージもおすすめです。揚げものやスイーツを少し減らすとより改善が早まります。

●気滞(きたい)タイプは出かけてやせる

ストレスで過食をしたり、月経前後で体重が増減したりするのが気滞(きたい)タイプ。ストレスが原因なので、つらいダイエットは逆効果。楽しい、気持ちいいと思える方法を選びましょう。お家で黙々とやるのもいいですが、散歩やサイクリング、観光、推し活など、外出して気分転換しながら体を動かすとストレスも発散できます。異常な食欲は、酸味や苦味を摂ると落ちつきやすくなりますよ。

暑気あたり

なんとなく体が重い、体がだるくてフラフラする、胃が常にもたれて食欲がわかない…。暑気あたりには大きく分けて2つのタイプがあります。タイプにあわせて対策しましょう。

《❶寒湿タイプ》冷たいものの飲食が多かったとき

舌の上に白いコケが厚くたまり、体の重だるさ、食欲不振などの症状があるなら寒湿タイプの暑気あたり。冷やした飲みものにアイス、そうめん、生の夏野菜…、夏の食べものは脾（胃腸）を冷やすものが多く、体の中には冷たい湿気がこもっていることも。おすすめの食べものは温かくてピリ辛、酸辣湯や麻婆豆腐、担々麺など薬味が効いていて食べるとジワッと汗が出るようなもの。冷房で冷えたときにもピッタリです。ほかにもインゲンマメやモヤシ、トウモロコシ、ニンニクの茎、バジル、ヨモギも水はけをよくします。また、ぜひ試してほしいのは布団乾燥機。汗や湿気を吸ったお布団を毎日カラッと乾かして寝ると、翌朝のだるさが違いますよ。毎年夏に調子を崩す人は、夏前から脾を冷やさないようにして暑気あたりを予防してみて。漢方薬では、冷たい湿気をとばす藿香正気散や五苓散などを使います。

漢方薬

【❶寒湿タイプ】 藿香正気散・五苓散など
【❷気陰両虚タイプ】 生脈散・清暑益気湯など

・体が重だるく舌の上に黄色いコケが厚くたまる場合は、湿熱タイプと考えられます。「口がかわく」の「湿熱タイプ」（70頁）や「下痢・軟便」の「湿熱タイプ」（159頁）をチェックしてください。

寒湿 冷房冷えに赤ジソジュース

赤ジソのジュースは夏にいいと聞いたことはありませんか？　赤ジソは体にこもった冷えを取って食欲を促進してくれるので、冷房で冷えて体調を崩してしまう人にピッタリ。

材料

赤ジソの葉　200g
砂糖　180g
水　1L
酢　100mL（赤ジソの半量）

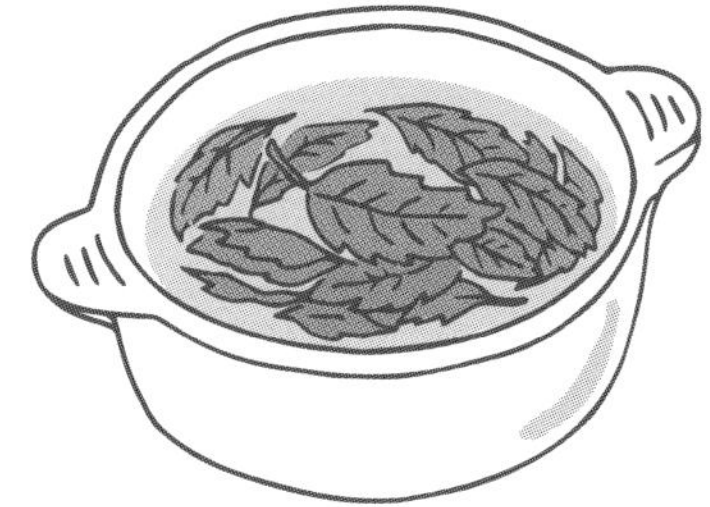

【作り方】

❶ 赤ジソの葉をよく洗う（茎は使わないので捨てる）。
❷ 大きな鍋に水を沸かし、赤ジソの葉を入れ、箸で沈めながら煮出す。
❸ 赤ジソの葉が青くなったらザルに取り、お玉の裏や木べらで押しつけるようにしてしぼる。
❹ すべての煮汁をザルでこす。
❺ ❹の煮汁をもう一度鍋に移して中火にかけ、砂糖を加えてアクを取りながら5分ほど煮る。
❻ 酢を加える（煮汁がきれいな赤色に変わる）。
❼ ひと煮立ちさせたら火を止め、粗熱をとってできあがり。

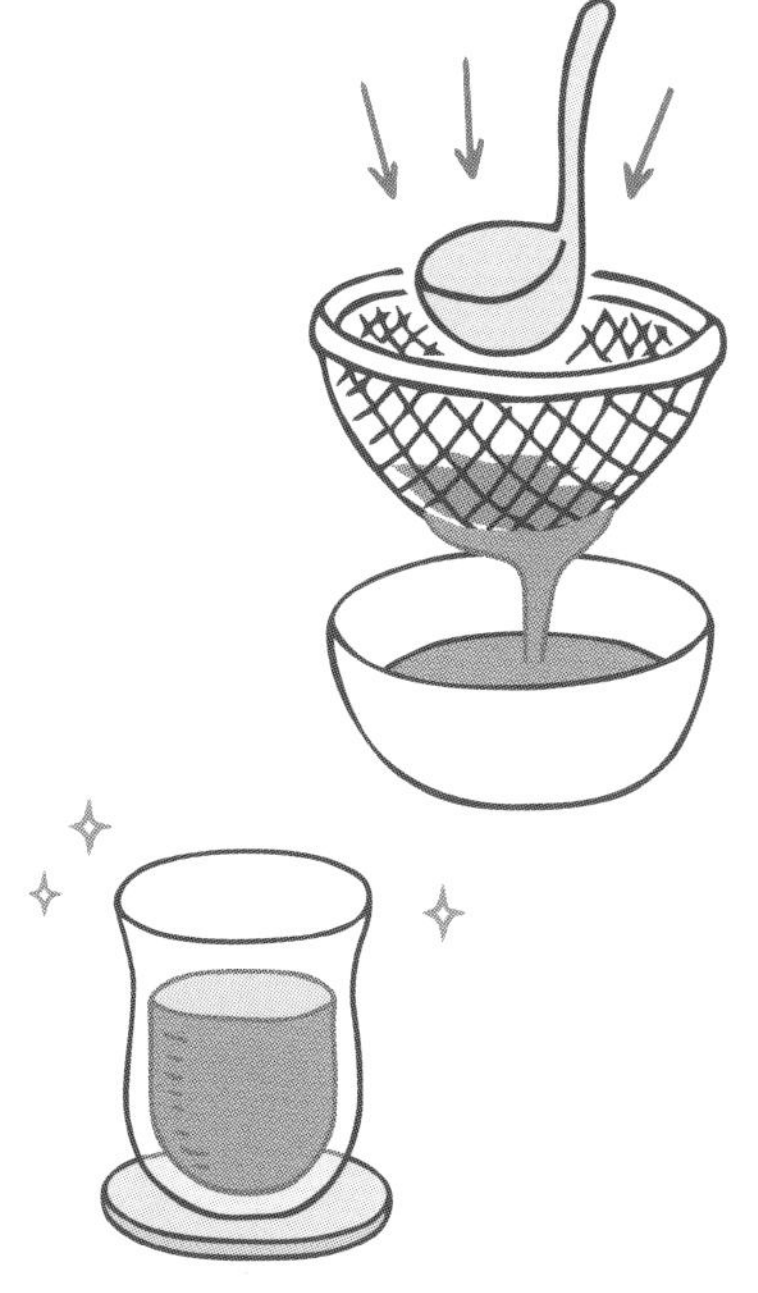

※水やソーダ水でお好みの濃さに割ってお飲みください。
※砂糖や酢の量はお好みで加減してください。
※赤ジソは6月頃になるとスーパーに並び始めます。

全タイプ　夏生姜と冬大根は医者いらず

夏に生姜、冬に大根を食べると元気に過ごせるという意味の中国のことわざ。生姜は、夏の食べもので冷えた脾（胃腸）を温めて消化を助けてくれます。

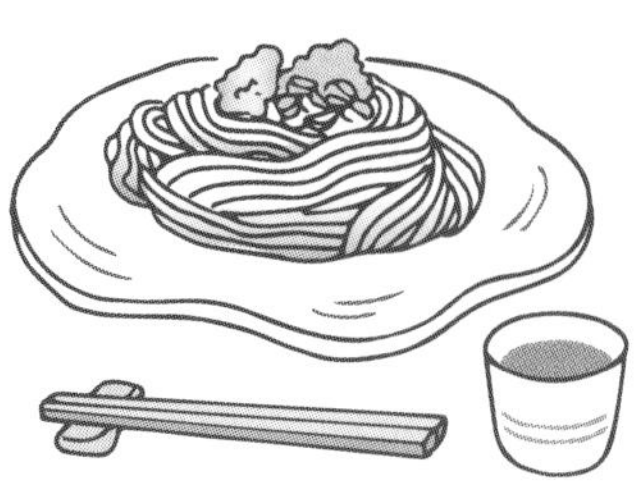

そうめんは、脾を温めるもの（生姜・ネギ・シソ・ミョウガなど）を添える。にゅうめんにするのもおすすめ。

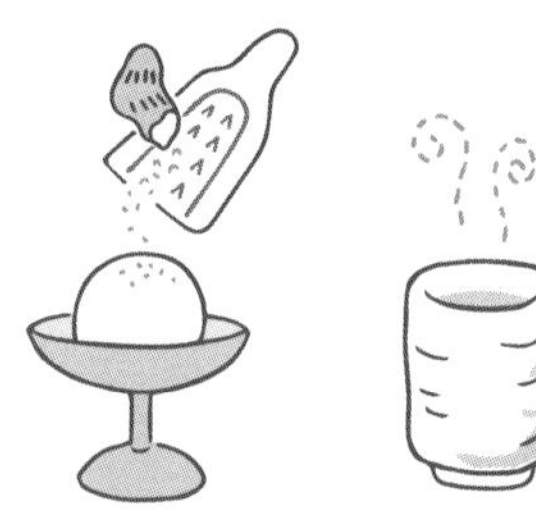

バニラアイスには生姜やシナモンをかけ、温かいほうじ茶と一緒にいただく。※あくまでもアイスは控えめに。

《❷気陰両虚タイプ》よく汗をかいていたとき

舌の赤みが強く、コケは少ないかない場合もあり、汗をかいて疲れたり、ボーっとして元気が出ないのが気陰両虚タイプの暑気あたり。暑さに抵抗するための気（エネルギー）と陰（水分）が不足している状態です。おすすめの食べものは山芋や豆腐、豆乳、ホタテ、牡蠣、豚肉、卵など気と陰を補うもの。体に熱がこもってのども乾いているときは、トマトやゴーヤ、スイカ、メロン、マクワウリなど潤して熱を冷ますものを適度に摂りましょう。汗かきの人は、梅干しやお酢など引き締める作用があるものを。また、夜間の汗のかきすぎを防ぐために、冷房は27〜28度の高めで設定して朝までつけっぱなしがおすすめです。秋冬に比べて少しだけ早起きして、朝日をしっかり浴びると元気に1日をスタートできますよ。漢方薬では、気と陰を補う生脈散や清暑益気湯などを使います。

・自分にあった冷房の温度の見つけ方：冷房を28度にして布団やタオルケットをかけて寝る。寝汗をかいたら温度が高すぎるため、次の晩は設定温度を0.5度下げる。起床時に首や肩の辺りがだるいなら温度が低すぎるため0.5度上げる。

気陰両虚　暑い夏の美味しいお供

汗をかくと疲れてしまうのは、元気のもとである気（エネルギー）と陰（いん）（水分）を失っているから。気陰両虚（きいんりょうきょ）タイプは酸味を摂って汗のかきすぎを防ぎましょう。

梅干し緑茶

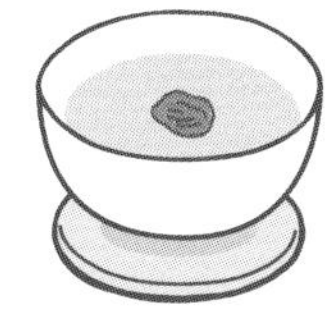

体を潤して熱を冷ます緑茶に、肌を引き締め汗のかきすぎを防ぐ梅干しを１つ。
冷えすぎを防ぐために緑茶は体温以上がポイント。

山芋と梅干しの和えもの

気と陰を補う山芋は気陰両虚タイプにとてもおすすめ。梅干しをあわせると、補った気と陰が漏れ出ないようにしてくれます。

材料（２人分）

山芋（長芋）　握りこぶし大
梅干し　1個
カツオ節　1パック
カツオの出し汁　50mL
醤油　小さじ1（お好みで）
酢　小さじ1/2（お好みで）

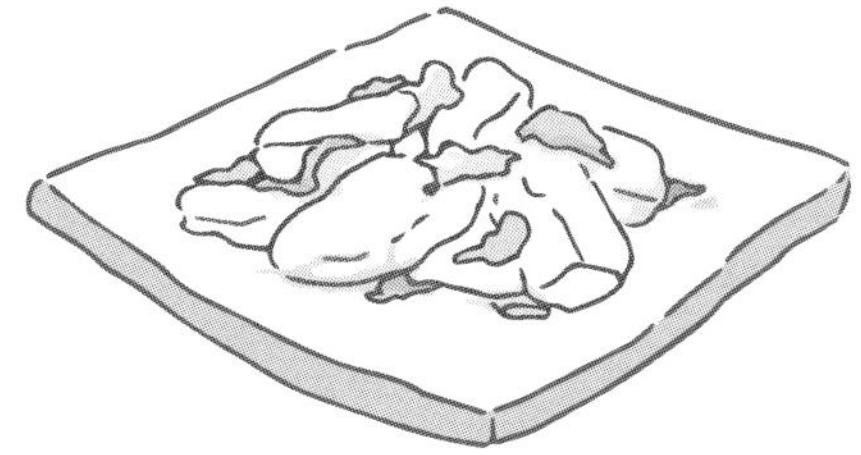

【作り方】

材料（山芋は皮をむき、梅干しは刻む）をすべてポリ袋に入れ、上から綿棒やすりこぎでたたいて混ぜてできあがり。

涼茶で暑気払い

中国では、金銀花（きんぎんか）や菊花（きくか）などいらない熱を取る薬草が入った「涼茶」を暑気払いに飲むのが一般的。スーパーやコンビニなどで簡単に手に入り、「国家級非物質文化遺産（無形文化財）」にも認定されています。中国へ旅行した際にはぜひ試してみて。

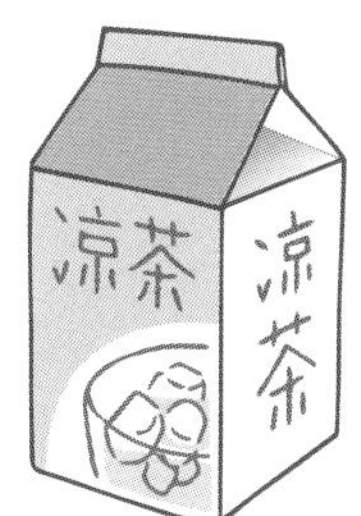

カゼ

人生で一度もひかない人はいないくらい、カゼは一番身近な病気ですね。楽しみにしていた予定を、カゼで中止したことがある人も少なくないはず。今ある症状をしっかり治したら、次は予防する方法もチェックしてみましょう。

《❶風寒邪タイプ》ゾクゾク寒気がするとき

ゾクゾクと寒気がし、何度もくしゃみをしたり、ふしぶしや頭が張ったり痛んだりするのが風寒邪タイプのカゼ。体を温めて汗をかくと治りが早くなります。こんなときの食事は、お粥やお味噌汁、スープなどフーフーしながら食べられる温かいものが一番。ネギや生姜、シソ、シナモンを入れると汗をかくのを助けてくれます。白や透明の痰がからむ咳があるなら、ネギや生姜に痰を切れやすくする大根を加えて温かいお味噌汁に。脾（胃腸）に負担をかけないように具材はいつもよりやわらかめに煮るのがポイントです。寒気が強く、汗がなかなか出ないなら少し熱めのお風呂に入るのも1つの方法。ただし、疲れないように数分ほどでじわっと汗をかいたらすぐに上がり、湯冷めしないうちに布団に入ります。反対に、すでに汗をかいているなら、お風呂は休む

漢方薬

【❶風寒邪タイプ】葛根湯・桂枝湯など
【❷風熱邪タイプ】銀翹散・麻杏甘石湯など
【❸風湿邪タイプ】藿香正気散など
【❹衛気不足タイプ】玉屏風散など

・風寒邪は風邪と寒邪があわさったもので、風熱邪は風邪と熱邪があわさったものです。

のが上手な養生法です。漢方薬では、風寒邪を追い出す葛根湯や桂枝湯などを使います。熱めのお湯に溶かしてフーフーしながら飲んだ後、布団にくるまって汗をかきやすくしましょう。

《②風熱邪タイプ》熱があってのどが痛いとき

寒気はそれほど強くなく、代わりに熱っぽくてボーっとしたり、のどが痛んだりするのが風熱邪タイプのカゼ。春夏に多いですが、風寒邪タイプのケアが遅れたときに症状が進んで風熱邪タイプになることもあります。こんなときに食べたいのはトマトやキュウリ、ゴボウ、緑豆、空心菜などいらない熱を冷ますもの。飲みものならミントティー（28頁）や菊花茶（35頁）、緑茶、豆乳。アツアツでなくても構いませんが、脾（胃腸）を労わって体温以上のぬるめを心がけて。のどが腫れて痛むときはキンカンやレンコン（88頁）、イチジクもおすすめです。熱が高いときはお風呂は休み。どうしても気になるなら、お湯で濡らして絞ったタオルで手早く拭くくらいがベストです。目を使うと頭に熱がこもって悪化するので、スマホやパソコンから離れ、部屋の明かりを落として休みましょう。漢方薬では、風熱邪を追い出す銀翹散や麻杏甘石湯などを使います。水分をこまめに摂り、汗と一緒に風熱邪を追い出して。汗で濡れた衣服はそのままにせず、こまめに取り替えましょう。

《③風湿邪タイプ》下痢や胃のむかつきがあるとき

夏に多いのが、下痢や胃のむかつきなど脾（胃腸）の不調を伴う風湿邪タイプのカゼ。治りにくく、スッキリするまで時間がかかる傾向があります。おすすめの食べものはシソやミョウガ、インゲン豆、枝豆、生姜、バジル、ニンニクの茎など、脾を元気にして水はけをよくしてくれるもの。食欲がないからと、サラダやヨーグルト、果物、冷たいそうめんなど、のど越しのいいものばかり食べていると余計に治りが遅くなるのでご注意を。食欲が少ないときはお粥、しっかり食べられそうなら豚汁（29頁）やポトフなど、温かくてあっさりしたものをよくかんで食べましょう。あまり汗が出ておらず熱も高くないなら、お風呂に入ってジワッと汗をかくとラクになることも。熱が高いときやつらいとき、汗が多いときは、お風呂は休んだほうが体に負担がかかりません。1つ気をつけたいのは下痢止めを安易に使わないこと。無理に止めてしまうと風湿邪が体内に留まり症状が長引きます。薬局やクリニックで相談してみましょう。漢方薬では、風湿邪を追い出す藿香正気散などを使います。

《4衛気不足タイプ》カゼを引きやすいとき

毎年カゼをひく、一旦カゼを引くとなかなか治らない、周囲の人や家族の誰かがカゼを引くと必ずもらうのが衛気不足タイプ。体のバリア機能である衛気が不足した状態で、他の症状として、寒暖差に弱い、花粉症がつらい、寒くなると体調を崩しやすいなどもあります。衛気を補う食べものは、お米やおイモ、豆類、キノコ類、アスパラガス、納豆、カボチャ、イワシ、サバ、サケ、マグロ、鶏肉、味噌。温かい朝ご飯をきちんと食べて、衛気のスイッチをオンにしてから外出しましょう。体を鍛えると衛気も元気になります。なるべく階段を使う、駐車場は少し遠いところに停める、背筋を伸ばして少し速めに歩く、イスの背にもたれないなど、日常生活にちょっとした工夫を取り入れて。夕方以降は衛気の休む時間でカゼを引きやすくなるので、肌が冷たい外気にさらされないようにご注意を。就寝時は夏でもブランケットをかけ、ノースリーブや短パンで寝ないようにするのが大切です。また、ストレスをこまめに発散して楽しく過ごすと、衛気の働きがスムーズになりますよ。漢方薬では、衛気の働きをよくする玉屏風散などを使います。

全タイプ　カゼのときにお粥がいいのは?

カゼのときにお粥を食べるといいのは、脾（胃腸）を温めて元気にするだけでなく、適度に水分が摂れて発汗を助けるから。中国の古い医学書にも書かれているくらい、今も変わらず大切な養生法の１つです。

お粥（１人分）の作り方

米 50g と水 300mL を小鍋に入れて強火にかける。沸騰したら弱火にして、箸を１本挟むくらいの隙間をあけてフタをし、時々かき混ぜながら 30 分ほど炊く（好みの硬さになれば OK）

※あまり食欲がないときは水分を多めに炊き、重湯にしても Good

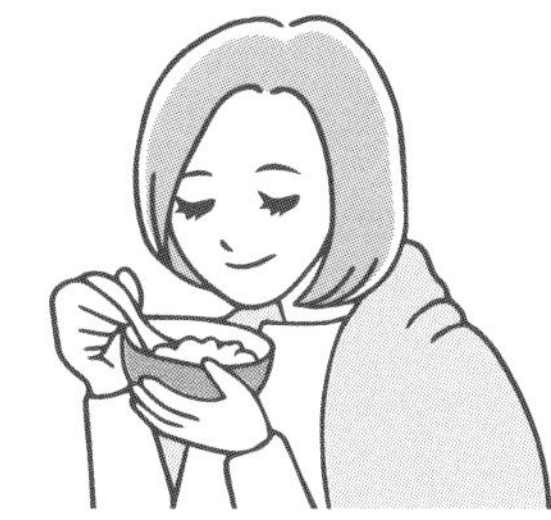

カゼを引いたときにおすすめのお粥の作り方

・ネギと生姜のお粥（寒気があるとき）

細かく刻んだネギ（白い部分）と生姜をお粥に入れて５分煮る。塩で薄味をつける。風寒邪タイプのカゼにおすすめの基本のお粥。

・ニラと半熟卵のお粥（冷え性の人がカゼを引いたとき）

お粥に細かく刻んだニラを入れて２～３分煮る。鶏がらスープの素や塩で薄味をつける。仕上げに溶き卵を入れて半熟にとじる。ニラが体を温め、冷えを追い出すのを手伝ってくれます。

お粥はレトルトでも OK！
無理せず休んで

・梅干しのお粥（汗をたくさんかいた後）

お粥に少しつぶした梅干しを種ごと入れて２～３分煮る。梅干しの酸味が肌を引き締め、汗をかきすぎて体が弱るのを防いでくれます。

※まだ汗が出ていないときに食べすぎると発汗をじゃまするので気をつけて。そんなときは発散を助ける赤ジソも一緒に入れるとバランスがよくなります。

・緑豆と豆腐のお粥（熱っぽいとき）

生米と緑豆、適度に崩した豆腐を一緒に出し汁で炊いてお粥にする。塩で薄味に調える。いらない熱を下げる緑豆と豆腐は風熱邪タイプにおすすめの食材。

・シソとミョウガのお粥（食欲が出ないとき）

米を出し汁で炊いてお粥にする。シソとミョウガをたっぷりかけ、塩や醤油で味を調える。シソとミョウガはどちらも脾を元気にしてくれる食材。

全タイプ カゼを予防する毎日の過ごし方

感染症がはやる季節にぜひ取り入れたい 10 個のポイント。できることから少しずつ始めてみて。

朝の過ごし方

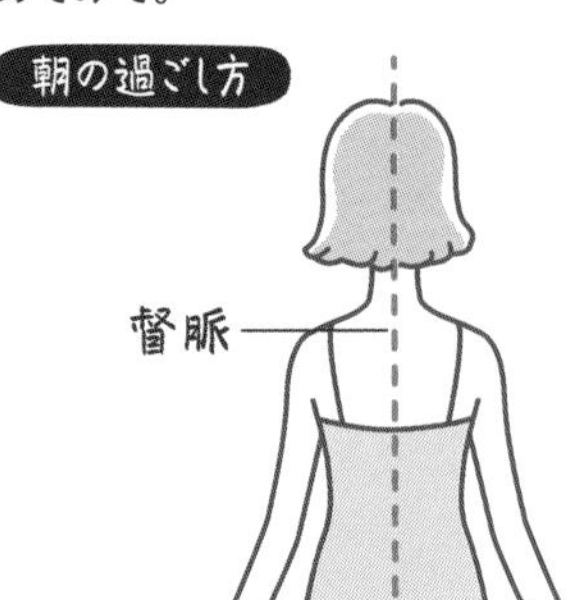

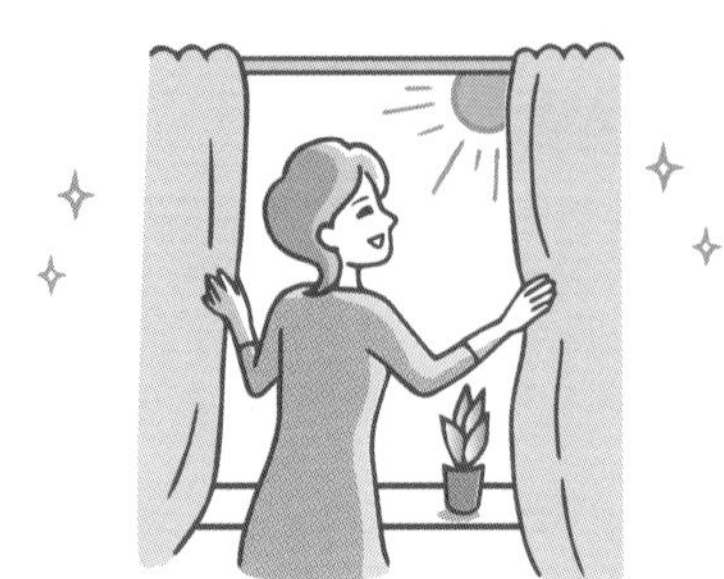

❶ 背中の中心を叩く…背中の中心を通る督脈を刺激して陽気を活発に。免疫力をアップ！

❷ 朝起きたら朝日を浴びる…自然界の陽気を取り込んで、活動開始の合図を体に送ろう。

❸ 鏡に写った自分にニコッ…笑うと免疫細胞が活性化。1回1回ニコッを心がけて。

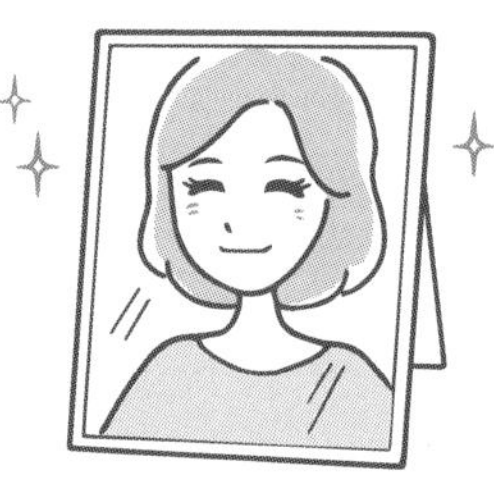

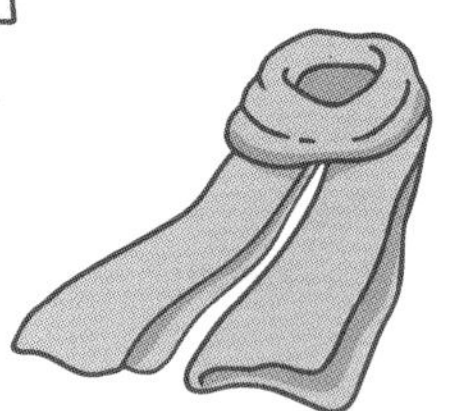

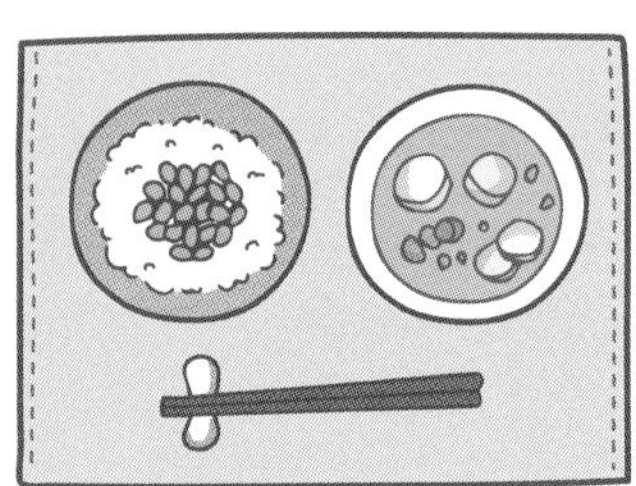

❹ 朝食はご飯とお味噌汁…お米と味噌は衛気を元気にする食材。併せて、納豆に白ネギをかけて風寒邪を追い出そう。

❺ 首を守って外出…カゼの邪気は、首のうしろにある風門から侵入。冬の寒風や夏の冷房が直接当たらないように注意。

夜の過ごし方

❻休憩時間に紅茶や緑茶を…
紅茶や緑茶に含まれるタンニンには感染症予防の効果が。温かいお茶でホッと一息。

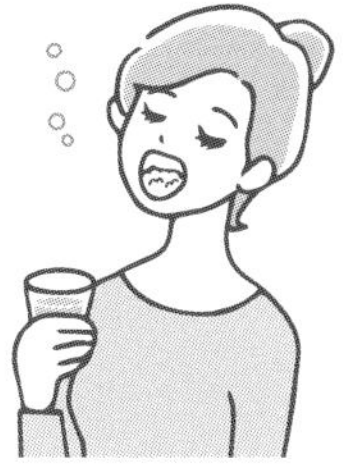

❼帰宅したら手洗い・うがい・顔洗い…顔も洗うとより効果的。中国では感染症対策に板藍根の煎じ液でうがいをするそう。

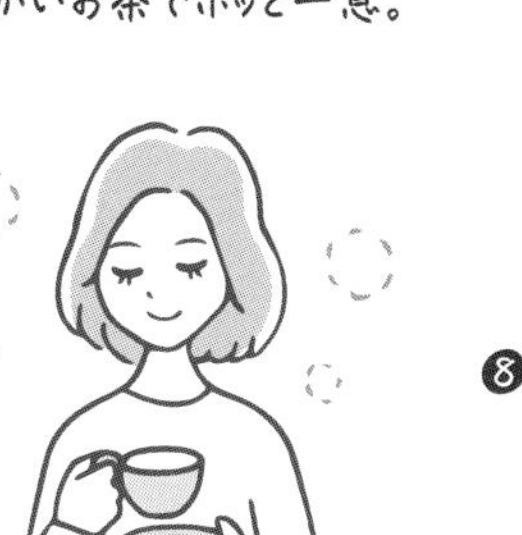

❽晩ご飯にはお酢を使った料理か、お鍋やスープを…
中国では、お酢を蒸発させて空気中を殺菌するのが伝統的な感染症対策。カゼがはやる季節はお酢を使った料理が効果的。お鍋やスープもお部屋が加湿されてカゼ予防にGood！

黒酢炒め

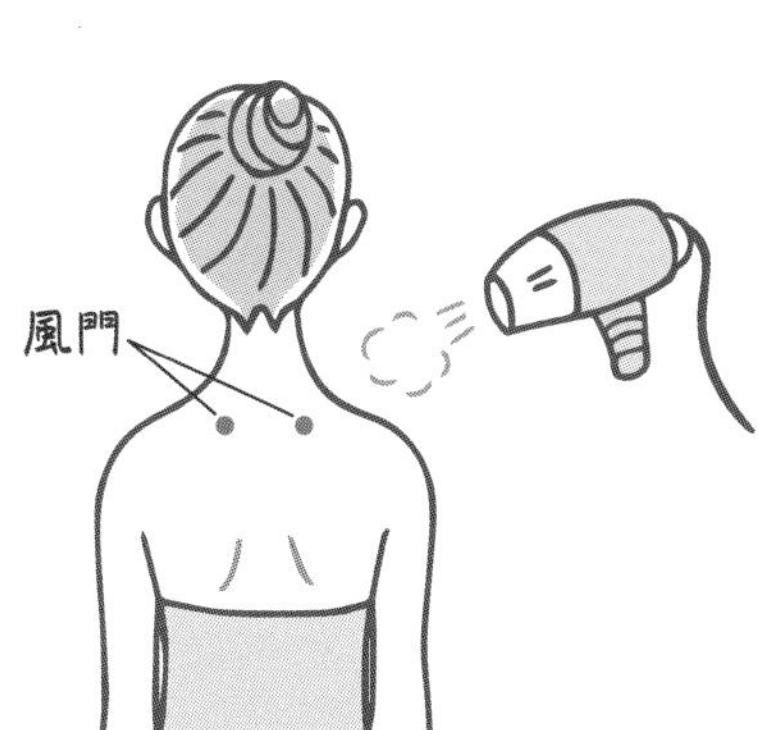

❾お風呂上りは「風門」にドライヤー…ちょっと冷えた日は、カゼの邪気が入る風門のツボをドライヤーで温めて。髪をしっかり乾かすのも大切。

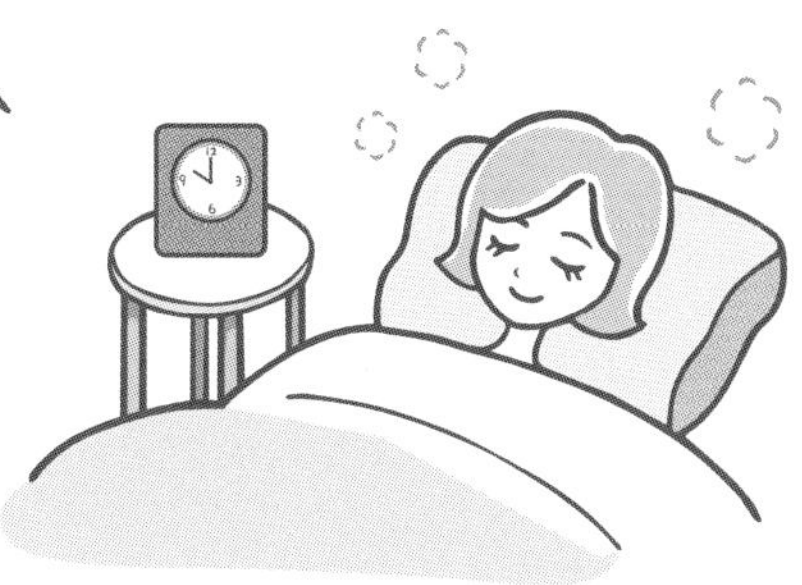

❿日付が変わるまでに寝る…衛気は睡眠中に養われます。しっかり乾燥させたふかふかのお布団でゆっくり休んで。

高血圧

中医学では、血圧を直接下げるのではなく、血圧が高くなる原因を探り、その乱れを整えることを大切に考えます。本書では、高血圧と関係が深い4つの体質についてご説明します。

《❶瘀血タイプ》高血圧が気になるとき

血の巡りがわるくなっている瘀血タイプ。血圧が高い人には少なからず関係し、肩こりが多い、顔や唇の色が暗い、シミが気になる、コレステロールや中性脂肪も高いなどの場合は特に対策が必要です。

血の巡りをよくする食べものは玉ねぎやニラ、チンゲンサイ、ナス、菜の花、プルーン、グレープフルーツ、ブルーベリー、サバ、イワシ、サンマ、シシャモ、サケ、お酢など。黒米や赤米、黒豆が含まれた雑穀米もおすすめです。ミョウガやネギ、生姜などの薬味を効かせて薄味に仕上げたり、揚げものや炒めものよりも、蒸し料理や煮物、茹でる料理を選ぶと体を労われます。喫煙やお酒の飲みすぎは避けましょう。座りっぱなしや立ちっぱなしに気をつけ、1日10〜15分程度の運動習慣をつけることも大切。

漢方薬

【❶瘀血タイプ】 冠心II号方・桂枝茯苓丸など
【❷肝火タイプ】 釣藤散・竜胆瀉肝湯など
【❸肝腎陰虚タイプ】 杞菊地黄丸・知柏地黄丸・七物降下湯など
【❹痰湿タイプ】 半夏白朮天麻湯・防風通聖散など

忙しくて時間が取れないときは、積極的に階段を使ったり、駐車場で少し遠いところに車を停めて歩いてみて。漢方薬では、血の巡りをよくする冠心Ⅱ号方や桂枝茯苓丸などを使います。

《❷肝火タイプ》イライラが多いとき

普段からイライラしたり怒ったり、緊張したりしやすい人に多いのが肝火タイプ。ストレスの影響が血圧に表われやすく、こめかみの頭痛や、キーンという高い耳鳴りを伴う場合もあります。おすすめは菊花（35頁）やケツメイシ（46頁）のお茶、カモミールティー。セロリやピーマン、空心菜、チンゲンサイ、レタス、ひじきもいいでしょう。1日一度はホッと一息つける時間を作り、体の力を抜くことも大切。

瘀血　サバとチンゲンサイの中華煮

血の巡りをよくするサバとチンゲンサイ。生姜を効かせて薄味に仕上げると、塩分の摂り過ぎも防げます。

材料（2人分）

サバ缶　1缶（汁ごと）
チンゲンサイ　2株
生姜　親指大（お好みで）
鶏がらスープの素　小さじ1/2
酒　大さじ1
醤油　小さじ1/2
水溶き片栗粉　大さじ1

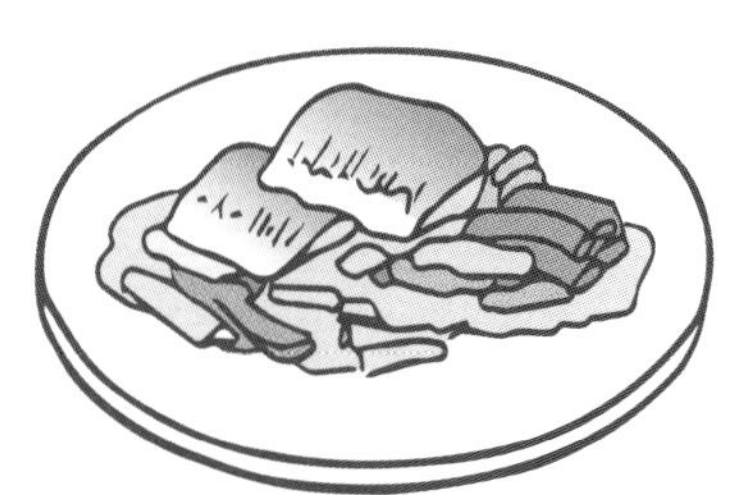

【作り方】

❶生姜は千切りに、チンゲンサイは食べやすい大きさに切る。
❷鍋に生姜とチンゲンサイ、サバ缶（汁ごと）、酒、醤油、鶏がらスープの素を入れてフタをし、チンゲンサイがしんなりするまで中火（沸騰したら弱火）で煮る。
❸いったん火からおろし、水溶き片栗粉を回し入れて混ぜ、再度中火にかける。
❹全体にとろみがついたらできあがり。

がんばり続けずにこまめな休憩を心がけて。睡眠中に嫌な記憶やマイナスな感情が整理されるので、強いストレスがかかった日は、なるべく夜ふかしせず早めに就寝するとストレスの影響が緩和されます。お休みの日はお出かけしたり趣味を楽しんだりして、しっかりリフレッシュしてみて。漢方薬では、ストレスによる精神の高ぶりをおさえる釣藤散や竜胆瀉肝湯などを使います。

《③肝腎陰虚タイプ》加齢とともに血圧が高くなったとき

慢性的に血圧が高い場合や、加齢に伴いジワジワと血圧が上がっている場合に多いのが肝腎陰虚タイプ。陰陽の乱れが血圧に表われた状態で、年齢が高い人や、仕事や家事で消耗が激しい人、閉経後の女性などに多く、普段の症状として体のほてりや乾燥、寝汗、足腰のだるさ、物忘れなどが気になります。おすすめは黒ゴマやクコの実、エリンギ、黒豆、ほうれん草、モロヘイヤ、ブリ、ウナギ、カツオなど

肝火　頭に来たらとにかく出す！

「もー、頭に来た！」そんな状態が、中医学でいうところの肝火がのぼった状態。肝火のケアは「おろして出す」のがポイント。普段からこまめにケアして自分を守りましょう。

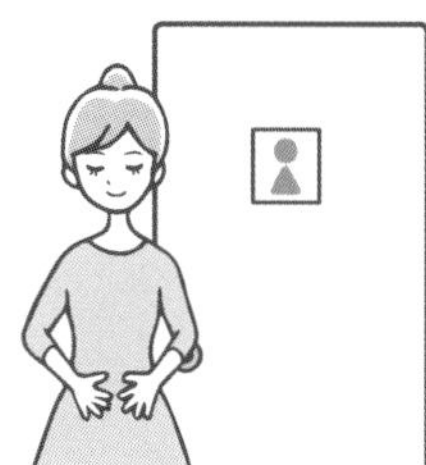

トイレに行ってお小水を出すと、気が下に向き肝火がおります。体の熱が取れて心も落ちつきやすくなります。

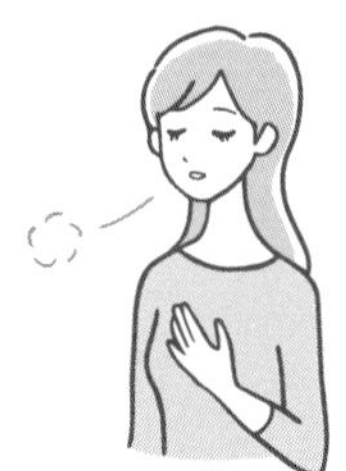

深呼吸もおすすめ。肝火をおろすなら「吐く」ことを大切に。まずはしっかり息を吐いてから吸い、またゆっくり吐き切って。

肝と腎を養う食べもの。辛いものやお酒、コーヒーは陰（潤い）を消耗させるので控えめに。汗のかきすぎを避けたいので長風呂やサウナにご注意を。夜は23時までにお布団へ入り、7時間たっぷり眠って陰陽のバランスを整えましょう。漢方薬では、肝と腎を養う杞菊地黄丸や知柏地黄丸、七物降下湯などを使います。

《❹痰湿タイプ》食生活の乱れがあるとき

食べすぎや飲みすぎ、外食や脂っこい食べものが続くなど、食生活の乱れがある人に多いのが痰湿タイプ。痰湿（老廃物）がたまって血圧が高くなっている状態で、肥満であったり、血糖値やコレステロールなども高い場合があり、舌の上にべったりとしたコケがたまるのが特徴です。こんにゃく、春菊、水菜、里芋、昆布、海苔、カシ

肝腎陰虚　肝火　肝と腎を整える豆苗とクコのスープ

材料（2人分）

豆苗　1/2パック
（両手に1盛くらい）
マッシュルーム　5～6個
乾燥キクラゲ　5～6g
クコの実　お好みで
水　300mL
鶏がらスープの素　小さじ1.5
塩　小さじ1/2
コショウ　少々

中医学では、血圧の高さは肝の火（熱）や陽気と関係があると考えています。肝腎陰虚は、肝と腎の陰（潤い）が減り、火や陽気が相対的に強くなってしまった状態。キクラゲとクコの実が肝と腎の陰を補い、豆苗とマッシュルームが肝の陽気を落ちつけてくれます。

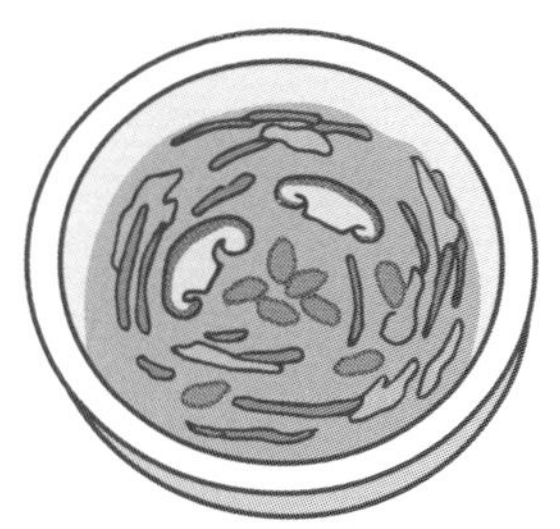

【作り方】

❶乾燥キクラゲは水で戻して細切りに、マッシュルームは薄切り、豆苗は食べやすい長さに切る。
❷材料（コショウ以外）をすべて鍋に入れ中火にかける。
❸沸騰したら弱火にし、豆苗がしんなりしたら塩とコショウで味を調えてできあがり。

ユーナッツ、ハトムギ、豆乳、雑穀米は痰湿の排出を促す食べもの。よくかんで食べると、食べすぎを防げるとともに、脾（胃腸）の消化力を助けられて、痰湿がたまりにくくなります。外食が多い場合は頻度を減らすのも1つの方法。どうしても外食に頼る生活スタイルなら、なるべくこってりしていないものを選ぶのが大切です。脾が弱い人は、食事の乱れがなくても痰湿がたまりやすいので、脾を労わり体温以上の温かいものを口にするよう心がけて。ちょっと汗をかく程度の運動習慣をつけるとより体がスッキリしますよ。漢方薬では、痰湿を排出させる半夏白朮天麻湯や防風通聖散などを使います。

痰湿 脾を弱らせる肥甘厚味

脂っこいもの（肥）、甘いもの（甘）、味の濃いもの（厚）。中医学では、この３つをあわせて肥甘厚味と呼び、脾（胃腸）を弱らせて痰湿をためる大きな原因と考えています。痰湿タイプは肥甘厚味を控えると体がとっても軽くなりますよ。

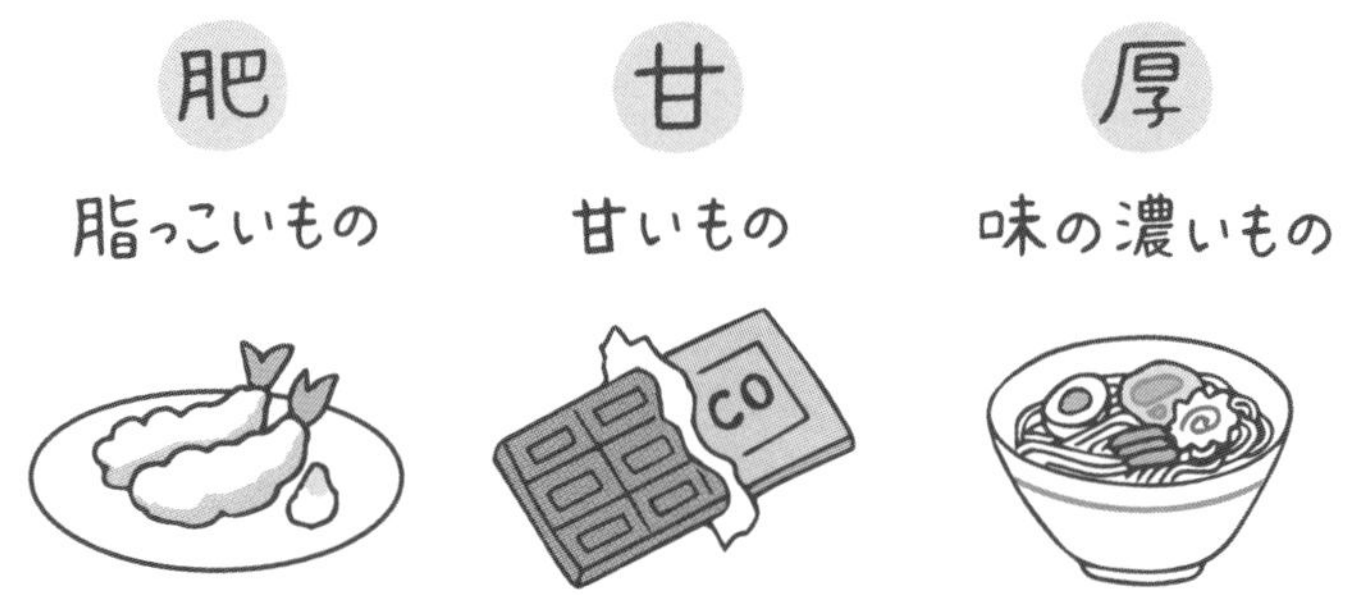

肥＝脂っこいもの　ex.）唐揚げ、天ぷら
甘＝甘いもの　ex.）ショートケーキ、チョコレート
厚＝味の濃いもの　ex.）ラーメン、カレーライス

※中国で肥甘厚味と対で気をつけられているものに「生冷飲食」（生もの、冷たいものの飲食）があります。肥甘厚味と生冷飲食は併せて気をつけて。

低血圧

何となくいつもだるい。朝はなかなかエンジンがかからない。立ち上がったりお風呂に入るとフラフラ…。つらくても放置されがちな低血圧。中医学では、気血の不足や臓腑の弱りに注目して対応します。

《❶気血不足タイプ》立ちくらみや動悸が目立つとき

血圧の低さやだるさに加えて、立ちくらみや動悸が目立つのが気血不足タイプの低血圧。顔や唇、舌の血色がわるい、体が冷える、頭がボーッとするなどの症状を伴うことも。大切にしたいのは朝ご飯。朝からきちんと食べて1日分の気血を補うことで体のスイッチがオン。必ず温かいものを選びましょう。お味噌汁にサバ缶を入れると手軽に栄養が摂れます（217頁）。冬場に起きづらくなる場合は、起きる少し前から暖房をかけて部屋を暖めておくのがおすすめ。どうしても元気が出ないときは、気を引き上げてくれる百会のツボ（272頁）もいいでしょう。ダイエットや運動のしすぎも原因になるので、無理していないかチェックしてみて。漢方薬では、気血を補う帰脾湯や十全大補湯などを使います。

漢方薬

【❶気血不足タイプ】 帰脾湯・十全大補湯など
【❷脾虚タイプ】 補中益気湯・六君子湯など
【❸腎陽虚タイプ】 人参鹿茸丸・真武湯など

・人参鹿茸丸：人参と鹿茸が入った中国の代表的な滋養強壮薬で、日本では、これを元にした漢方薬が様々な商品名で発売されています。ぜひ薬局で相談してみてください。

気血不足 気血を補う上手なタンパク質の摂り方

肉や魚、卵、大豆製品などのタンパク質が豊富な食材は、気血（きけつ）を補う力が強いのに気血不足（きけつぶそく）タイプに不足しがち。上手に摂って気血を補いましょう。

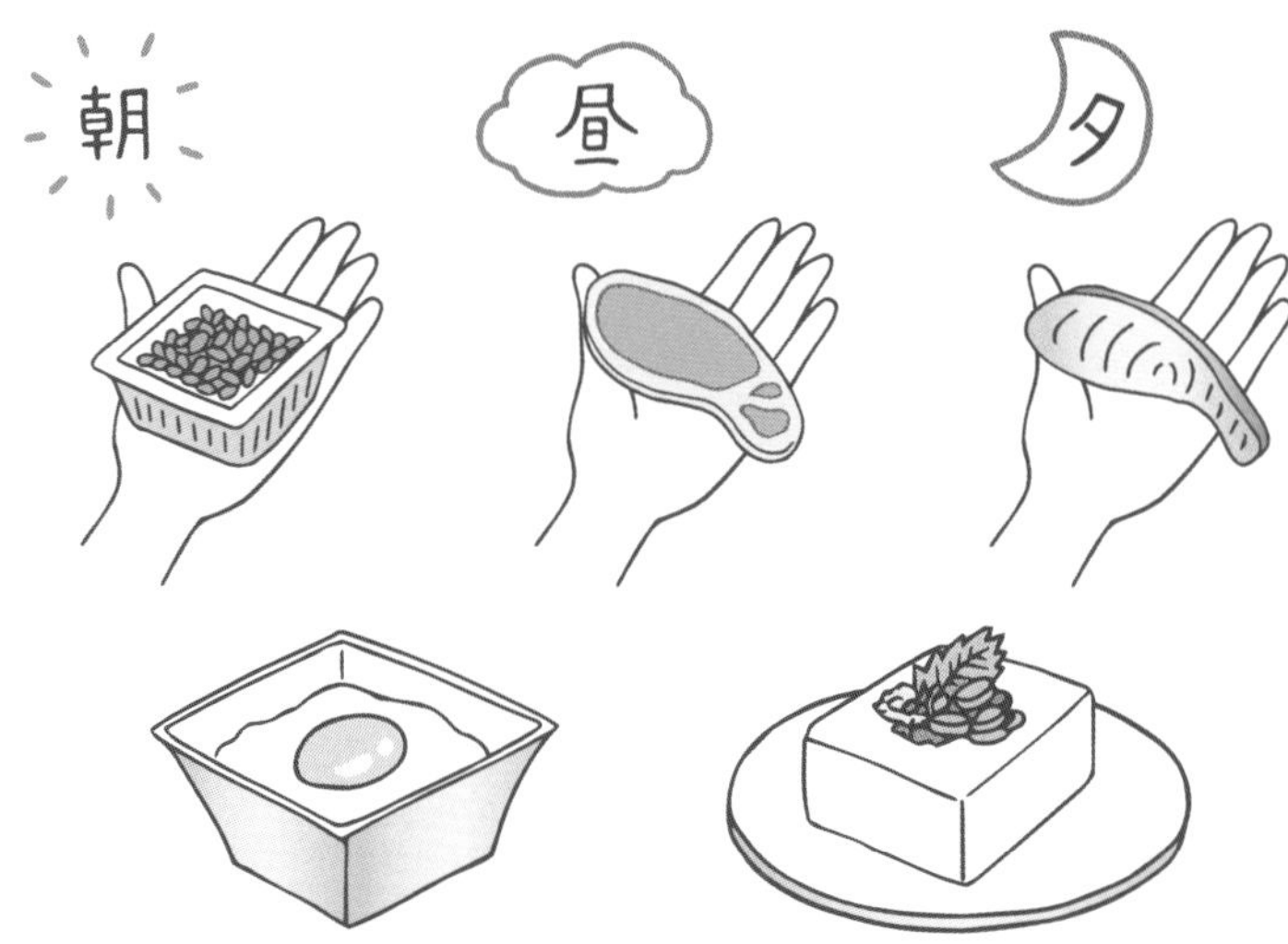

Point 1 量の目安は「毎食片手一盛」

毎食自分の片手一盛を目安にすると、1日の必要量を満たせます。朝食や昼食が抜けやすいので気をつけて。

Point 2 いろいろな食材を摂る

タンパク質が多い食材のなかにも、気を補うもの、血を補うもの、両方補うものなど様々あります。いろいろ食べるのがポイントです。

- 気を補うもの：鶏肉・豚肉・サワラ・ブリ・豆腐・納豆
- 血を補うもの：レバー・卵・スズキ・イカ・牡蠣
- 両方補うもの：牛肉・マグロ・カツオ・イワシ・ウナギ・サケ・サバ・ブリ

Point 3 大豆製品にはシラス干しやカツオ節をかける

豆腐や納豆などの大豆製品は気を補う力は強くても、血を補う力が弱め。シラス干しやカツオ節など動物性の食材を組み合わせるとGood！

《❷脾虚タイプ》日中のだるさや食後の眠気が目立つとき

血圧の低さに加えて、午前中〜日中のだるさや食後の眠気が目立つのが脾虚タイプの低血圧。食欲不振や軟便など脾（胃腸）のトラブルを伴うことが多いです。脾を元気にしたいので、冷たいものや生ものは控えて、火の通った温かいものを食べましょう。飲みものも体温以上がポイント。食べすぎは脾に負担がかかるので、40〜50回よくかんでゆっくり食べ、腹7〜8分目を心がけて。たまにはお粥にすると脾が休まります。朝起きづらい場合は夕食にこってりしたものを食べないようにし、早めに済まします。毎日なるべく同じ時間に起きるようにすると、体が起きる準備をしてくれるようになるので、夜ふかしは避けて生活リズムを整えて。睡眠中はお腹が出ないように寝巻の上着をズボンイン。冬場は腹巻を使うとお腹を守れます。漢方薬では、脾を元気にする補中益気湯や六君子湯などを使います。

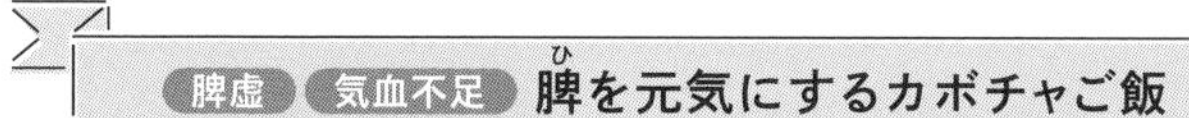

脾（胃腸）を温め、気を補って元気にするカボチャ。同じく脾を元気にするお米と炊いてカボチャご飯にすると、やさしい甘みが脾に染みわたります。

材料（お米３合の場合）

米　3合
カボチャ　1/4個（お好みで）
水　普通にお米を炊くときと同じ量
塩　小さじ1
酒　大さじ3（なくてもOK）

【作り方】

❶お米は洗ってあらかじめ30分くらい浸水しておく。

❷カボチャは食べやすい大きさ（小さめ）に切る。

❸炊飯器にお米、カボチャ、水を入れ、普通に炊いて、できあがり。

《③腎陽虚タイプ》下半身のだるさや冷えが目立つとき

子どもの頃から体が虚弱な人や年齢を重ねて症状が出てきた人に多いのが腎陽虚タイプの低血圧。血圧の低さに加えて、下半身の弱りやだるさ、冷えが目立つ特徴があります。生命力をつかさどる腎を労わりましょう。腎は腰の辺りにあるので、冬場はカイロを腎兪のツボ（140頁）にあてて腎を守ります。毎日入浴して体を温めるのも大切ですが、つらいときは足湯がおすすめ。また、背中には全身の陽気が集まる督脈が通っているので、背中をマッサージすると全身が元気になりますよ。ウォーキングや踏み台昇降、スクワットで足腰を鍛えるのも効果的。毎日10〜15分を目安に運動しましょう。漢方薬では、腎を元気にする人参鹿茸丸や真武湯などを使います。腎陽虚タイプは、「脾虚タイプ」を併せもつ場合も多いので245頁もチェックしてみてください。

腎陽虚　くるぶしを労わって腎を整える

くるぶしの横には、腎を元気にする太渓というツボがあります。さらに、くるぶしの上には、腎、脾（胃腸）、肝を整える三陰交（224頁）も。くるぶしを労わって元気に過ごしましょう。

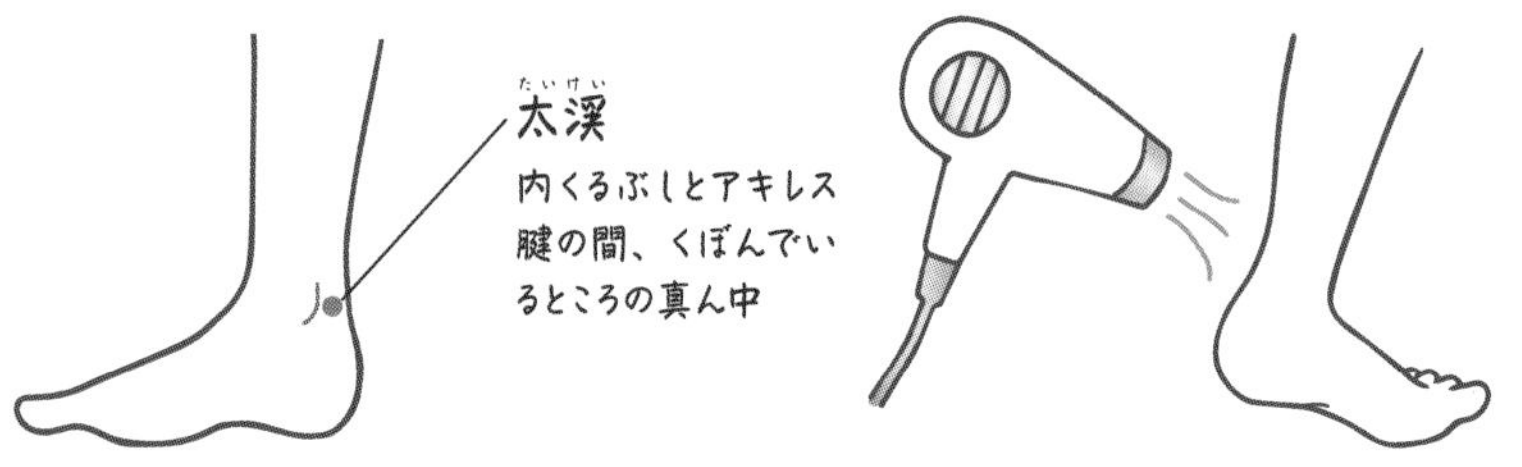

腎陽虚タイプは、くるぶしを冷やさないように衣服を工夫して。足湯や温灸、ドライヤーで温めるのもおすすめです。

妊娠中・産後のトラブル

様々なトラブルが発生する妊娠中や出産後の女性の体。仕方がないと思っていることにも、中医学的に対策できるものがあります。ぜひチェックしてみてください。

❶妊娠初期に多い不調

●つわり：脾胃（胃腸）が弱い人や痰湿（老廃物）がたまっている人は、つわりが起こりやすく症状も重くなる傾向があります。つわりがあるとのど越しがいい生ものや冷たいものを選びがちですが、脾胃が弱って症状が長引きやすくなるので、実は注意が必要。フルーツやゼリー、ジュースが続き、妊娠糖尿病になってしまう場合もあります。252頁をチェックして養生してみてください。漢方薬では、小半夏加茯苓湯や藿香正気散、香蘇散などを使います。

●妊娠初期の出血や腹痛：妊娠初期に出血や腹痛があるのは普通といわれることもありますが、中医学では脾（胃腸）が弱い場合や気血が不足している場合、瘀血（血の滞り）がある場合に起こりやすいと考えます。出血や腹痛があったら決して無理せず、睡眠をたっぷり取ることと温かいものを食べること、下半身を冷やさないことを心がけて。漢方薬では芎帰膠艾湯や当帰芍薬散、田七人参などを使います。

漢方薬

各項目を参照してください。

・妊娠中に出血があった際は、まずは通っている産婦人科に伝えて指示をもらってください。

●クヨクヨや不安：赤ちゃんはちゃんと育っているかな？　さっき体を冷やしちゃったけど大丈夫かな？　妊娠初期は不安になることが多いですね。妊娠中は赤ちゃんを育てるために血が使われ、お母さんは血虚（栄養不足）になりがち。血虚になるところに安定感がなくなり、不安を感じやすくなります。ナツメやイワシ、小松菜、ほうれん草などを食べて血を補いましょう。気の滞りも関係するので、ストレッチをしたり、気分転換に外出したり、アロマを取り入れるのもおすすめです。漢方薬では、帰脾湯や甘麦大棗湯、逍遙散などを使います。

●頸管無力症：妊娠初期の終わり頃から増えるのが、子宮頸管がゆるんで子宮口が開いてしまう頸管無力症。中医学では、気虚（エネルギー不足）や腎虚（生殖機能の弱り）がある場合に起こりやすいと考えており、頸管無力症と診断されたら、絶対に無理せず安静にすることや、お腹と腰を冷やさないようにすることが大切です。流産や早産につながる可能性もあるので、きちんと通院しながら対策しましょう。漢方薬では、帰脾湯や人参鹿茸丸などを使います。

❷妊娠中期～後期に多い不調

●むくみ：多くの妊婦さんが苦しむ妊娠中のむくみ。気虚（エネルギー不足）や瘀血（血の滞り）がある場合はむくみやすく、症状も重くなる傾向があります。安定期に入ったら適度に歩き、薄味でバランスのいい食事を心がけて。睡眠不足で気を消耗しないように、夜は早めに休みましょう。足を高くしたり、体の左側を上にして寝ると心臓に血液が戻りやすく、むくみの解消に効果的です。夏場ならスープにスイカの皮の薄切りを入れると水はけがよくなりますよ。漢方薬では、当帰芍薬散などを使います。

●貧血：妊娠中の貧血も多いお悩みの1つ。鉄剤をもらったけれど、それで胃をわるくしてしまう場合もあります。貧血は、気血（エネルギーと栄養）が不足している人に多い症状。赤身のお肉やサケ、卵

・人参鹿茸丸：人参と鹿茸が入った中国の代表的な滋養強壮薬で、日本では、これを元にした漢方薬が様々な商品名で発売されています。ぜひ薬局で相談してみてください。

などの動物性のタンパク質、豆腐や味噌、納豆などの豆類、小松菜やほうれん草、ブロッコリー、水菜などをバランスよく食べて。カツオ節で出汁を取ったり、おやつにミックスビーンズやプルーン、レーズンを摂るのもおすすめです。漢方薬では、当帰養血膏や帰脾湯などを使います。

●**腰痛**：妊娠中は骨盤が動くことで腰痛が発生しやすくなります。なかでも、もともと骨が弱い腎虚タイプや、瘀血（血の滞り）、痰湿（水の滞り）がある場合は症状も重くなりがちです。腰を冷やさないように腹巻やカイロを使い、無理のない範囲で歩いたりストレッチをして腰周りの巡りをよくしましょう。お腹が重くなると腰が反りがちですが、なるべく反らさずにまっすぐ立つように心がけて。サポーターを使うのも方法の1つです。漢方薬では、杞菊地黄丸や人参鹿茸丸、防已黄耆湯などを使います。

●**不眠**：妊娠後期になると眠れなくなる人が増えてきます。中医学では、赤ちゃんに陰血（潤いと栄養）を分けることでお母さん側は不足気味になり、陰陽のバランスが崩れて体に熱がこもるからと考えます。胎動が激しくて眠れないという人もいるでしょう。クコの実や黒ゴマ、卵を食べて陰血を補い、辛いものは控えて陰血の消耗を防ぎましょう。長湯して汗をかくことと、スマホで目を酷使することにご注意ください。漢方薬では、天王補心丹や帰脾湯などを使います。

●**便秘**：便秘も妊婦さんに多く、不眠と同じで陰血の不足、それによる乾燥と考えます。ハチミツやゴマ、ナッツ、オリーブオイルや亜麻仁油、えごま油などの良質なオイルで腸を潤しましょう。食物繊維が不足しがちなら、雑穀を混ぜたお粥、山芋、海藻類、温めた野菜のスムージーを。腸内環境を整える納豆や甘酒（アルコールなしのもの）などの発酵食品もおすすめです。併せてお腹をのの字にマッサージすると腸の働きがよくなりますよ。漢方薬では、当帰養血膏などを使います。

●妊娠高血圧：妊娠中に血圧が上がる妊娠高血圧は、陰虚（潤い不足）や痰湿（老廃物）と関係が深いと考えます。揚げものや甘いスイーツ、味の濃いものを避け、クコの実やリンゴ、ミカンなどの果物、豆苗やほうれん草、カボチャ、サツマイモなどの野菜、キノコ類、海藻類、肉や魚、豆腐、納豆をバランスよく摂りましょう。お母さんにも赤ちゃんにもリスクがあるので、きちんと通院しながらコントロールしましょう。漢方薬では、当帰芍薬散や杞菊地黄丸、半夏白朮天麻湯などを使います。

赤ちゃんとお母さんを守る安胎の考え方

赤ちゃんの成長を助けるとともに、お母さんの体調を整えることを「安胎」といい、妊娠中にとても大切な考え方です。安胎の３つのポイントと心地よく過ごすコツについてご説明します。

❶補腎（生殖力や生命力をつかさどる腎を補うこと）

腰を冷やしたり体を酷使したりしないようにし、ゆったり過ごして。妊娠中にこわい思いをすると赤ちゃんの腎が弱るので、ホラー映画など刺激が強いものは避けて。

おすすめの食べもの　黒豆、枝豆、山芋、栗、クルミ、黒ゴマ、クコの実、カツオ、スッポンなど

❷養血（赤ちゃんの栄養となり、お母さんの精神を安定させる血を養うこと）

食事と睡眠が不足しないように気をつけて。スマホの見すぎで目を酷使すると血を消耗するので、情報収集はほどほどに。

おすすめの食べもの　赤身のお肉、サケ、カツオ、卵、小松菜、にんじん、ほうれん草、ナツメ、クコの実、ブドウなど

❸疏肝（気の巡りをよくしてお母さんの精神状態やホルモンバランスを整えること）

気分転換や趣味の時間を大切に。あまり心配しすぎず心穏やかに過ごして。SNS がストレスになる場合は距離を置くのも方法の１つ。

おすすめの食べもの　シソ、セロリ、三つ葉、バジル、ピーマン、ミカン、キンカン、ユズ、グレープフルーツ、ジャスミンティー、菊花茶（35 頁）など

妊娠中のカゼ対策

妊娠中のカゼはお母さんにも赤ちゃんにも負担がかかるので、早めにケアしたいですね。でも、妊娠中に飲める薬が少なくて困ったという声もよく聞きます。比較的安心して飲める漢方薬をご紹介します。

・カゼの予防に…玉屏風散（ぎょくへいふうさん）
・ゾクゾク寒気がするカゼに…藿香正気散（かっこうしょうきさん）、香蘇散（こうそさん）
・熱っぽくのどが痛いカゼに…銀翹散（ぎんぎょうさん）
・下痢や吐き気を伴う胃腸カゼに…藿香正気散（かっこうしょうきさん）
※必ず漢方の専門家にご相談ください。

妊娠中におすすめの運動

安定期に入ったら 20 ～ 30 分の運動を日課にしましょう。妊娠糖尿病や妊娠高血圧の予防ができ、出産に向けた体力作りにもなります。

おすすめの運動

ウォーキング、マタニティスイミング、マタニティヨガ、ゆっくりスクワット、雑巾がけ

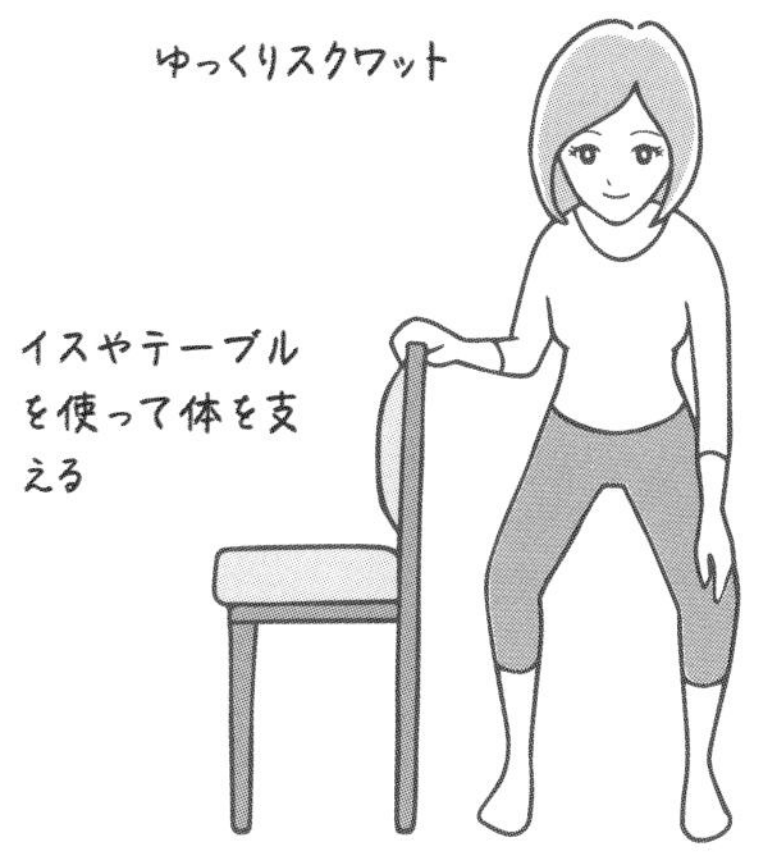

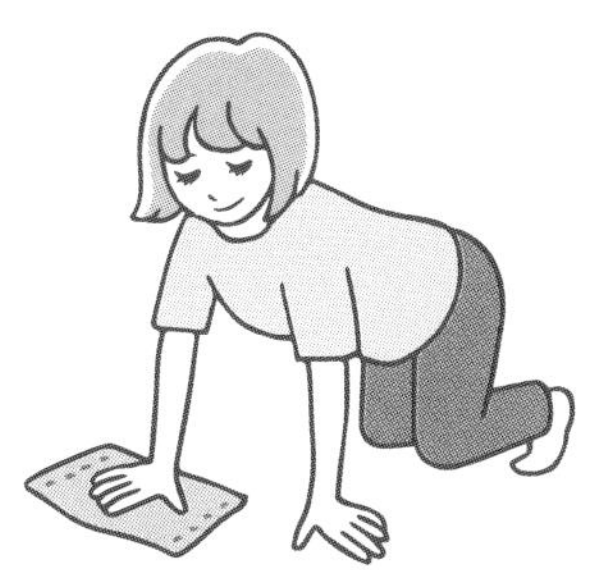

壁を背にし、もし後ろにバランスを崩してもこけないようにするとGood！

・妊娠中の運動は、体調を考慮して無理せず行いましょう。お腹の張りを感じるときや出血が見られるとき、切迫流産や切迫早産の兆候があると指摘されたときは運動を控えてください。

中医学でつわり対策

中医学では、重すぎるつわりは胎気（赤ちゃんの生命エネルギー）を傷つける可能性があると考え、きちんとケアすることを大切にします。なるべくつわりを軽くして気持ちよく過ごせるように、できそうなことをチェックしてみてください。

つわりをやわらげる方法

・生姜のスライスを口に含んで何回かかんだり、生姜のしぼり汁を少し口に含み、胃の調子が落ちついてから食事を摂る。生姜には、つわりによる吐き気やムカつきをやわらげる効果があります。

・意識的にシソや梅干しを摂る。生姜と同様にムカつきをやわらげる効果があります。

・内関のツボ（34頁）をマッサージしたり、お灸をする。

・食後にもたれる場合は、山査子が入った消化を助けるハーブティーもおすすめ。

つわりのときに食べやすいもの・飲みやすいもの

・お粥
（卵やササミを入れると栄養も摂れる［153頁］）

・白身魚　・カボチャ

・ほうれん草　・豆腐

・豆乳　・重湯

・経口補水液、経口補水ゼリー

・冷たいものが続くと脾胃（胃腸）が弱ってつわりが長引いてしまうので、食べられそうなときはなるべく温かいものを選んで。

・糖分が多い果物やジュース、お菓子ばかりだと妊娠糖尿病になる可能性があるので、できればほかにも食べられるものを探してみてください。

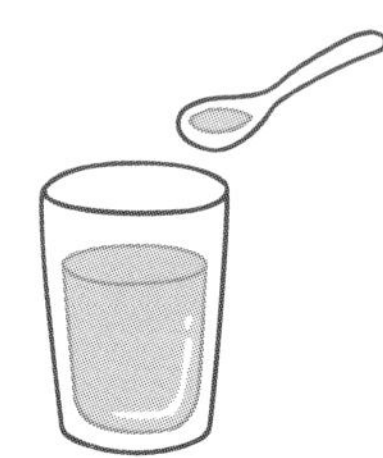

水分摂取が難しい場合は、スプーンでひと口ずつこまめに飲むと吐き気につながりにくいので試してみて。
真水やお茶よりも、少し塩味を感じる経口補水液のほうが飲みやすい場合や、液体は無理でもゼリータイプなら飲める場合もあります。

つわりがあるときの漢方薬の飲み方

1日分の漢方薬をコップに溶かして冷蔵庫で冷やしておき、スプーン1～2杯ずつこまめに1日かけて飲む。冷蔵庫で冷やすことでにおいを感じにくくなり、飲みやすくなります。脾胃が冷えないように少しずつ飲みましょう。

・妊娠糖尿病にも中医学的な考え方がありますが、対応が難しいので必ず専門家に相談してください。

❸産後すぐに多い不調

●母乳が出ない、乳頭のトラブル：母乳は血液をもとに作られるので、一番関係が深いのは血虚（血の不足）で、ほかに気血の滞りや痰湿（老廃物）があると母乳が出にくくなります。お母さんは、出産で血を失ううえに赤ちゃんのお世話や睡眠不足が重なり、血を消耗している状態です。周りになるべく助けてもらいながら、無理しすぎないことと食事をなんとか摂ることを心がけて。漢方薬では、当帰養血膏や逍遙散、芎帰調血飲第一加減。乳腺炎になってしまった場合は、銀翹散や五味消毒飲などを使います。

乳頭が切れたり乾燥する場合は、炎症をおさえる中黄膏や太乙膏、お肌を整える紫雲膏もおすすめです。

●悪露が出続ける、子宮の戻りがわるい：産後2か月経っても悪露が出続ける、子宮の戻りがわるいのは、気虚（エネルギー不足）や瘀血（血の滞り）がある場合に多いようです。産後の体はあちこちが傷ついていて治さないといけないところだらけです。1か月は無理せず休むことが何よりも大切。必要と割り切ってゴロゴロ過ごしましょう。食事は周りに助けてもらいながら自分の分も忘れずに摂って。無理のない範囲でストレッチ（産褥体操など）したりマッサージするのもいいでしょう。漢方薬では芎帰調血飲第一加減や補中益気湯、帰脾湯などを使います。

●便秘：出産時の出血や育児による消耗で陰血（潤い）を失って腸が乾燥したり、会陰切開の傷の痛みで起こるのが産後の便秘。対策の仕方は妊娠中の便秘（249頁）と同じですが、産後の食事は周りの協力が大切です。なかなか協力が得られないときは、クコの実やナッツ、ハチミツ、甘酒、豆乳などサッと摂れるものをおやつにしたり、フードプロセッサーで刻んだ野菜をたっぷりスープに入れるのが簡単です。漢方薬では、麻子仁丸や潤腸湯、当帰養血膏、便秘が続いて痔になってしまったときは田七人参などを使います。

●尿漏れ：尿漏れは、心理的にも負担が大きい症状ですね。通常は時間の経過とともに治りますが、気虚（エネルギー不足）や腎虚（泌尿器系の弱り）があると治りづらいことも。出産時の傷が治ったら骨盤底筋トレーニング（189頁）を日課にすると回復が早まります。お腹や腰、足を冷やさないことも大切。山芋やキャベツ、カリフラワー、イワシなどの骨ごと食べられる魚、牛すじ、スペアリブなどの骨付き肉を食べ、骨や筋肉に栄養を送りましょう。漢方薬では、補中益気湯や人参鹿茸丸などを使います。

●腰痛：産後の腰痛がなかなか治らない場合、腎虚（骨の弱り）や瘀血（血の滞り）、痰湿（老廃物）が関係しています。対策法は妊娠中の腰痛（249頁）に似ていますが、産後は冷えによる腰痛が多くなります。冷たい水を触らず家事や歯磨きも温水を使うこと、下半身の薄着に注意して裸足で生活しないこと、長袖長ズボンの寝巻を着て腹巻をして寝ること、必ず体温以上のものを口にすることを心がけて。漢方薬では、独活寄生湯や防已黄耆湯などを使います。

❹産後しばらくしてから出てくる不調

●産後うつ：産後うつは、一人で育児をしないといけないお母さんに多いようです。どうか一人で抱え込まず周囲に助けを求め、自分の時間をもって気分転換をするようにしてみて。体も消耗しているので、家事や育児はがんばらず、ほどほどに。最近はベビーシッターを利用する人も増えてきたようです。都道府県や市区町村、医療機関、日本保育協会、日本助産師会が運営する育児の悩み専用の相談窓口もあります。２週間以上気分の落ち込みが続く場合や、日常生活をつらく感じる場合は医療機関を受診しましょう。中医学では血虚（栄養不足）や気滞（気の滞り）と関係が深いと考え、帰脾湯や逍遙散などを使います。

●抜け毛：妊娠中はホルモンの働きで抜けにくくなっていた髪が、出産後にホルモンバランスが変わり、３か月頃に一気に抜けるようになります。正常な反

・人参鹿茸丸：人参と鹿茸が入った中国の代表的な滋養強壮薬で、日本では、これを元にした漢方薬が様々な商品名で発売されています。ぜひ薬局で相談してみてください。

応ですが、血虚（栄養不足）や腎虚（生命力の衰え）がある場合はなかなか新しい毛が生えてこず、1年以上症状が続く場合も。「髪・頭皮のお悩み」（37頁）の「血虚タイプ」と「腎虚タイプ」をチェックしてみてください。体の消耗と関係が深いので、周りに助けてもらいながら体を休めたり食事をきちんと摂るようにすると回復が早くなります。漢方薬では、当帰養血膏や杞菊地黄丸、二至丸などを使います。

●体重が戻らない：産後ダイエットに悩む人は多いですね。特に、気虚（エネルギー不足）や痰湿（老廃物）があると体重が落ちにくいようです。食事を減らすとより気が不足して体重が減りにくいので、甘いものや脂っこいものを避けてバランスよく食べ、晩ご飯が遅くならないように気をつけて。脾（胃腸）を弱らせないように温かいものを食べるのが基本です。毎日20分ほどウォーキングをしたり、骨盤底筋トレーニング（189頁）を日課にするのもおすすめ。漢方薬では、温胆湯や防已黄耆湯などを使います。

産後は気血を補って

産後、一番気にかけたいのが気血の不足。出産と、その後の育児による睡眠不足や授乳で大量に消耗する気血をいかに補うかがポイントです。

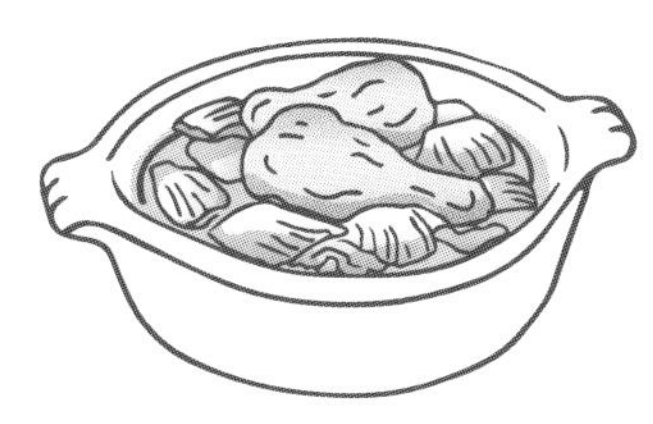

なるべく無理せず、周囲を頼って用意してもらいましょう！

産後は脾（胃腸）も弱っているので、やわらかい煮込み料理がおすすめ。手羽元やスペアリブなど気血を補う力が強い骨付き肉を、好きな野菜と一緒に30分ほど煮込んでスープに。味付けは塩とコショウだけで充分です。

ナツメ・クコの実・竜眼肉・黒豆・レーズン・ゆで卵・サツマイモ・甘酒など気血を補うものをおやつに摂るのもおすすめ。
とにかく補うことを意識しましょう。

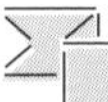

中医学に基づいた産後ケア「坐月子」

中医学では、産後１か月間に無理をすると、産後うつや関節痛、将来の更年期症状にもつながると考え、しっかりと養生することを基本としています。この産後の養生を坐月子といい、中国や台湾、韓国には専用の施設もあり、出産前から予約する人も多いようです。

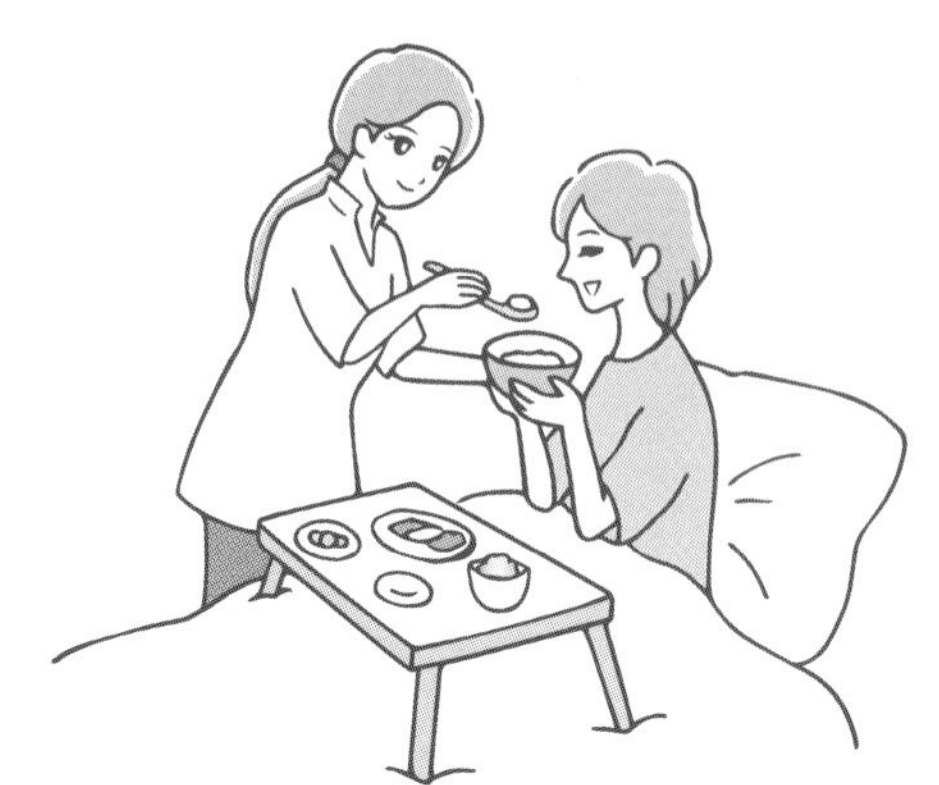

月嫂さん
坐月子の間、サポートしてくれる専門職の女性。産後の食事を作ってくれたり、赤ちゃんのお世話をしてくれます。

坐月子を一部紹介

・あまり動かずにゆったり過ごす
・水に触れない
・髪の毛を洗わない（お風呂に入らない）
・本を読まない（目を使わない）
・骨付き肉のスープや具だくさんのお粥を食べる

まず、産後１か月はベッドの上でゴロゴロ過ごし、体の回復を優先させましょう。介護ベッドのレンタルもおすすめです。
出産で気血（エネルギーと栄養）を失い、体に寒邪（冷え）が入りやすくなるので、水に触れないようにすることにも重きが置かれています。まったく水に触れないのは無理でも、必ず温水を使うことを心がけて。入浴も無理しないようにすると体の消耗が防げます。

また、産後の女性は血虚（栄養不足）の状態なので、目を使うことで血を大量に消耗するスマホやテレビ、本は控えめがいいようです。
栄養豊富な骨付き肉のスープ（136頁）や、ナツメ、クコの実、カボチャ、山芋、栗などを入れたお粥を食べて気血を補うと回復を助けられるので、ぜひ周りに頼んで用意してもらいましょう。

更年期障害

ほてる、頭がぼーっとする、イライラする、動悸がする、眠れない…。様々な体調の変化に悩まされるのは、これまでとは陰陽のバランスが大きく変わるから。陰陽の乱れを整えて、更年期をなるべくラクに乗りきりましょう。

《❶腎陰虚タイプ》ほてりや寝汗があるとき

顔や上半身のほてり、日中や睡眠中の汗が気になるのが腎陰虚タイプ。生命力をつかさどる腎が弱っている状態で、頭がボーっとしてうまく働かないと感じることもあります。積極的に食べたいものは黒ゴマや黒豆、クルミ、山芋、クコの実、ホタテ、牡蠣、スッポンなど腎の陰（潤い）を補うもの。ほてりが強いときはゴーヤやキュウリ、トマトなど熱を冷ます食べものをあわせるのもおすすめです。足腰の弱りがあるならスペアリブ（136頁）や手羽元（287頁）など骨付きのお肉もいいでしょう。反対に、辛いものやお酒、タバコは陰を消耗するのでご注意を。利尿作用があるコーヒーも飲みすぎはいけません。ホットヨガやサウナ、長風呂など、汗をダラダラと

漢方薬

【❶腎陰虚タイプ】 杞菊地黄丸・知柏地黄丸など

【❷心腎不交タイプ】 天王補心丹・黄連阿膠湯など

【❸気滞タイプ】 加味逍遙散・柴胡加竜骨牡蛎湯など

・男性の更年期は、陽気が不足して気力や体力が衰え、全身の冷えが目立つ腎陽虚タイプも多くなります。ニラやマグロ、エビ、栗、鹿肉などがおすすめです。

かくものも陰を減らす原因になるので、温活のしすぎに気をつけて。また、陰は睡眠中に蓄えられるので早寝が肝心。スマホは控えめにして日付が変わるまでに就寝しましょう。漢方薬では、陰を補う杞菊地黄丸や知柏地黄丸などを使います。

《❷心腎不交タイプ》動悸や不眠が気になるとき

ふとしたときにドキドキと動悸がしたり、夜は眠りの質がわるくて睡眠不足になりがちなのが心腎不交タイプ。精神的に不安定になりやすいので、ユリ根やナツメ、アサリ、ホタテ、牡蠣、竜眼肉など安神（こころを落ちつける）作用があるものをお食事に取り入れて。精神を整える瞑想や座禅、深呼吸、太極拳、ヨガを習慣にするのもいいでしょう。ソワソワして落ちつかないときは内関（34頁）や労宮（79頁）のツボが力になってくれます。睡眠不足が続く（264頁）ときは昼寝をするのも方法の1つ。長すぎると夜に寝つきにくくなるので30分以内にする

全タイプ　焦りは禁物の更年期

陰（栄養・潤い）と陽（動かす力・温める力）のバランスが取れていることが健康の基本。更年期では、主に陰が減少することで陰陽のバランスが崩れ、様々な不調につながります。陰を守って心地よく過ごしましょう。

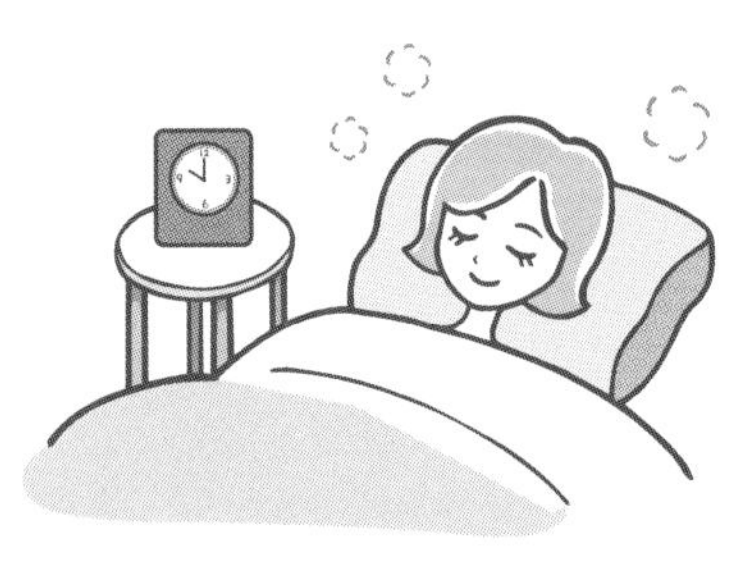

陰を守るには「静」と「遅」を意識することが大切。1日のどこかで、こころを落ちつけてゆったり過ごす時間を作りましょう。「動」や「速」は陽に属するので、焦ってばかりいると陰陽のバランスが崩れます。スケジュールや時間に余裕をもって過ごすことを心がけて。

※ 60代後半になると、今度は「陽」が減少していく時期。活動力が下がって冷えやすくなるので、家にこもりきりにならないように習い事に励んだり、無理のない運動習慣をつけて。

・更年期は、閉経前の5年間と閉経後の5年間をあわせた約10年間（だいたい45 ～ 55歳）とされています。

心腎不交　大切なのは心と腎の協力体制

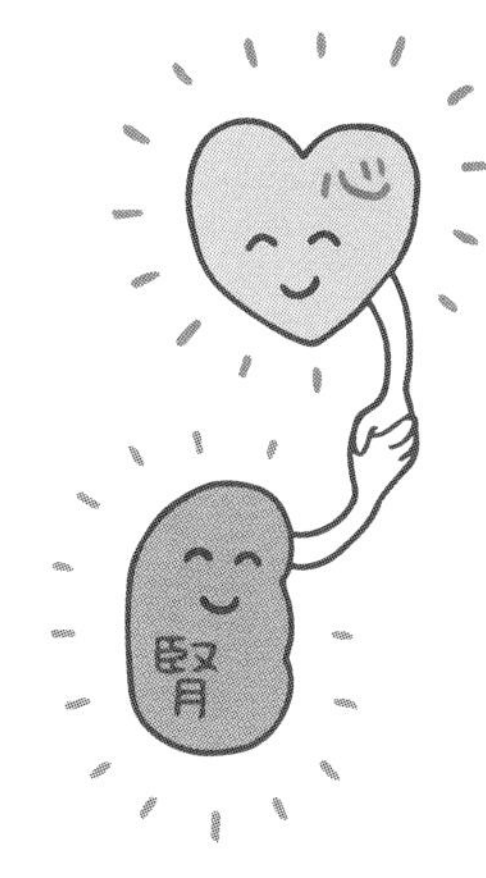

全身に血流を送り温める「心」と、水分代謝をつかさどり潤す「腎」。心と腎がきちんと協力していると、体は冷えすぎることも、のぼせすぎることもありません。この状態を心腎相交といいます。心腎不交はこの協力体制が崩れた状態で、腎が弱る更年期に多くみられます。

心腎不交では、腎の潤す力、滋養する力が上に届かないことで、上半身ののぼせや動悸が現われ、精神も不安定に。逆に、下半身は心の温める力が届かず、冷えやむくみなどの症状が強くなります。腎が元気になるとまた心と力をあわせて働けるので、コツコツ養生しましょう。

※ほてりを感じても下半身の冷えには要注意。余計に腎が弱るので、下半身の薄着は避けて。

のがポイントです。心腎不交タイプは腎陰虚タイプ（257頁）の一種なので、併せて養生すると改善が早くなりますよ。漢方薬では、心と腎のバランスを整える天王補心丹や黄連阿膠湯などを使います。

《③気滞タイプ》イライラしやすいとき

細かいことでイライラしやすいのが気滞タイプ。家族や周囲の人に当たってしまい、後から落ち込むことも。気を整えるとイライラがコントロールしやすくなります。気を整えるものは、三つ葉やユズ、シソ、ピーマン、グレープフルーツ、ライチ、玫瑰花茶（97頁）、菊花茶（35頁）、カモミールティー。酸味があるものや香りがあるものを選びましょう。

ストレス発散は大切ですが、お酒で発散させようとすると陰（潤い）を消耗するのでご注意を。アロママッサージや森林浴、運動、旅行、カラオケ、お友達や家族と楽しく過ごすなどして発散させて。外出するのが億劫に感じても、あえて外出するほうが気が巡ります。ミスが増えたり忘れっぽくなりがちな時期ですが、あまり自分を責めずに気楽に向き合って。腎陰虚タイプ（257頁）を一緒にもつことも多いので併せてチェックしてみてください。漢方薬では、気の状態を整える加味逍遙散や柴胡加竜骨牡蛎湯などを使います。

全タイプ　こころが落ちつく首のマッサージ

首の横には副交感神経が走っているので、首をなでると精神が落ちつきリラックスできます。朝晩のスキンケアにぜひ取り入れて。

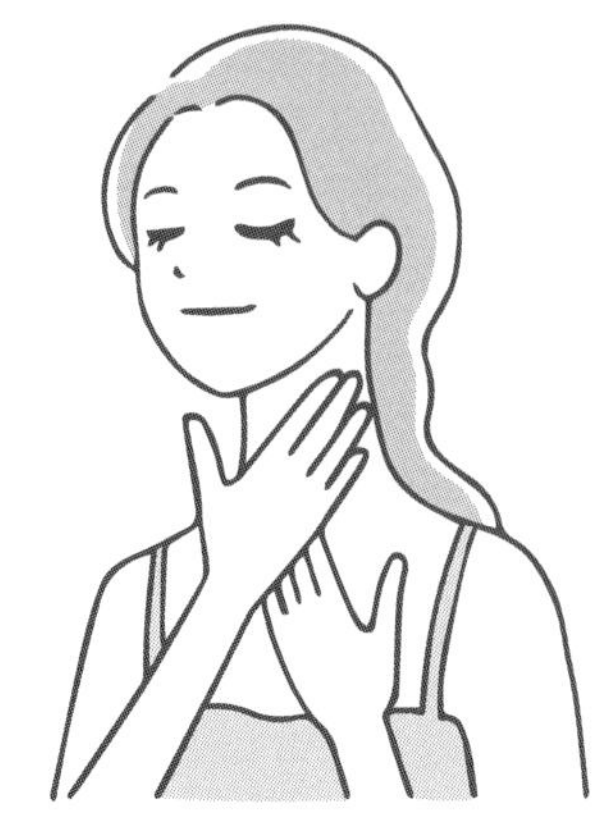

右手で首の左側、左手で首の右側を、軽く押さえながら交互になで降ろす（手が交差する感じ）。気持ちいい程度に20～30回行う。

全タイプ　Three Good Things

こころが元気になる「Three Good Things」は、アメリカの心理学者が作った方法。寝る前に、その日あったいいことを3つ思い出すと、幸せな気持ちで眠ることができ、毎日を前向きに過ごす助けになります。

1.うれしかった
2.おいしかった
3.・・・・・

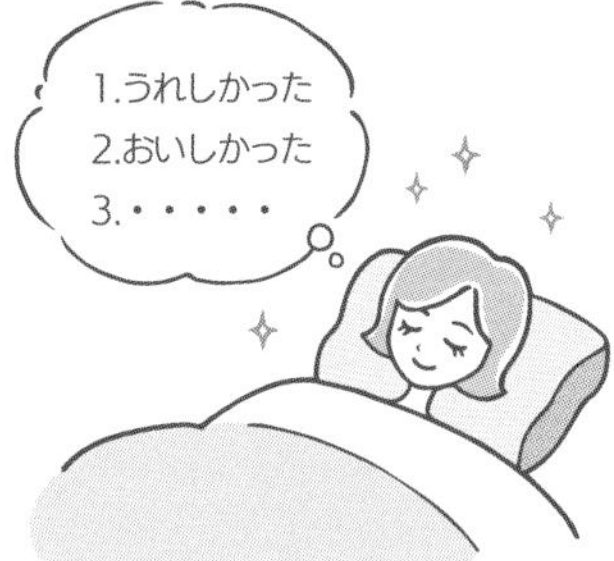

- 朝、雲1つない青空を見られた。
- お味噌汁が美味しくできた。
- なくしたUSBが出てきた…。

些細なことでOK！毎晩続けてみて。

・腎陰虚タイプ、心腎不交タイプ、気滞タイプのすべてを併せもつ場合もあります。

おすすめの中国土産

中国旅行中にぜひチェックしたい、おすすめの中国土産を紹介します。

●金嗓子喉寶（キンソンシコウボ）

金嗓子喉寶（キンソンシコウボ）は、中国で有名なのど飴。羅漢果（らかんか）や金銀花（きんぎんか）など、のどの炎症をおさえたり、潤したりする生薬が使われており、痛みや違和感、声枯れなど、のどのトラブルにとてもよく効きます。中国らしい鮮やかな色づかいの缶ケースで、お土産として配りやすいのも嬉しいポイント。コンビニやスーパーなど、どこでも売られているのですぐに見つかるはず。

●黄飛紅麻辣花生（ワンフェイホンマーラーファサン）

黄飛紅麻辣花生（ワンフェイホンマーラーファサン）は、唐辛子や山椒の辛みを効かせたピーナッツのお菓子で、少し辛いのですが、しっかりと旨味もあり、辛いものが得意でなくても美味しく食べられます。辛いもの好きにはたまらない味だそうで、お酒にもよく合い、やみつきになる人もちらほら。コンビニやスーパー、空港などで売られています。本当に止まらなくなるので、食べ過ぎにはご注意ください。

●山楂餅（シャンジャービン）

山楂餅（シャンジャービン）は、山楂子（さんざし）をつぶして砂糖などと固めた、甘酸っぱくて美味しいお菓子。山楂子は脂っこいものや肉類の消化をよくするので、お菓子としてだけでなく、食べすぎで胃がもたれるときにもおすすめ。個包装されて袋にまとめられたものが、スーパーやお土産屋さんなどで売られています。中国には、山楂子を使ったお菓子がほかにもあるので、ぜひ試してみてください。

●工芸茶（こうげいちゃ）

工芸茶（こうげいちゃ）とは、茶葉と花をあわせて細工したもので、「お茶の芸術品」とも呼ばれます。丸くまとめられている茶葉をポットに入れてお湯を注ぐと、ゆっくりと花が開き、まるでポットのなかで花が咲いているよう。味は、緑茶にジャスミンの香りをつけたものが多く、美味しくいただけます。大抵のお土産屋さんに置いてあり、１つひとつ個包装になっていたり、オシャレな缶に入っていたりして、選ぶのも楽しめますよ。

・金嗓子喉寶には、金嗓子喉片という似た商品がありますが、そちらは漢方薬で成分も少し違います。お土産として買うなら、金嗓子喉寶のほうを選ぶようにしてください。

不眠

なかなか寝つけない、睡眠が浅くて何度も起きてしまう、たっぷり寝ても疲れが取れない…。あなたの睡眠をじゃましているものは何でしょうか。

漢方薬

【❶血虚タイプ】酸棗仁湯・帰脾湯など
【❷肝火タイプ】抑肝散・柴胡加竜骨牡蛎湯など
【❸心腎不交タイプ】天王補心丹・黄連阿膠湯など
【❹痰熱タイプ】温胆湯など

《❶血虚タイプ》悩み事が多いとき

不眠の症状に加えて、顔や唇の血色がわるく白っぽい、髪や爪がもろい、月経量が少ないなどを伴うのが血虚タイプ。悩み事が多いときや忙しい日が続いたとき、産後など、心身が消耗したときに多いタイプです。おすすめの食べものはナツメやクコの実、にんじん、ほうれん草、ブドウ、黒ゴマ、ひじき、牡蠣、イワシ、烏骨鶏の肉、牛肉、卵、赤ワインなど血を補うもの。脾（胃腸）が弱っている人にも多いタイプなので、飲食物は温かいものにし、よくかんで早食いしないことを心がけて。血虚タイプの人は、脳の働かせすぎに注意が必要。スマホや読書で眠るギリギリまで脳を酷使するのは得策ではありません。眠る前についつい悩み始めてしまう人は、「心と脾を労わる『悩み過ぎないコツ』」（271頁）もチェックしてみて。漢方薬では、血を補って眠りをよくする酸棗仁湯や帰脾湯などを使います。

血虚　こころを温めて気持ちよく眠る

血液不足で冷えやすい血虚タイプは、こころも冷えて不安定になりがち。寝る前のひと工夫が気持ちよく眠る手助けにきっとなるはず。

寝る前に耳を温める

耳を温めると副交感神経が優位になり、心身がゆるんで眠りがよくなります。小豆カイロ（129頁）や低温カイロ、手の平などで温めてみて。

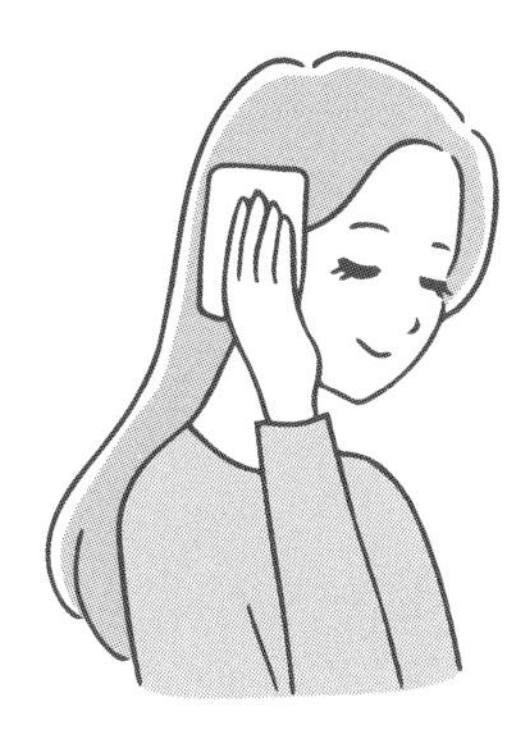

布団乾燥機を使う

フカフカのお布団にくるまると本当に気持ちいいですよね。おすすめは起床後と寝る前の１日２回。朝は睡眠中に吸った汗や湿気を乾燥させて、夜に温め直すと、フカフカ・ポカポカのお布団が待っていてくれます。夏場も低温モードをうまく使うと１年中気持ちいいお布団で眠れますよ。

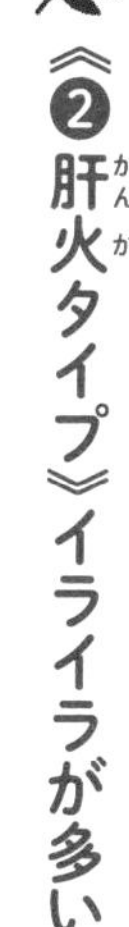

《❷肝火タイプ》イライラが多いとき

普段からストレスが多く、気を張っていたりイライラしがちで、ベッドに入っても目がさえて寝つけないのが肝火タイプの不眠。夜遅くまで仕事や勉強をしている人にも多く、寝つくことはできても早朝にふと目が覚めてしまうこともあります。おすすめは寝る1時間前にはお風呂から上がり、灯りを少し落とした部屋でストレッチやマッサージをしたり、静かな音楽を聴いたり、ゆったり過ごす時間を作ること。スマホの光で脳を興奮させるとなかなか落ちつきにくいタイプなので、寝る30分〜1時間前には手放しましょう。ルーティーンにするとうまくいきやすいので、少しでもよさそうな感覚があったらぜひ続けてみて。日頃からこまめにストレスを発散させ（279頁）、イライラをベッドにもち込まないようにするとより睡眠の質がよくなりますよ。漢方薬では、脳の興奮を落ちつける抑肝散や柴胡加竜骨牡蛎湯などを使います。

肝火 気持ちを落ちつける足のツボ

中医学では、脳が異常に興奮している状態を、肝の火が頭にのぼった状態と考えます。そんなときは、気の巡りをよくして頭にのぼった火をおろしてくれる太衝や行間のツボを使ってみて。

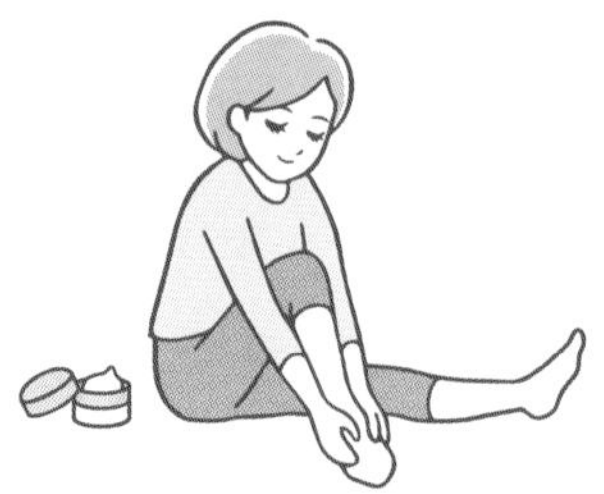

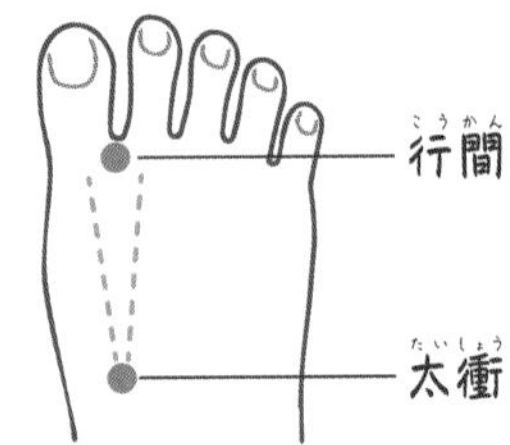

行間 足の親指と人差し指の付け根

太衝 足の親指と人差し指の骨が交わる手前のくぼんだところ

どちらも気の巡りをよくして精神状態を整えてくれるので、ストレスが多い人にとてもおすすめ。好きな香りのボディークリームを使ってほぐすようにマッサージすると、アロマの力もあわさってより効果的です。

菊花茶（35頁）など肝を整えるハーブティーを飲みながらゆっくり自分を癒して。

《③心腎不交タイプ》寝る前に手足がほてるとき

体や手足がほてって寝つきづらく、睡眠も浅くて何度か起きてしまうのが心腎不交タイプ。口やのどの乾燥、動悸、耳鳴りなどを伴うこともあります。おすすめの食べものは卵やクコの実、牡蠣、ホタテ、ユリ根、納豆など潤いを補うもの。なかでも卵は精神を落ちつかせる効果が高いので、夕食に茶碗蒸しを食べるのも方法の1つ。反対に辛いものには注意が必要。特に夕食に食べるのは避けましょう。入浴の方法は長風呂を控えてぬるめが吉です。汗をかくくらい体をアツアツにすると寝つきづらく、眠りも浅くなってしまいます。お風呂あがりのほてりが気になったら、うちわであおいで自然と

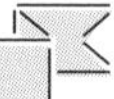

心腎不交　ほてって眠れないときは足をケア

足の裏にある湧泉と内くるぶしにある太渓のツボは、ほてりがちで眠れない心腎不交タイプにおすすめのツボ。体にこもった熱を冷まして、精神を落ちつけてくれます。

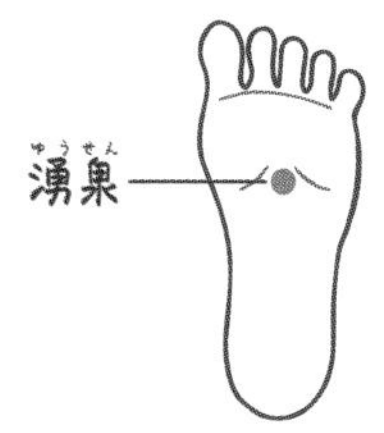

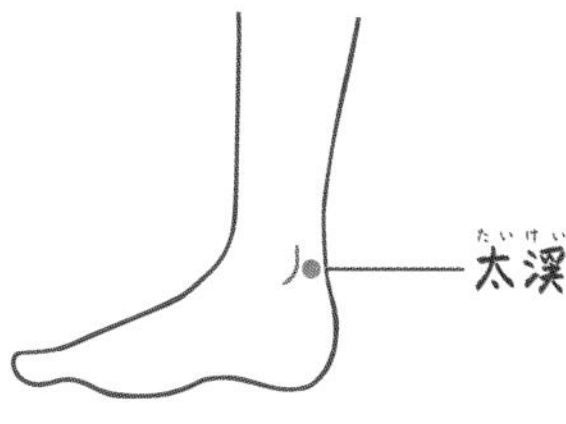

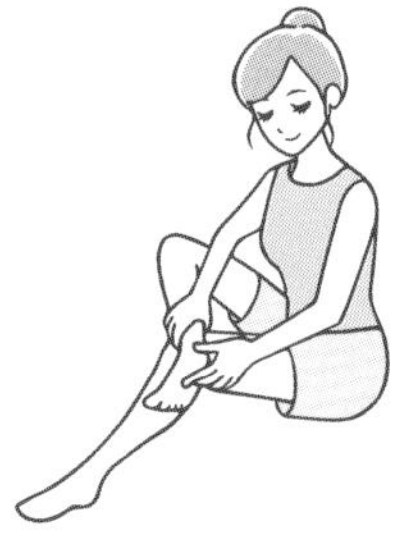

湧泉　足でグーを作ったときに一番くぼんでいるところ
体を潤していらない熱を冷まし、精神を安定させる力があります。

太渓　内くるぶしの後ろでアキレス腱との間のところ
湧泉からわき出た水がここに集まり太渓（山間の大きな流水）を形成するという意味があり、体を潤す力が強いツボ。

※どちらも気持ちがいい程度で押してみて。

※心腎不交タイプでイライラもある場合は、太衝や行間のツボ（264頁）も一緒に足全体をマッサージするとGood！

引くのを待つと上手に熱を逃がせますよ。毛穴が閉じて逆に熱がこもってしまうので、キンキンに冷えた水を一気飲みするのはやめておきましょう。また、お酒で睡眠の質がわるくなりやすいタイプなので、夜遅くまで飲み続けないように心がけて。

漢方薬では、心と腎のバランスを整える天王補心丹や黄連阿膠湯などを使います。

《④痰熱タイプ》食生活が乱れている時

夕食が遅くなりがちな人や、ついつい食べすぎてしまう人、食生活が乱れている人に多く、舌に白～黄色のコケが厚くたまっているのが痰熱タイプ。痰熱（老廃物がたまり熱をもったもの）が睡眠をじゃましている状態で、夢見がわるかったり、眠っても疲れが取れにくく感じることもあります。真っ先に気をつけたいのは夕食の時間と量。胃腸をスッキリさせてから眠るのが効果的なタイプなので、夕食は早めの時間帯に腹7〜8分目（寝る前にちょこっと小腹が空くくらい）を意識します。どうしても夕食が遅くなる場合は、薄味で脂っこくないものを選び、よくかんで消化を助けましょう。お鍋は胃腸にやさしく時短にもなり、おすすめです。ジメジメした梅雨の時期は眠りがわるくなりやすいですが、コツコツ養生を続けると気持ちよく過ごせますよ。また、便通がわるい場合は163頁をチェックして改善を目指し、痰熱を追い出しましょう。漢方薬では、痰熱を排出させる温胆湯(うんたんとう)などを使います。

痰熱 胃腸をスッキリさせる寝る前のマッサージ

お腹には胃腸と関わる経絡(けいらく)が通っているので、お腹をマッサージすると胃腸の機能がよくなります。寝る前に行うと胃腸がスッキリして気持ちよく眠れますよ。

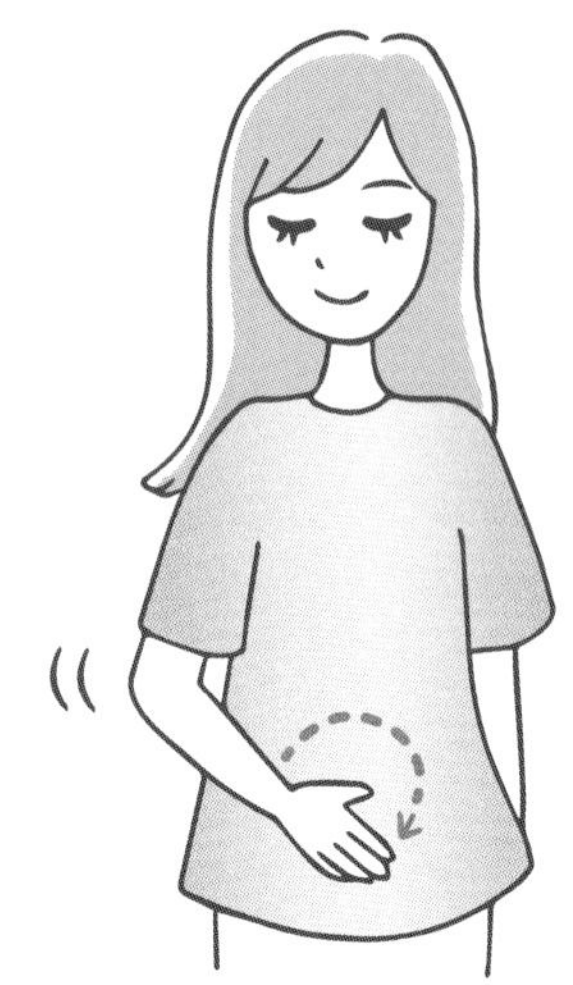

おへそから指3本分外側（左右）に胃の経絡が通っているので、そこを意識しながらマッサージするとGood！

❶ ベッドに寝転んで力を抜く。

❷ お腹の上に手を置き、少しだけ力を入れて時計回りになでる（20〜30回）。

朝起きづらい・日中の眠気が強い

睡眠は十分取れているはずなのに朝が起きられない。お昼ご飯を食べたらあらがえない眠気が襲ってくる…。脾を整えると活動しやすくなりますよ。

《❶脾虚タイプ》疲れやすくて力が出ないとき

目覚ましを何度もかけてやっと起き、それでもエンジンがかからずにもう少し寝たいと思うのが脾虚タイプ。お昼ご飯を食べたら強い眠気がきて、午後の仕事や授業中に居眠りしてしまうことも。疲れた日の翌日や寒い日はより症状が悪化します。脾（胃腸）を元気にして頭に気（エネルギー）を届けましょう。脾を労わる食べ方は、温かいものをよくかんで食べること。昼食後に眠くなるなら、量を少な目にしたり、一度にすべてを食べずに半分ずつ２回に分けるほうが眠くなりません。夕食もお腹いっぱい食べずに腹７〜８分目を守って早い時間帯に摂るようにすると、次の日が起きやすくなりますよ。

薄手のボトムスや素足は控えて、腹巻やカイロでお腹を温かく保つのも効果的。寒がりで水っぽい下痢をする場合は脾が冷えているので、春夏のエアコンの直当たりや冷たいものの飲食には特に気をつけ、よく日光浴をして体内の陽気を整えておきましょう。漢方薬では、脾を元気にする補中益気湯や脾

漢方薬

【❶脾虚タイプ】補中益気湯・人参湯など

【❷痰湿タイプ】香砂六君子湯・苓桂朮甘湯など

を温める人参湯などを使います。また、むくみがちで症状の程度が天気で左右される場合は、次節の「痰湿タイプ」もチェックしてみてください。

《❷痰湿タイプ》天気のわるい日に悪化するとき

天気がわるい日や気圧が変化したときに起きづらくなるのが痰湿タイプ。脾虚タイプの仲間ですが、体にいらない水がたまってむくみがちで、舌のコケが厚いのが特徴です。脾虚タイプの養生に加えて水はけをよくすることを意識しましょう。気をつけたいのは水の飲みすぎ。口寂しさから常に水分を摂っていたり、1日2Lなど大量に摂るのは体にあいません。お食事のときについよくかまずに水で流し込んでいないかもチェックしてみて。

摂りたい食べものはインゲンマメやモヤシ、トウモロコシ、キャベツ、枝豆、白身魚。油分

脾虚　脾にやさしい料理のコツ

脾虚タイプは、脾を冷やさないように、負担をかけないようにするのがポイント。
普段の食事でコツコツ養生すると、少しずつ元気を取り戻せます。

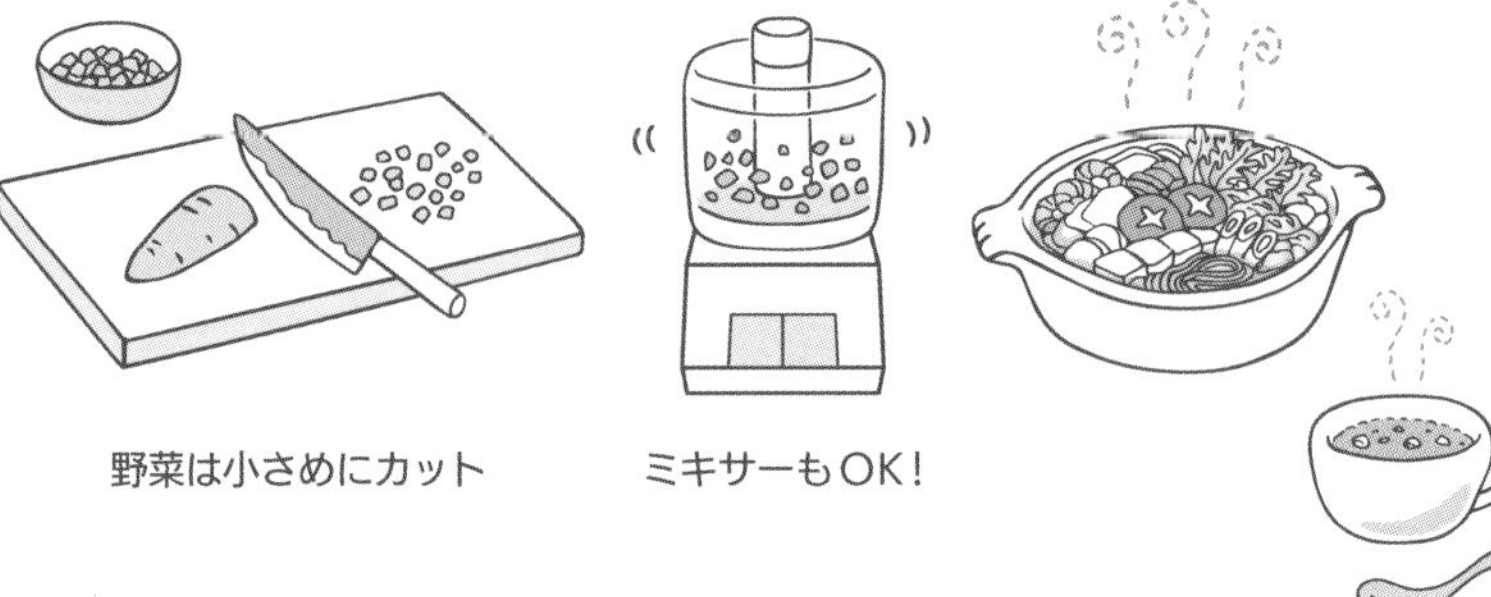

野菜は小さめにカット

ミキサーもOK!

鍋料理やスープなどに

❶旬で新鮮な食材を選ぶ
❷細かくカットする
❸火を通す（蒸す・煮る・茹でる）
❹薄味にする
❺温めて食べる

や糖分たっぷりのスイーツは避けるのが一番ですが、たまのご褒美に食べるなら空腹時ではなく食後に、夜ではなく日中に。夕食は脂っこいものを控えて煮物や茹でる料理、蒸し料理をメインにし、腹7～8分目を意識してよくかんで食べることと、早い時間帯に食事を済ますことを心がけると、翌朝が起きやすくなります。雨の日やその前日は特に意識すると症状がやわらぎますよ。漢方薬では、水はけをよくする香砂六君子湯や苓桂朮甘湯などを使います。

全タイプ　朝スッキリ起きる５つのコツ

人間の活動を支える陽気。朝起きづらいときは、自然の陽気を味方につけて、体内の陽気とリズムをあわせると起きやすくなりますよ。

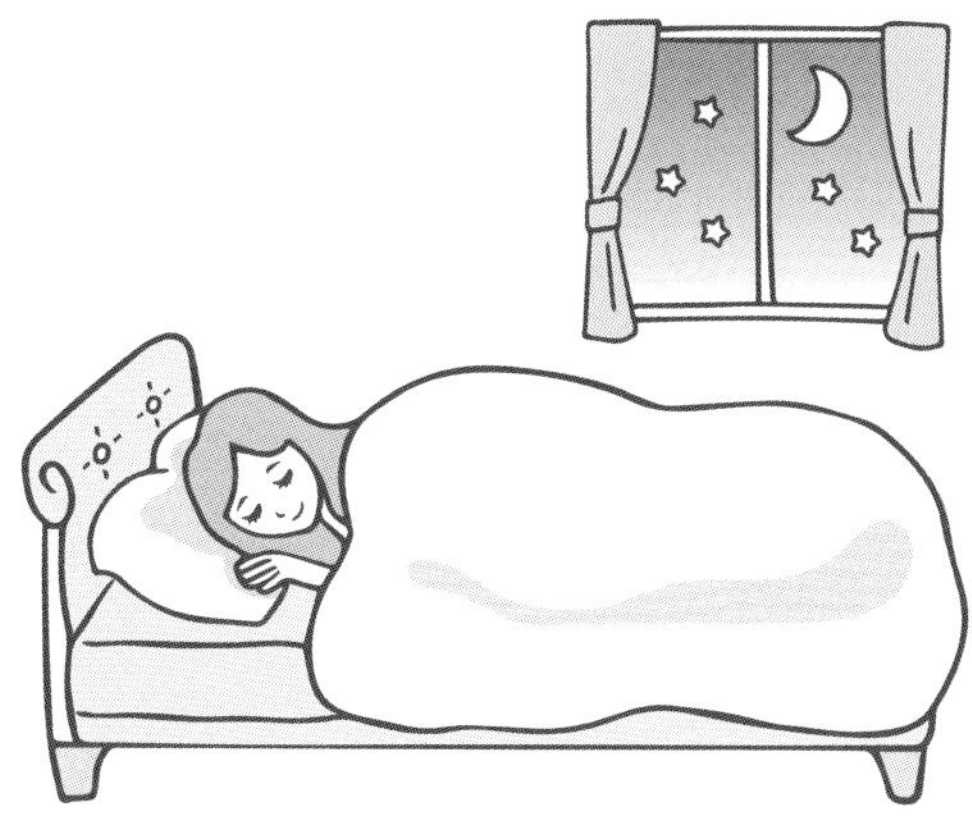

❶ 夕食は早め&少な目に。翌日に向けて脾を早く休めて。

❷ 寝巻は長ズボンにし、上着の裾をズボンイン。睡眠中に脾が冷えるのを防いで。

❸ 布団乾燥機でお布団をよく乾燥させる。湿気は脾を弱らせるので気をつけて。

❹ カーテンを開けたまま寝る。自然の陽気を感じて体内の陽気のリズムをあわせて。

❺ 目が覚めたらその場で伸びをして、頭をマッサージ。背中を走る督脈と頭のてっぺんの百会（272頁）を刺激して陽気を頭に届けて。

・睡眠の質がわるく、ぐっすり眠れなくて朝が起きづらい場合は、「不眠」（262頁）もチェックしてみてください。
・血圧が低くて朝起きづらい人は「低血圧」（243頁）もチェックしてみてください。

物忘れ・ミスが多い

なんだか最近、細かなミスや物忘れが多くて自分を責めてしまう。それはあなたのせいではなく、体の弱りが原因かもしれません。過ごし方を工夫すると認知症の予防にもつながりますよ。

《❶心脾両虚タイプ》脳やこころの疲れが気になるとき

細かいミスや物忘れが続くようになり、加えて心身の疲れや不安感も気になるのが心脾両虚タイプ。心と脾（胃腸）が弱った状態で、動悸や不眠、食欲不振、立ちくらみを伴うことも。心や脾を弱らせるのは、冷たいジュースやアイス、生もの、揚げもの、糖分や油分たっぷりのスイーツなど。食べものは体温より温かいものを意識し、よくかんで早食いしないことと腹7〜8分目を守ることを心がけて。ただし、極端に食べなさすぎると気血が不足して脳が働かないので、食事は抜かないようにしましょう。日付が変わる前に就寝して7時間たっぷり寝ると、心が元気になり脳にしっかりと栄養を送れます。悩み事は心と脾を弱らせるので、こころをゆるませて悩みすぎないようにするのもポイント。こころを落ちつけるナツメや竜眼肉、イワシ、牡蠣もおすすめです。漢方薬では、心と脾を元気にする帰脾湯や加味帰脾湯などを使います。

漢方薬

【❶心脾両虚タイプ】 帰脾湯・加味帰脾湯など

【❷腎虚タイプ】 六味地黄丸・亀鹿二仙膏・人参鹿茸丸など

・人参鹿茸丸：人参と鹿茸が入った中国の代表的な滋養強壮薬で、日本では、これを元にした漢方薬が様々な商品名で発売されています。ぜひ薬局で相談してみてください。

心脾両虚　心と脾を労わる「悩み過ぎないコツ」

悩み事をたくさん抱えると脳が疲れて物忘れやミスが増えます。また、中医学でも思慮過度（悩みすぎ、考えすぎ）は心と脾を傷つけ、その働きを低下させると考えます。悩みすぎをコントロールする方法を見つけてみて。

方法① 時間を決めて悩む

悩み始めたら、「今から〇〇分悩む」と決めてしっかり悩む。30分くらいがおすすめ。タイマーをかけて、タイマーが鳴ったら悩むのをやめて別のことをする。どうしても気にかかるときは、「また明日、時間を決めて悩もう」と明日の自分に託して。

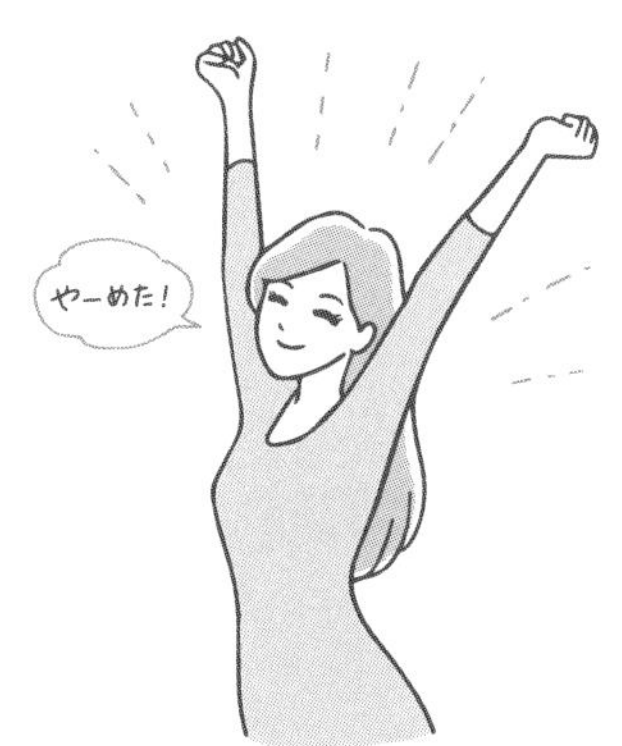

方法② 「やーめたっ！」と声に出す

悩み事や考え事、不安に押しつぶされそうになったときに、「やーめたっ！」と声に出して言ってみて。アニメや映画の元気なキャラクターをイメージして、なるべく明るい声で言うとGood！

方法③ 悩みのタネと距離を置く

最近は、SNSが悩みのタネになることも多いようです。寝室にスマホを持ち込まない、夜はスマホの電源を落として過ごす、スマホ依存対策アプリを使うなど、悩みのタネと物理的に距離を置く時間を作ってみて。

《②腎虚タイプ》脳や体の衰えが気になるとき

年齢を重ねて脳の働きが弱ることで細かいミスや物忘れが増えるのが腎虚タイプ。足腰のだるさや痛み、夜間の頻尿、耳鳴りなどの加齢による症状を伴うのが特徴です。意識して摂りたいのはクルミや黒ゴマ、マツの実、ソラマメ、イワシ、アジ、タイ、ウズラの卵など腎を補い脳の働きをよくする食べもの。反対に、脳の働きをわるくする脂っこいものやお酒は摂りすぎないようにし、喫煙はやめるように心がけて。また、睡眠は腎を元気にする最高のエイジングケア。体の衰えを感じたらいつもより長めに睡眠を取りましょう。

腎虚 脳の若さを保つ頭と耳のマッサージ

腎虚タイプの物忘れには、血の滞りも関係していることがあります。簡単な頭と耳のマッサージで、腎も血の巡りもケアしましょう。

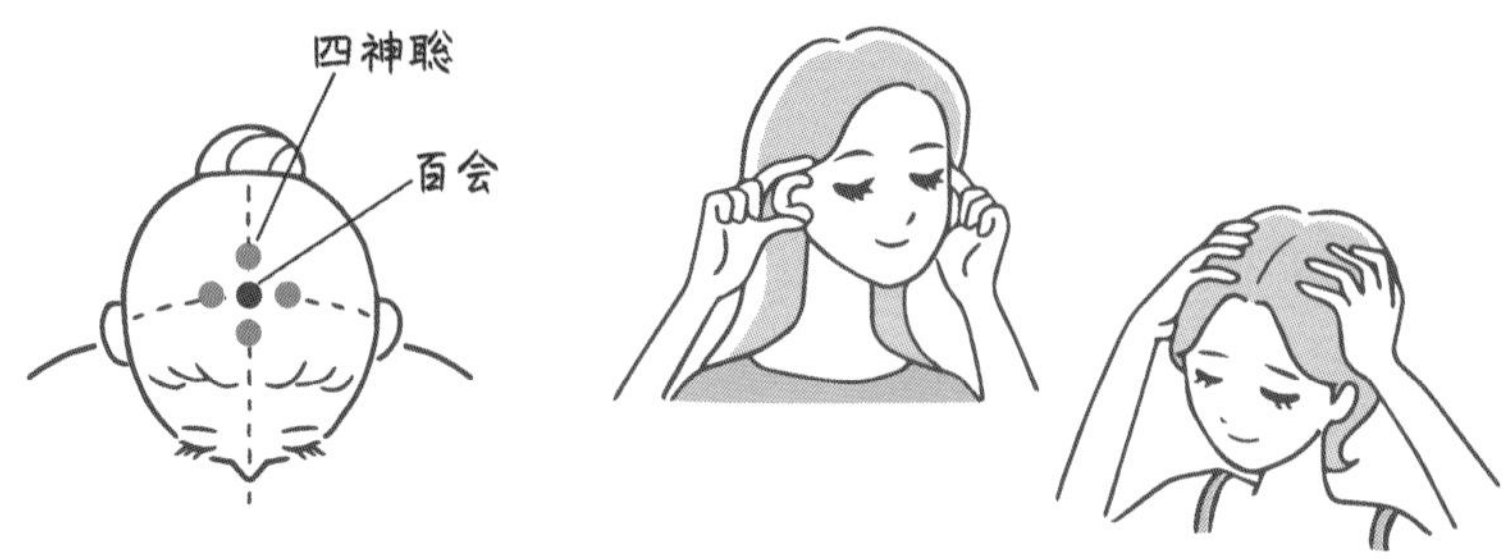

朝の頭のマッサージ

頭のてっぺんには、脳の働きをよくする百会と四神聡のツボがあります。朝の身支度の前に気持ちいい程度の力加減で押したりもんだりマッサージすると、1日を気持ちよくスタートできます。朝だけでなく、頭をたくさん使った後やバスタイムにもおすすめ。

・百会…両耳の先端を結んだ線と頭の中心線が交わるところ
・四神聡…百会から上下左右に親指1本分のところ

寝る前の耳のマッサージ

耳は全身の臓腑につながっています。耳をもむと全身が補われ、脳の血の巡りもよくなってGood！ 睡眠の質もよくなり、脳の疲れが取れやすくなります。耳を指で挟んで30回折るようにもみ、その後30秒間手の平や低温カイロ、小豆カイロ（129頁）などで温めて。

普段の過ごし方では、下半身を冷やさないように衣服に気をつけたり、無理しない程度の運動習慣をつけると腎の弱りを防げますよ。漢方薬では、腎を元気にする六味地黄丸や亀鹿二仙膏、人参鹿茸丸などを使います。腎は元気になるまで少し時間がかかるので、焦らず気長に取り組むのが腎虚タイプの養生のコツです。

・脳の働きをよくするには、血の巡りを改善することも大切。無理のない運動習慣をつけたり、肩こりがある人は（128頁）をチェックしてケアしてみて。

無気力・やる気が出ない

無「気」力なのも、やる「気」が出ないのも、「気」の働きが大きく関係します。気の状態を整えると、やる気をコントロールしやすくなりますよ。

《❶気虚タイプ》体力が足りず活動する元気が出ないとき

活動するための気（エネルギー）が不足して、ちょっと何かをするとすぐに疲れたり、そもそも何かをする元気が出ないのが気虚タイプ。集中力が続きにくかったり、動くと息切れしやすく、動悸が起こる場合もあります。お米やイモ類、豆類、キノコ類、魚、肉は気を補う食材。よくかんで食べ、元気のもとを作りましょう。体が冷えると、温めるためによけいな気が使われてしまうので、飲食物や衣服に気を配ることも大切。特に下半身の薄着に気をつけて。睡眠を削ってがんばるよりも、しっかり寝て気を蓄えたほうがやる気が出やすくなります。このタイプには、先天的に気が不足しやすい場合と、生活のなかで気を消耗しすぎている場合があります。無理しすぎないように、自分にあったペースを探してみましょう。漢方薬では、気を補う生脈散や補中益気湯などを使います。

漢方薬

【❶気虚タイプ】生脈散・補中益気湯など
【❷気滞タイプ】逍遙散など
【❸腎虚タイプ】亀鹿二仙膏・人参鹿茸丸・八味地黄丸など

・人参鹿茸丸：人参と鹿茸が入った中国の代表的な滋養強壮薬で、日本では、これを元にした漢方薬が様々な商品名で発売されています。ぜひ薬局で相談してみてください。

《②気滞タイプ》気分がふさいで活動する気になれないとき

気分が乗らなくて何かをする気になれなかったり、逆に気が散って他のことに目が向いてしまうのが気滞タイプ。イライラやクヨクヨが多く情緒が安定しなかったり、気分がふさいでため息が多いなどの特徴もあります。意識したいのは気分転換。休日はしっかり自分を癒して気持ちをリセットさせると、次の活力がわいてきます。アロマやハーブティーなど香りのいいものを生活に取り入れるのも効果的。スイートオレンジやグレープフルーツの香りは、気の巡りをよくしてリフレッシュを助けてくれるのでおすすめです。また、ストレッチやヨガなど、心地いい程度に体を動かすと気が整いやすくなりますよ。漢方薬では、気の巡りをよくする逍遙散などを使います。また、気虚と気滞を併せもつ場合もあるので、前頁の「気虚タイプ」の養生もチェックして自分にあったバランスを探ってみてください。

《③腎虚タイプ》活動する意欲が衰えてきたとき

なんとなく億劫で動きたくないのが腎虚タイプ。体の衰えがこころの衰えにつながっている状態で、体の衰えによる足腰のだるさが気になることも多いです。大切なのはこころのエイジングケア。昔好きだったことを再開したり、ちょっと流行を気にかけてみたり、年下の世代と交流してみるのもよい方法。同時に、体のエイジングケアも行いましょう。おすすめの食べものは黒豆や黒ゴマ、山芋、ブロッコリー、栗、クルミ、プルーン、シシャモ、エビ、ホタテ、牡蠣、ウナギ、スッポン。腰が冷えると腎が弱るので、下半身のファッションに気をつけて。ウォーキングや、痛みがなければ筋トレで足腰を鍛えるのも効果的です。漢方薬では、腎を元気にする亀鹿二仙膏や人参鹿茸丸、八味地黄丸などを使います。

全タイプ 気力と四季のリズム

気力があるときとないとき、なんとなく周期的なリズムがあるように感じませんか。それは、私たちの体が自然界の影響を受けているから。四季のリズムを知って、気力と上手に付き合いましょう。

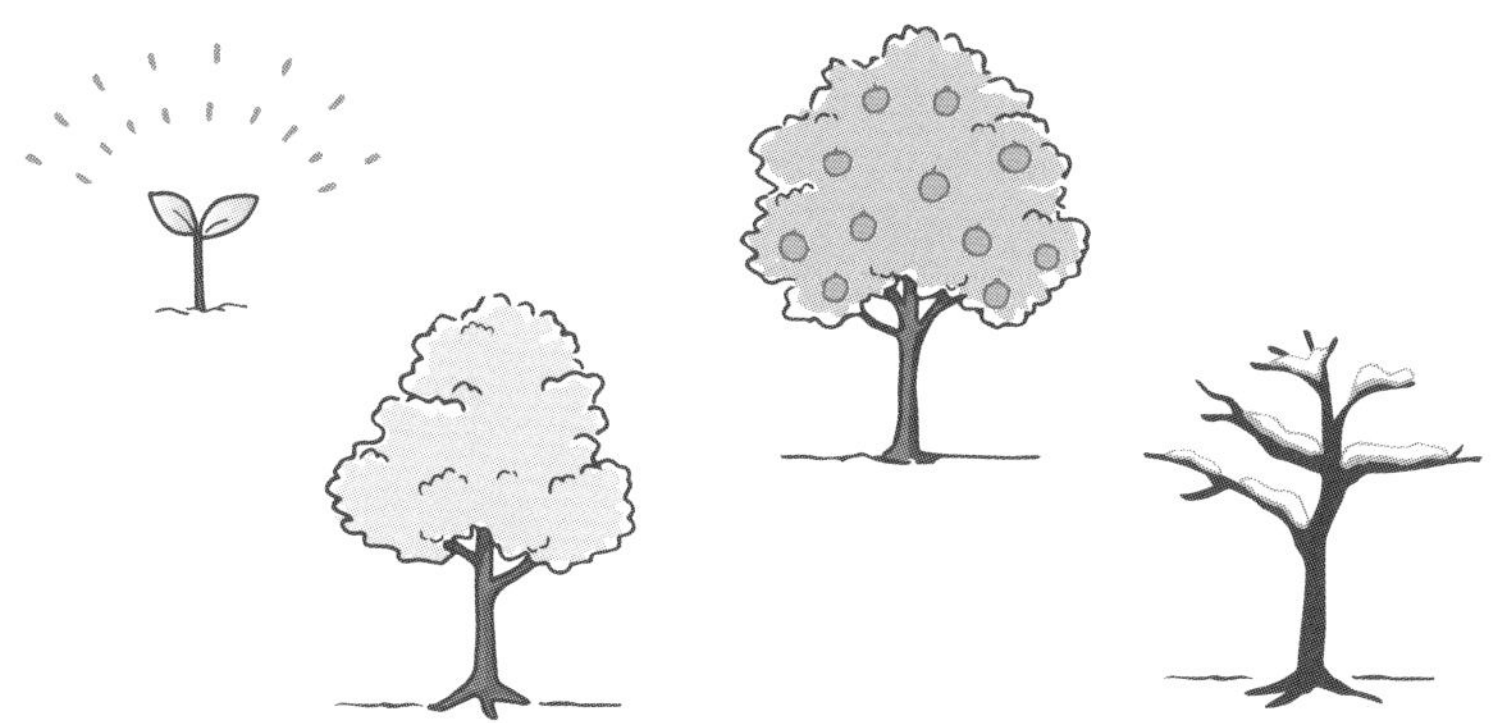

春 新しいものが芽吹く発生の季節。気力が少しずつ増す時期。
◎思い立ったことを始めるのに最適。
△最初から全力でやると気が不足しやすくなるので注意。のびのびと始めて。

夏 万物が花開き咲き誇る繁栄の季節。1 年で最も気力がある時期。
◎気の向くまま、思うまま活発に活動しても OK!
△逆にあまり活動せずに部屋にこもっていると秋冬に体調を崩しがち。意識的に動いて。

秋 成熟しきって実がなる収穫の季節。気力が少しずつ落ちつく時期。
◎少しこころを落ちつけて冷静に物事をまとめるのがおすすめ。
△新しく何かを始めようとすると大きなエネルギーがいるので無理しないで。

冬 すべてをしまい、ため込む収蔵の季節。気力がわきにくい時期。
◎心身を安静に身のまわりを整えながら春を待つ。
△無理して活動すると春夏の無気力につながることも。休息を忘れないで。

※参考：黄帝内経 四気調神大論篇

全タイプ やる気を出すコツは三者三様

やる気が出ない原因が違えば、やる気が出るきっかけもそれぞれ。中医学的におすすめのコツを体質別にご紹介します。

体力が続くとうまくいく 気虚タイプにおすすめ

明日がんばろう・・・

やる気を出すコツ

- まずは休んでから。活動するための体力を用意する意識をもって。
- がんばらないといけない日の前日はたっぷり睡眠を。

やる気を続かせるコツ

- 最初から完璧にやりすぎず、無理なく始めるのがおすすめ。
- やり続けず、時間を決めてきちんと休憩するとGood！
- 7～8割くらいのパワーで疲れすぎないように気をつけて。

気分がのるとうまくいく 気滞タイプにおすすめ

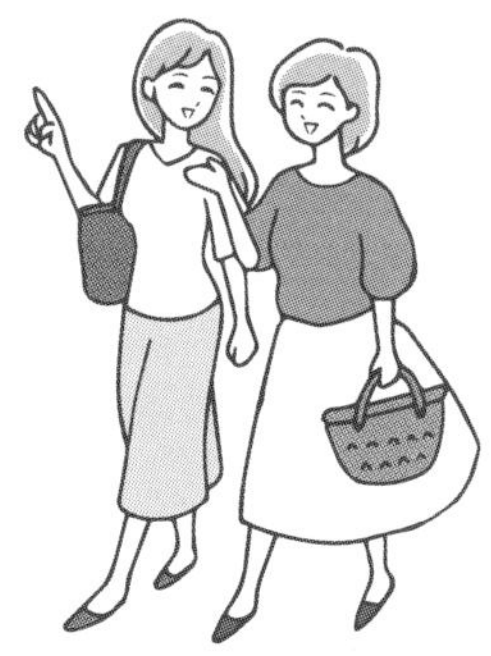

やる気を出すコツ

- 休日を思いっきり楽しんでストレスを発散。
- 場所や環境を変えると気分がリセットされておすすめ。
- 部屋を掃除してから始めるとうまくいくことも。

やる気を続かせるコツ

- 気が散るものは目に入らないところに移動させて。
- 身の周りを日頃から整理整頓しておくと気の流れが整います。
- こまめに気分転換して、やり続けないようにするのも大切。
- がんばったら自分にご褒美をあげるとGood！

こころを若く保つとうまくいく 腎虚タイプにおすすめ

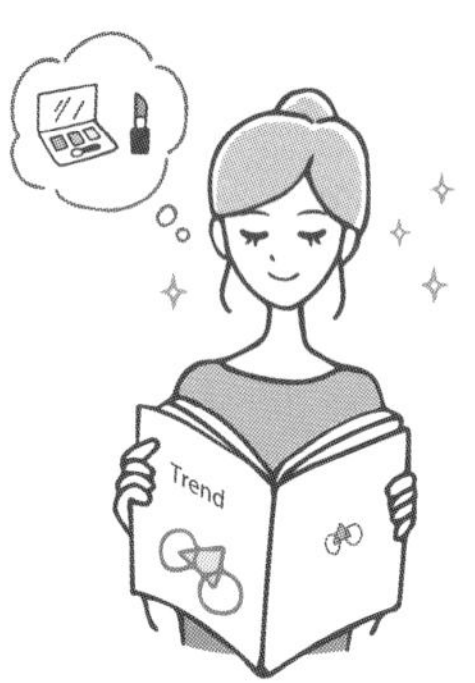

やる気を出すコツ

- 普段からトレンドを少し気にかけておく。
- 四神聡（272頁）のツボをマッサージするのもおすすめ。
- 一緒に活動する人を見つけて取り組むとGood！　年下の仲間も探してみて。

やる気を続かせるコツ

- 新しい目標を見つけたり、新しい方法や場所でやってみたりと、「新しい」刺激があると続きやすい。
- 無理すると回復に時間がかかるので、余力を残して次につなげて。

イライラ・クヨクヨ

イライラやクヨクヨに振り回され、そんな自分を責めてしまう。中医学の知恵は、きっと毎日を自分らしい気持ちで過ごす助けになってくれるはず。

《❶気滞タイプ》ストレスが多いとき

ストレス過多で気を使いやすい人に多いのが気滞タイプのイライラやクヨクヨ。誰もが多少はもっている性質で、胸やお腹の張りやつまり、月経前の不調などが多いのもこのタイプ。気の巡りがわるくなっている状態です。香りには気の巡りをよくする効果があるので、アロマオイルを生活に取り入れたり、三つ葉やキンカン、グレープフルーツ、シークワーサー、ユズなど香りのいい食べもの、ジャスミンティーなどハーブティーの力を借りるのが効果的。マッサージやストレッチで心身をゆるませ、運動でストレスを発散するのもおすすめ。オフの時間を大切にして、こまめに気分転換しながら過ごしましょう。なんでも一生懸命にがんばる人にも多い気滞タイプ。時々肩の力を抜いてのんびり過ごす時間を作ってみて。漢方薬では、気の巡りをよくする逍遙散などを使います。また、気滞タイプが進んで体に熱がこもると、イライラが強い肝火タイプ（263頁）に発

漢方薬

【❶気滞タイプ】逍遙散・加味逍遙散・柴胡加竜骨牡蛎湯など
【❷痰熱タイプ】温胆湯・竜胆瀉肝湯など
【❸心脾両虚タイプ】帰脾湯・加味帰脾湯など

展することもあります。肝火を鎮めるセロリやピーマン、クレソン、トマト、ゴーヤ、菊花茶（35頁）がおすすめで、漢方薬では、加味逍遙散や柴胡加竜骨牡蛎湯などを使います。

《②痰熱タイプ》食生活が乱れているとき

食生活が乱れていてイライラが強いときに多いのが痰熱タイプ。体にたまった老廃物が熱をもった状態で、舌に黄色いコケが厚くたまるのが特徴です。食事の見直しが症状改善への近道で、辛いものや脂っこいものは避けて蒸し料理や茹でる料理、煮物をメインにし、よく火を通した葉物野菜や根菜を摂ると老廃物の排出を促せます。おすすめの食べものは緑豆や白菜、ハトムギ、ゴボウ、セリ、冬瓜、モヤシ、サニーレタス、ワカメ、小豆。腹7〜8分目を心がけて食べすぎを防ぎましょう。お酒はビールよりもワインや日本酒を選び、嗜む程度が吉。適度に運動して汗をかく習慣をつけるとより効果的です。漢方薬では、老廃物の排出を助ける温胆湯や竜胆瀉肝湯などを使います。

《③心脾両虚タイプ》こころも体も元気が出ないとき

どちらかというとクヨクヨが強く、こころも体も元気が出ないのが心脾両虚タイプ。倦怠感や食欲不振を伴いやすく、動悸や物忘れが気になる場合もあります。おすすめの食べものは、こころに栄養を与えるナツメやユリ根、竜眼肉、ブドウ、ライチ、牡蠣、ホタテ、イワシ。体が消耗するとこころも消耗するので、仕事や勉強で無理しすぎていないか見直してみて。どうにも仕方がない場合は睡眠時間を長めに取って疲れをリセット。お休みの日もスケジュールをつめすぎないように心がけて。脾（胃腸）が弱ると症状が悪化するので、基本の食養生（18頁）や、「心と脾を労わる『悩み過ぎないコツ』」（271頁）もチェックしてみてください。漢方薬では、心と脾を元気にする帰脾湯や加味帰脾湯などを使います。

全タイプ　小さなストレス発散を大切に

ストレスをコントロールするコツは、ストレスを感じたらすぐにちょこっとケアすること。受け流すのが上手になれば、今よりもっとラクに過ごせるはず。

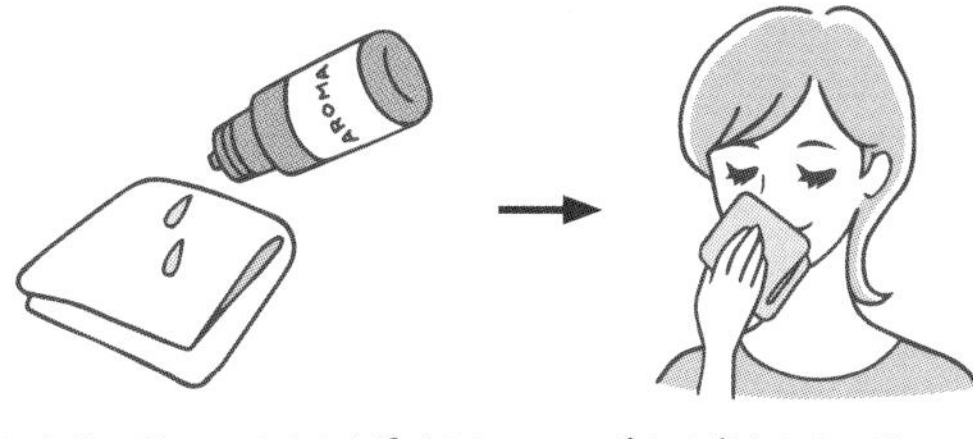

おすすめの香り

・ベルガモット
・スイートオレンジ
・ペパーミント
など気の巡りをよくするもの。

ハンカチにアロマオイルを垂らしたり、アロマスプレーを吹きかける。

香りを楽しみながらゆっくり深呼吸。

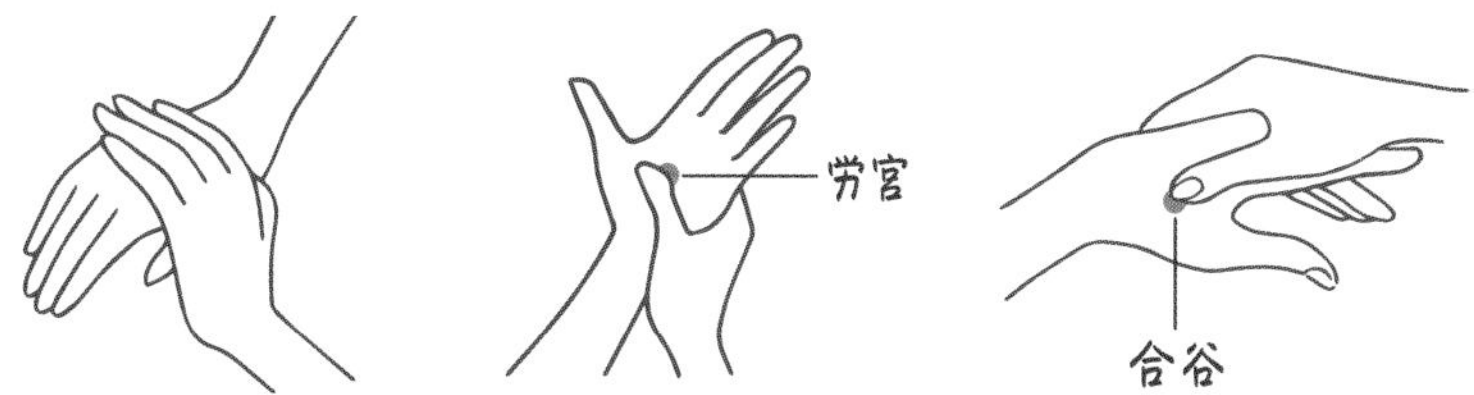

お気に入りのハンドクリームを塗り、香りを楽しみながらマッサージ。
労宮（79頁）や合谷（32頁）のツボを意識するとGood！

脇腹のストレッチ

脇腹には気の巡りと関係する肝の経絡が通っているので、ここをストレッチすると体の緊張をほぐせます。

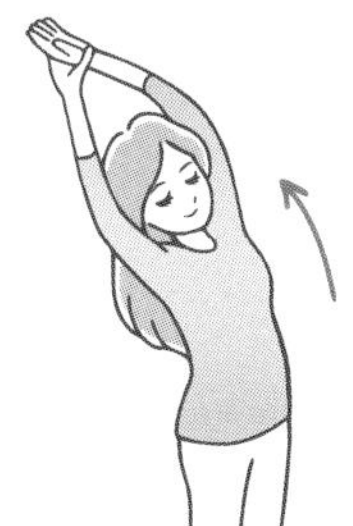

お手洗いに行く

お手洗いに行くと水分と一緒に頭にのぼった気がおりるので、イライラが鎮まりやすくなります。

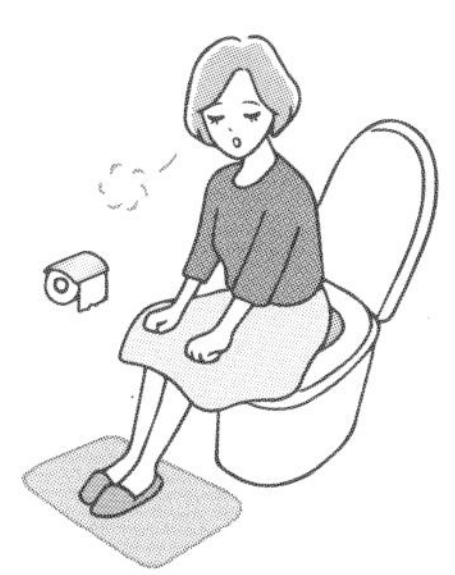

気滞 肝火 怒った気持ちを鎮めるセロリのマリネ

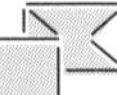

材料（2人分）

セロリ　1/2本
トマト　1個
塩　小さじ1/2
酢　大さじ2
オリーブオイル　大さじ1
ハチミツ　大さじ1/2～1（お好みで）
コショウ　少々

肝の高ぶりを抑えて気をおろしてくれるセロリとトマトは、気滞タイプや肝火タイプの強い味方。マリネにすると、お酢の酸味が肝を整えてくれます。

【作り方】

❶セロリを5mm程度の斜め切りに、トマトは8等分に切る。

❷❶に塩を入れてもみ込み、水気が出てきたら、お酢、ハチミツ、オリーブオイル、コショウを入れて混ぜあわせる。

❸10～15分ほど置き、味が染み込んだらできあがり。

全タイプ 自分だけのストレス発散リスト
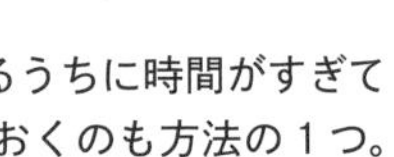

いざ空き時間やお休みができても、どう過ごそうか悩んでいるうちに時間がすぎてしまう。そうならないために、ストレス発散リストを作っておくのも方法の1つ。好きなことや楽しいことを集めた自分だけのリストを作ってみて。

【作り方】

❶好きなことや楽しいこと、気分がよくなること、リラックスできることをリストアップする。

❷それぞれの項目に所要時間や場所を書き加える。

❸空き時間ができたら、リストからできそうなものを選んで行う。

❹どれくらい効果があったかをチェックし、反映させていく。

・映画を見る
120分
・歌をうたう
5分
・日光浴 5分
効果
効果
効果

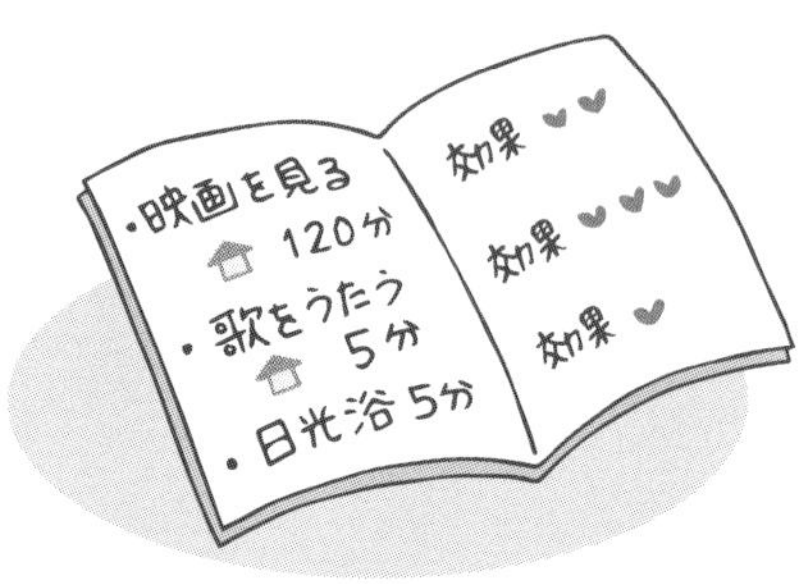

・更年期に多いイライラには腎陰虚も関わっています。257頁をチェックしてみてください。

不安になりやすい

「不安」は誰もがもっている感情ですが、自分でもコントロールできないくらい不安が強いときは、体のバランスが乱れているかもしれません。当てはまるタイプをチェックしてみましょう。

《❶血虚タイプ》なんだか不安でソワソワするとき

なんだかソワソワして落ちつかず、不安になりやすいのが血虚タイプ。血が不足して脳とこころに栄養が届いていない状態で、頭がボーッとして物忘れや凡ミスが増えたと感じることもあります。気をつけたいのは食事と頭の使いすぎ。食事がおろそかにならないよう心がけ、卵やレバー、赤身のお肉、サケ、イワシ、カツオ、牡蠣、ひじき、ほうれん草、にんじんなどの血を補う食材を取り入れます。食事が摂れていても運動や仕事のしすぎで足りていないこともあるので、バランスを見直してみて。悩み事や考え事で頭を使いすぎると血を消耗するのでほどほどに。どうしても仕方がないときは睡眠を多めに取ってダメージを軽減させましょう。漢方薬では、血を補い心神を安定させる帰脾湯や人参養栄湯、天王補心丹などを使います。

漢方薬

【❶血虚タイプ】帰脾湯・人参養栄湯・天王補心丹など
【❷臓躁タイプ】甘麦大棗湯など
【❸肝火タイプ】柴胡加竜骨牡蛎湯・加味逍遥散など

《❷臓躁タイプ》不安で泣けてくるとき

不安が強くて落ちつかず、悲しくなって泣けてきてしまうのが臓躁タイプ。心身のバランスを崩してしまった状態で、激しい感情に振り回されたかと思えば、ぼんやりしてあくびが出たりすることも。おすすめの食べものはナツメやユリ根（120頁）、ホタテ、牡蠣、カタクチイワシなど精神を安定させる安神作用をもつもの。毎朝ニボシで出汁を取ったお味噌汁を飲んだり、おつまみ用のニボシをおやつにするのも効果的です。スマホやテレビは控えめに、早めにお布団に入って起きたらしっかり朝日を浴びると、こころの回復が早まりますよ。漢方薬では、不安定なこころを落ちつけてくれる甘麦大棗湯などを使います。臓躁タイプは「血虚タイプ」（281頁）や「肝火タイプ」（284頁）を兼ねることもあるので、併せてチェックしてみてください。

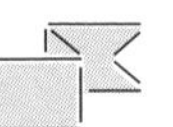

血虚 臓躁 こころを落ちつけるナツメジャスミンティー

こころを安定させる安神作用と補血作用をもつナツメは、血虚タイプや臓躁タイプの味方。同じく安神作用をもつジャスミンティーとあわせると、ナツメの甘みをほんのり感じるやさしいお茶になります。ナツメの甘みには急激な感情の変化をゆるめてくれる効果もあるので、ソワソワし始めたときにも Good ！

材料（2杯分）

ジャスミンティーの茶葉　5g（2バッグ）
ナツメ　4～5個（お好みで）

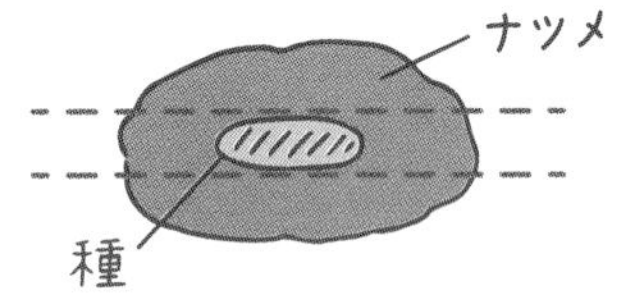

【作り方】

❶ ナツメの種の周りの実をそぎ落とすようにカットする。

❷ ティーポットに茶葉とカットしたナツメ、沸騰したお湯300mLを注ぎ、2分蒸らしてできあがり。蒸らす時間が長すぎると苦くなるため茶葉は取り出してください。

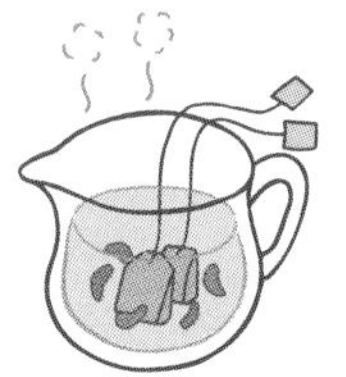

血虚　臓躁　不安があるときは冷えに気をつけて

こころの健康と冷えには意外なつながりがあり、体が冷えるとこころも冷えてバランスが崩れやすくなります。知らず知らずのうちに冷やしやすい部分をチェックしてみましょう。

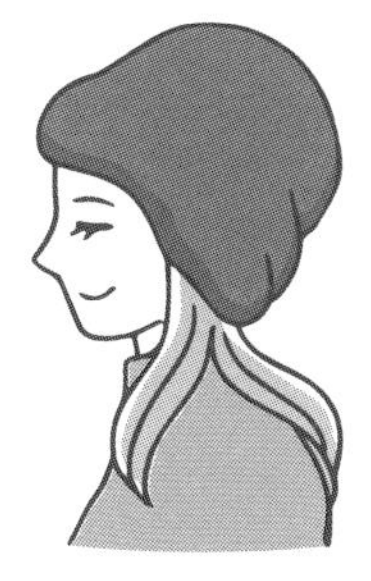

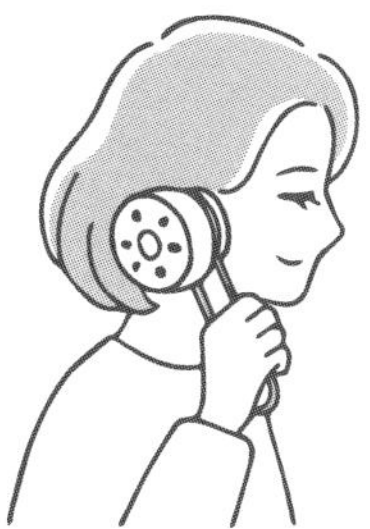

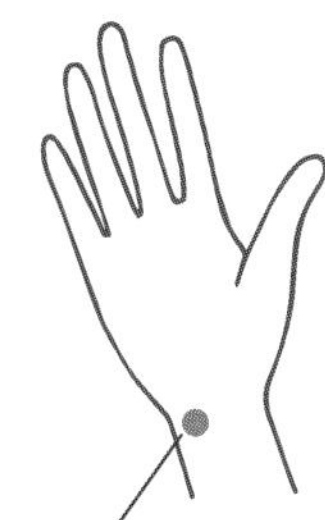

神門
手首のしわの上、小指側の腱の内側のへこんだ部分。

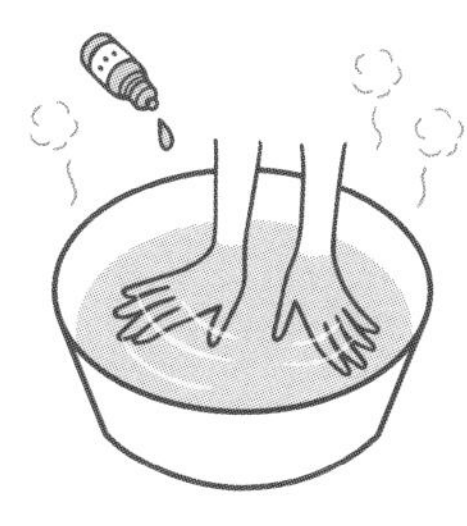

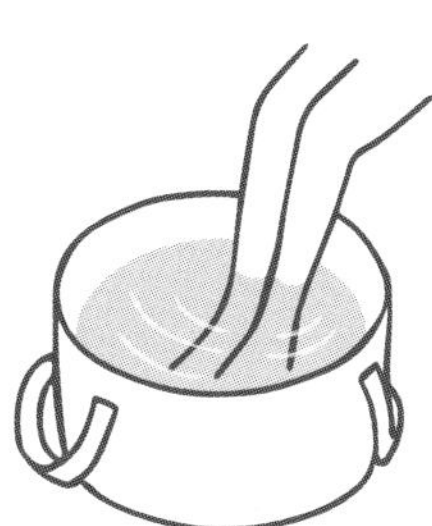

足湯専用の保温バケツも売られています。

耳

耳を温めると副交感神経が優位になり、こころの緊張がほぐれやすくなります。寒い日は耳まで覆える帽子や耳当てを活用し、耳が冷えないようにしてみましょう。守られているように心強く感じますよ。不安を感じたときにカイロや温灸、温かい飲みものが入ったペットボトルで温めるのも Good！

手首・足首

手首や足首はファッションで出す人が多いけれど、皮膚が薄く冷えやすい部分。特に手首には、ソワソワしたこころを落ちつける神門のツボがあります。なんとなく落ちつかないときに手浴や足湯をすると、それだけでこころがホッとすることも。ネロリやマンダリンなど不安をやわらげるアロマオイルを 1 滴垂らして楽しんで。

《③肝火タイプ》不安に焦りやイライラを伴うとき

焦りを伴うような不安があり、ドキドキして落ちつかないのが肝火タイプ。不安やクヨクヨだけでなく、強いイライラもあるのが特徴です。おすすめはアサリやホタテ、イワシ、牡蠣などのこころを養い安定させる海の幸や、柑橘類、香味野菜、セロリ、ピーマン、トマト、クレソンなど肝を整える食べもの。ただし、肝火タイプはストレスで脾（胃腸）が弱っていることが多いので、よくかんでゆっくり食べ、腹7～8分目を心がけるのがポイント。ストレスをため込みがちなので、こまめにストレス発散をしたり（279頁）、お休みの日は自分を癒すために時間を使うように心がけて。漢方薬では、精神の異常な興奮を落ちつける柴胡加竜骨牡蛎湯や加味逍遙散などを使います。

肝火 こころを整えるリズム運動

一定のリズムを刻む運動を反復して行うと、精神状態が安定しやすくなることがわかっています。リズム運動を習慣にして、こころのバランスを取りましょう。

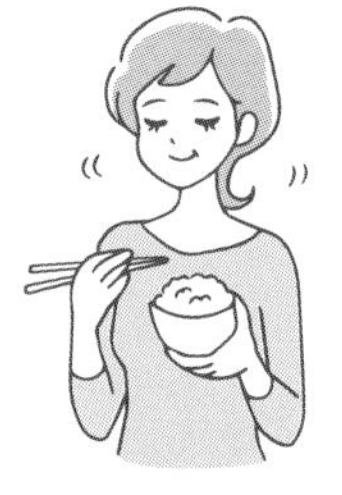

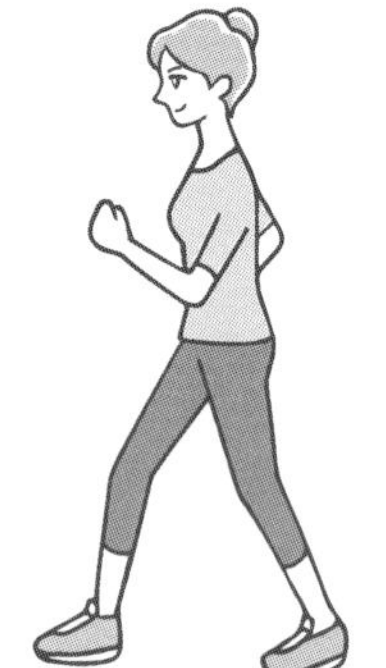

リズム運動ができるもの

ウォーキング、ジョギング、ラジオ体操、
サイクリング、エアロビクス、腹式呼吸、掃き掃除など

リズム運動を効果的に行う３つのポイント

❶ なるべく午前中に行う。

❷ 野外で自然の陽気を浴びながら（無理な場合は陽の光が入る明るい部屋で）行う。

❸ 5分以上かつ疲れすぎない程度で行う。「かむこと」もリズム運動の一種。毎食よくかんで食べ、こころに栄養をたっぷり届けましょう。

・パニックを伴うような不安感には水の滞りが関係している場合もあります。セルフケアが難しい場合は、一人で抱え込まず漢方の専門家にご相談ください。

おどおどしやすい・勇気が出ない・こわがり

ちょっとしたことでもびくびく・おどおどしてしまう…。いろいろなことへ踏ん切りがつかず、行動力に欠ける…。心身の弱りが原因になることもあります。チェックしてみましょう。

《❶胆の弱りタイプ》不安が強く気後れするとき

不安感が強くてびくびく・おどおどしやすく、何かをやろうと思い立っても、勇気が出なくてあと一歩が踏み出せない場合に多いのが胆の弱りタイプ。「胆は決断を主る」といい、胆が弱ると不安になりやすく決断力が落ちてしまいます。主な原因は食事の乱れ。胆は脾（胃腸）と協力して消化吸収に関わるので、食事が乱れると胆にも負担がかかります。気をつけたいのは揚げものや油分たっぷりのスイーツ、お酒の飲みすぎ。外食が多く脂っこいものが続いているときにも注意しましょう。また、ストレスがたまると胆の働きもわるくなるので気分転換（279、280頁）が大切。運動して汗をかいたり、心から笑ったり泣いたりできるテレビや映画を観たり、友達や家族とお出かけしたり、心身を動かす発散方法がおすすめです。漢方薬では、胆の働きを助ける温胆湯などを使います。

漢方薬

［❶胆の弱りタイプ］温胆湯など
［❷心腎不交タイプ］天王補心丹・亀鹿二仙膏など

全タイプ　おどおど不安を落ちつけるアサリの酒蒸し

安神（心神を安定させる）の作用をもつアサリは、不安感が強く、おどおど・ソワソワしてしまうときに食べたい食材。お酒で蒸せばこころにも美味しい一品に。

材料（2人分）

アサリ　1パック（250～300g）
酒（日本酒 or 紹興酒）　50～60mL
（アサリの底がつかるくらい）
塩　お好みで
刻みネギ　お好みで

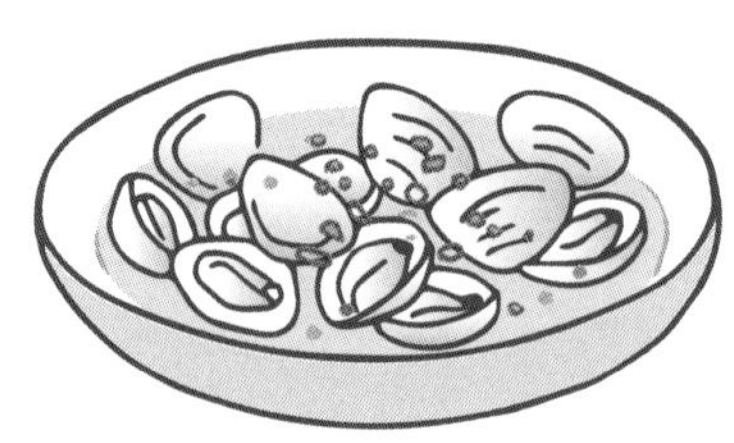

【作り方】

❶ボウルに水を張り、アサリの殻と殻をこすり合わせるようにして洗う。
❷アサリをボウルやバットに並べ、ひたひたになるように塩水（水カップ1に塩小さじ1）を注ぎ、上にクッキングペーパーをかぶせて冷暗所で一晩置く。
❸フライパンにアサリを並べて酒を入れ、中火にかける。
❹酒が沸いたらフタをして1～2分、アサリがパカッと開いたら火を止めてできあがり。お好みで刻みネギや塩を振る。

※日本酒の代わりに紹興酒を使っても風味がよくてGood！

《②心腎不交タイプ》加齢、心身の衰えを感じるとき

加齢や大病、出産などで体が消耗して心身のバランスを崩し、必要以上に心配したり、体調や気力が追いつかず思い切った行動を取れないのが心腎不交タイプ。胆の弱りタイプと見分けるときは舌苔の量を参考に。胆の弱りタイプは舌苔が厚くたまりがちですが、心腎不交タイプは舌のコケが少ないか、まったくない場合が多いです。おすすめの食べものは山芋やムカゴ、黒ゴマ、枝豆、クルミ、タイ、カツオ、鶏肉、骨付き肉などの腎精（心身の元気の源）を補うもの。以臓補臓（弱っている臓器を補うために他の動物の同じ部位を食べる）の考え方で、心を養う

豚や鶏のハツもいいでしょう。睡眠不足は禁物で、日付が変わる前にお布団に入り7時間以上たっぷり睡眠を取ると回復が早まります。腎を元気にする腎兪（140頁）や湧泉（265頁）、太渓（265頁）のツボもおすすめ。ツボがある腰や足を冷やさないようにし、お灸やマッサージでケアしてみて。漢方薬では、心身のバランスを取る天王補心丹や、腎精を補う亀鹿二仙膏などを使います。

心腎不交　腎精を補う鶏手羽元と大根の煮物

腎精とは、腎に蓄えられている生命エネルギーのようなもので、成長や老化に関わります。骨の周りのお肉はとっても栄養が豊富で、腎精を補う嬉しい食材。やわらかく煮込んでいただきましょう。

材料（2人分）

鶏の手羽元　6本
大根　1/3本
水　300mL
醤油　大さじ1.5
酒　大さじ1
砂糖　小さじ2
生姜　親指大
ゴマ油　お好みで
刻みネギ　お好みで

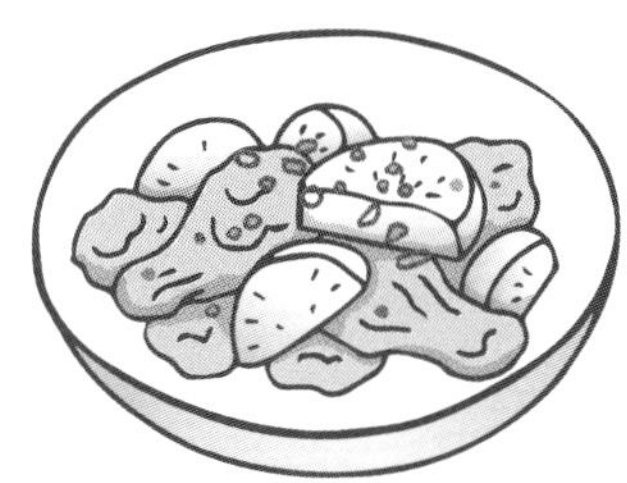

【作り方】

❶大根は皮をむき、ひと口大に切って隠し包丁を入れる。生姜は薄切りにする。
❷鍋を中火で熱してゴマ油をひき、鶏手羽元を両面に少し焼き色がつくくらいに焼く。
❸❷に大根を加えて炒める。
❹大根が少し透き通ってきたら水と生姜を入れ、煮立ったらアクを取って醤油、酒、砂糖を加えて20分ほど煮る。
❺煮汁が少なくなってきたら、お好みでゴマ油を回しかけ、ひと煮立ちさせてできあがり。お好みで刻みネギを散らす。

タイプ別 ポイント養生一覧

タイプ別に、おすすめしたいポイント養生や応用できるポイント養生を一覧にまとめました。ぜひ各頁をチェックして、できることから取り組んでみてください。

ア

胃寒（いかん）タイプ

●胃が冷えて弱っているタイプ

おすすめのポイント養生 ⇓【食事】99頁、143頁、144頁、147頁、152頁、153頁、229頁、230頁、245頁【生活】218頁、220頁、221頁

胃熱（いねつ）タイプ

●胃にいらない熱がこもっているタイプ

おすすめのポイント養生 ⇓【食事】68頁、73頁、76頁、85頁、148頁【生活】67頁、74頁、79頁、155頁、266頁【ツボ】156頁【その他】78頁

胃の虚弱（きょじゃく）

●胃が弱く、うまく働いていないタイプ

おすすめのポイント養生 ⇓【食事】99頁、143頁、144頁、148頁、152頁、153頁、202頁、245頁、268頁【生活】218頁、266頁

陰虚（いんきょ）タイプ

●粘膜や肌、内臓の潤いが足りていないタイプ

おすすめのポイント養生 ⇓【食事】38頁、39頁、68頁、85頁、89頁、120頁、164頁、165頁、287頁【生活】65頁、67頁、84頁下段、198頁、258頁【ツボ】265頁【その他】100頁、117頁

陰血不足（いんけつぶそく）タイプ

●粘膜、肌、内臓の潤いや栄養が足りていないタイプ

おすすめのポイント養生 ⇓【食事】38頁、39頁、45頁、68頁、85頁、89頁、120頁、125頁、136頁、164頁、165頁、212頁、282頁、286頁、287頁【生活】65頁、67頁、96頁、198頁、211頁、258頁【ツボ】265頁【その他】117頁

鬱熱タイプ

●体にいらない熱がこもっているタイプ

おすすめのポイント養生 ⇓【食事】28頁、35頁、52頁、59頁、60頁、241頁、280頁上段、286頁【生活】42頁、81頁下段、240頁、279頁、280頁下段【ツボ】57頁、61頁、264頁

衛気不足タイプ

●邪気から体を守る防御力が弱っているタイプ

おすすめのポイント養生 ⇓【食事】104頁、152頁、153頁、157頁、202頁、212頁、230頁、235頁、245頁【生活】84頁下段、86頁、210頁、218頁、220頁、221頁、236頁、237頁、269頁【その他】251頁上段

瘀血タイプ

●血の巡りがわるくなっているタイプ

おすすめのポイント養生 ⇓【食事】97頁下段、110頁、190頁【運動】122頁、124頁、130頁、135頁、139頁、215頁、225頁【生活】30頁、40頁、51頁、96頁、102頁、109頁、129頁、131頁、132頁、174頁、175頁、176頁、188頁、220頁、221頁、272頁【ツボ】49頁、224頁上段、264頁【その他】108頁、111頁、173頁

カ

肝火タイプ

●情緒や自律神経を調節する肝の働きが乱れているタイプ

おすすめのポイント養生 ⇓【食事】28頁、35頁、46頁、59頁、76頁、97頁上段、201頁、241頁、280頁上段【運動】284頁【生活】40頁、42頁、51頁、53頁、54頁、81頁下段、103頁、121頁、131頁、132頁、200頁、210頁、240頁、279頁、280頁下段【ツボ】31頁、91頁、264頁

肝血虚タイプ

●情緒や自律神経を調節する肝の栄養が足りず弱っているタイプ

おすすめのポイント養生 ⇓【食事】38頁、39頁、45頁、99頁、125頁、136頁、255頁、282頁、286頁、287頁【生活】47頁、210頁、256頁、263頁、271頁、283頁【ツボ】49頁【その他】117頁、250頁

寒湿タイプ

●冷たい水が体にたまっているタイプ

おすすめのポイント養生 ⇓【食事】27頁、152頁下段、229頁、230頁【生活】129頁、134頁、138頁、192頁、195頁、218頁、220頁、221頁

寒邪、風寒邪タイプ

●冷えや風の邪気が体を弱らせているタイプ

おすすめのポイント養生⇓【食事】27頁、127頁、161頁上段、230頁、235頁【生活】129頁、134頁、218頁、236頁、237頁【ツボ】31頁、57頁【その他】251頁上段

肝腎陰虚タイプ

●情緒や自律神経を調節する肝と、全身を養い生命力をつかさどる腎の潤いが足りず弱っているタイプ

おすすめのポイント養生⇓【食事】38頁、39頁、45頁、46頁、68頁、136頁、241頁、287頁【生活】47頁、53頁、54頁、67頁、114頁、198頁、258頁【ツボ】49頁、140頁、265頁【その他】100頁

肝陽上亢タイプ

●情緒や自律神経を調節する肝が異常に興奮しているタイプ

おすすめのポイント養生⇓【食事】35頁、45頁、241頁、280頁上段【生活】103頁、240頁、279頁、280頁下段【ツボ】140頁、264頁、265頁

気陰両虚タイプ

●エネルギーと潤いが足りていないタイプ

おすすめのポイント養生⇓【食事】45頁、68頁、99頁、104頁、120頁、136頁、157頁、160頁、212頁、231頁、287頁【生活】67頁、210頁【ツボ】265頁

気虚タイプ

●活動エネルギーが足りていないタイプ

おすすめのポイント養生⇓【食事】99頁、104頁、152頁、153頁、157頁、202頁、206頁上段、212頁、244頁、245頁【運動】225頁【生活】200頁、210頁、211頁、218頁、269頁、275頁、276頁【ツボ】224頁上段【その他】184頁

気血不足タイプ

●エネルギーと栄養が足りていないタイプ

おすすめのポイント養生⇓【食事】36頁、45頁、99頁、136頁、212頁、217頁、244頁、245頁、255頁、282頁、287頁【生活】174頁、175頁、176頁、210頁、220頁、221頁、256頁、263頁【ツボ】32頁【その他】109頁上段、173頁、184頁、185頁

気滞（きたい）タイプ

●エネルギーの巡りがわるくなり鬱々しているタイプ

おすすめのポイント養生⇓【食事】28頁、97頁、110頁、144頁、153頁上段、155頁、280頁上段【運動】130頁、219頁、284頁【生活】40頁、42頁、79頁、81頁、103頁、109頁、115頁、121頁、131頁、132頁、162頁、166頁、188頁、210頁、211頁、220頁、221頁、240頁、271頁、275頁、276頁、279頁、280頁下段、283頁【ツボ】126頁、264頁【その他】108頁、111頁、173頁、250頁

気滞血瘀（きたいけつお）タイプ

●エネルギーと栄養の巡りがわるくなっているタイプ

おすすめのポイント養生⇓【食事】28頁、97頁、110頁、144頁、155頁、190頁、239頁、280頁上段【運動】122頁、124頁、130頁、189頁、215頁、219頁【生活】30頁、40頁、42頁、47頁、103頁、121頁、129頁、131頁、132頁、162頁、166頁、174頁、175頁、176頁、271頁、272頁、279頁、280頁下段、283頁【ツボ】49頁、126頁、264頁【その他】173頁、185頁、250頁

血寒（けつかん）タイプ

●血脈（けつみゃく）や体の深いところに冷えがこもっているタイプ

おすすめのポイント養生⇓【食事】127頁、217頁、230頁【運動】124頁、215頁【生活】129頁、174頁、175頁、176頁、218頁、220頁、221頁【その他】173頁

血虚（けっきょ）タイプ

●心身の栄養が足りていないタイプ

おすすめのポイント養生⇓【食事】36頁、38頁、39頁、45頁、99頁、125頁、217頁、244頁、255頁、282頁、286頁、287頁【生活】65頁、129頁、220頁、221頁、256頁、263頁、271頁、283頁【その他】117頁、250頁

血熱（けつねつ）タイプ

●血脈（けつみゃく）や体の深いところに熱がこもっているタイプ

おすすめのポイント養生⇓【食事】52頁、60頁、110頁、197頁、280頁上段【運動】189頁【生活】81頁、109頁、188頁、240頁、279頁、280頁下段【その他】108頁、111頁、173頁

サ

頁【生活】51頁、53頁、54頁、114頁、138頁、206頁下段、210頁、258頁、272頁、275頁、276頁【ツボ】140頁、203頁、224頁上段、246頁【その他】250頁、251頁、259頁

心神不安タイプ

●心神の働きに乱れがあり落ちつかないタイプ

おすすめのポイント養生⇓【食事】99頁、119頁、120頁、153頁下段、282頁、286頁【運動】219頁【生活】54頁、81頁、82頁、162頁、207頁、258頁、260頁、263頁、271頁、279頁、283頁【ツボ】126頁

心腎不交タイプ

●全身に血を送り精神活動をつかさどる心と、全身を養い生命力をつかさどる腎の調和が乱れているタイプ

おすすめのポイント養生⇓【食事】119頁、120頁、286頁、287頁【生活】114頁、207頁、258頁、260頁、263頁、272頁、283頁【ツボ】140頁、265頁【その他】259頁

心脾両虚タイプ

●胃腸をつかさどる脾と、全身に血を送り精神活動をつかさどる心が弱っているタイプ

おすすめのポイント養生⇓【食事】99頁、119頁、153頁下段、212頁、217頁、242頁、244頁、245頁、268頁、282頁、287頁【生活】82頁、207頁、263頁、269頁、271頁、279頁、283頁【ツボ】224頁上段

腎陽虚タイプ

●全身を養い生命力をつかさどる腎が冷えているタイプ

おすすめのポイント養生⇓【食事】92頁、127頁、136頁、230頁、287頁【生活】114頁、129頁、138頁、192頁、195頁、200頁、218頁、220頁、221頁、272頁【ツボ】140頁、203頁、224頁上段、246頁【その他】184頁、185頁

臓躁タイプ

●心身の働きが乱れ、落ちつかないタイプ

おすすめのポイント養生⇓【食事】38頁、119頁、120頁、136頁、153頁下段、282頁、286頁、287頁【生活】82頁、162頁、207頁、258頁、271頁、279頁、283頁

タ

痰気互結タイプ

●水と気の巡りがわるくなっているタイプ

おすすめのポイント養生⇓【食事】29頁、69頁、190頁、201頁、242頁、268頁【運動】219頁【生活】81頁、121頁、131頁、132頁、271頁、279頁、280頁下段【ツボ】91頁、126頁【その他】78頁

痰湿タイプ

●老廃物やいらない水が体にたまっているタイプ

おすすめのポイント養生⇓【食事】29頁、52頁、68頁、69頁、90頁、110頁、146頁、161頁、190頁、197頁、213頁、224頁下段、226頁上段、242頁【運動】101頁【生活】51頁、67頁、109頁、192頁、218頁、266頁、269頁【ツボ】34頁、224頁上段【その他】78頁、108頁、111頁、184頁、185頁、252頁

胆の弱りタイプ

●決断力や行動力をつかさどる胆が弱っているタイプ

おすすめのポイント養生⇓【食事】29頁、143頁、146頁、152頁、190頁、202頁、213頁、230頁、242頁、245頁【生活】103頁、266頁、271頁、279頁、280頁下段【その他】78頁

ナ

熱結タイプ

●いらない熱がかたまって詰まっているタイプ

おすすめのポイント養生⇓【食事】60頁、85頁、164頁、165頁、190頁、268頁【生活】240頁、279頁

熱邪、風熱邪タイプ

●熱と風の邪気が体を弱らせているタイプ

おすすめのポイント養生⇓【食事】28頁、59頁、73頁、84頁上段、88頁、235頁【生活】74頁、84頁下段、236頁、237頁【ツボ】31頁、57頁【その他】251頁上段

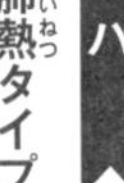

肺熱タイプ

●呼吸器や免疫をつかさどる肺に熱がこもっているタイプ

おすすめのポイント養生⇓【食事】28頁、35頁、60頁、110頁、

164頁、165頁、190頁、280頁上段【生活】109頁、113頁上段、240頁、279頁、280頁下段【その他】108頁、111頁

脾虚タイプ

●胃腸をつかさどる脾が弱っているタイプ

おすすめのポイント養生⇓【食事】58頁、64頁、99頁、110頁、144頁、151頁、152頁、153頁、167頁上段、190頁、194頁、202頁、212頁、213頁、230頁、242頁、245頁、268頁、287頁【生活】176頁、192頁、195頁、210頁、218頁、220頁、221頁、269頁、271頁【ツボ】224頁上段【その他】173頁、252頁

脾腎両虚タイプ

●胃腸をつかさどる脾と、全身を養い生命力をつかさどる腎が弱っているタイプ

おすすめのポイント養生⇓【食事】92頁、99頁、127頁、136頁、152頁、153頁、167頁上段、190頁、194頁、202頁、206頁上段、230頁、242頁、245頁、268頁、287頁【生活】96頁、114頁、192頁、195頁、218頁、220頁、221頁、269頁、272頁【ツボ】140頁、203頁、224頁下段、246頁【その他】250頁、251頁下段

脾肺両虚タイプ

●胃腸をつかさどる脾と、呼吸器や免疫をつかさどる肺が弱っているタイプ

おすすめのポイント養生⇓【食事】58頁、99頁、144頁、152頁、153頁、190頁、202頁、230頁、242頁、268頁、287頁【生活】113頁、218頁、220頁、221頁、226頁下段、269頁【ツボ】57頁、224頁上段

風寒邪タイプ

●寒邪、風寒邪タイプ（290頁）参照

風熱邪タイプ

●熱邪、風熱邪タイプ（294頁）参照

陽虚タイプ

●生命エネルギーや全身を温める力が足りていないタイプ

おすすめのポイント養生⇓【食事】92頁、127頁、136頁、212頁、230頁、287頁【生活】129頁、138頁、192頁、195頁、210頁、211頁、218頁、220頁、221頁、269頁、275頁【ツボ】203頁、224頁上段

[イラスト]　　　佐とうわこ
[カバーデザイン] 山之口正和（OKIKATA）
[本文デザイン] 清水佳子
[組　版]　　　嶺岡　凉

体とこころの元気を取り戻す
漢方的　セルフケアレシピ

2023年 9月25日　初版第1刷発行
2023年10月 2日　初版第2刷発行

著　者　竹内美香穂
発行人　片柳秀夫
編集人　志水宣晴

発　行　ソシム株式会社
https://www.socym.co.jp/
〒101-0064
東京都千代田区神田猿楽町 1-5-15 猿楽町 SS ビル
TEL：03-5217-2400（代表）
FAX：03-5217-2420

印刷・製本　中央精版印刷株式会社

定価はカバーに表示してあります。
落丁・乱丁は弊社編集部までお送りください。
送料弊社負担にてお取り替えいたします。

ISBN978-4-8026-1423-8